核医学医师规范化培训指导用书
核素显像临床应用实例系列丛书

Radionuclide Imaging Used in Endocrine, Hematological and Lymphatic Diseases

内分泌、血液与淋巴系统疾病核素显像临床应用

丛书主编 王 茜 王雪梅

丛书主审 王 铁

分册主编 王 茜 张卫方 武志芳 童冠圣

U0197153

北京大学医学出版社

NEIFENMI、XUEYE YU LINBA XITONG JIBING HESU XIANXIANG LINCHUANG YINGYONG

图书在版编目（CIP）数据

内分泌、血液与淋巴系统疾病核素显像临床应用 / 王茜等主编. -- 北京 ： 北京大学医学出版社，2025. 2.
ISBN 978-7-5659-3242-7

Ⅰ. R580.4；R552.04；R551.204

中国国家版本馆 CIP 数据核字第 2024K1F088 号

内分泌、血液与淋巴系统疾病核素显像临床应用

主　　编：	王　茜　张卫方　武志芳　童冠圣
出版发行：	北京大学医学出版社
地　　址：	（100191）北京市海淀区学院路 38 号　北京大学医学部院内
电　　话：	发行部 010-82802230；图书邮购 010-82802495
网　　址：	http://www.pumpress.com.cn
E-mail：	booksale@bjmu.edu.cn
印　　刷：	北京信彩瑞禾印刷厂
经　　销：	新华书店
责任编辑：	高　瑾　**责任校对：** 靳新强　**责任印制：** 李　啸
开　　本：	889 mm×1194 mm　1/16　印张：11.25　字数：342 千字
版　　次：	2025 年 2 月第 1 版　2025 年 2 月第 1 次印刷
书　　号：	ISBN 978-7-5659-3242-7
定　　价：	95.00 元

编者名单

丛书主编　王　茜　王雪梅

丛书主审　王　铁

主　编　王　茜　张卫方　武志芳　童冠圣

编　者（按姓氏笔画排序）

丁重阳	江苏省人民医院	陈　卓	厦门大学附属心血管病医院
王　茜	北京大学人民医院	陈伟达	北京大学国际医院
王　猛	中日友好医院	陈津川	北京大学人民医院
王　鑫	首都医科大学附属北京天坛医院	陈紫薇	首都医科大学附属北京积水潭医院
王荣福	北京大学国际医院	武　萍	山西医科大学第一附属医院
王相成	内蒙古医科大学附属医院核医学科	武志芳	山西医科大学第一附属医院
王雪梅	内蒙古医科大学附属医院核医学科	范　岩	北京大学第一医院
牛瑞龙	内蒙古医科大学附属医院核医学科	郑　山	福建医科大学附属第一医院
艾　林	首都医科大学附属北京天坛医院	郑朋腾	首都医科大学附属北京世纪坛医院
卢　霞	苏北人民医院	郑婕铃	福建医科大学附属第一医院
申　强	北京大学国际医院	孟召伟	天津医科大学总医院
冯　珏	河北医科大学第二医院	赵梅莘	北京大学第三医院
母昌洁	毕节市第一人民医院	赵赟赟	北京大学人民医院
乔　真	首都医科大学附属北京天坛医院	郝科技	北京大学人民医院
李　玲	中日友好医院	侯小艳	北京大学第三医院
李　眉	首都医科大学附属北京同仁医院	袁婷婷	北京大学国际医院
李　莉	山西医科大学第一附属医院	高　平	北京大学人民医院
李天女	江苏省人民医院	高珂梦	江苏省人民医院
李红梅	河北医科大学第二医院	康　磊	北京大学第一医院
李河北	北京大学人民医院	梁　梦	山西医科大学第一附属医院
杨　芳	首都医科大学附属北京积水潭医院	韩　洁	首都医科大学附属北京积水潭医院
邱李恒	北京大学人民医院	韩萍萍	中日友好医院
张　丽	首都医科大学附属北京世纪坛医院	童冠圣	首都医科大学附属北京世纪坛医院
张　娟	首都医科大学附属北京同仁医院	甄力莳	中日友好医院
张卫方	北京大学第三医院	廖栩鹤	北京大学第一医院
张旭初	北京大学第一医院	缪蔚冰	福建医科大学附属第一医院
张念荣	中日友好医院	颜　珏	中日友好医院

序

核医学影像是现代医学诊疗技术的重要组成部分。随着分子医学的快速发展，核素显像的临床应用也日益增加，并在精准化、个体化医疗中发挥着越来越重要的作用。与此同时，培养更多具有良好岗位胜任能力的核医学专业医师也成为我国医学教育迫切需要解决的问题。由于当今的核医学影像与临床各亚专业学科知识相互交叉、渗透，只有在核医学专业医师知晓相关疾病知识、临床医师了解核医学技术特点的情况下，核医学影像技术才能帮助临床解决更多的疑难问题。

主要针对核医学住院医师培训的微信公众号"核医学住院医规培"在北京医学会核医学分会、中国医学影像技术研究会及中国医师协会核医学医师分会等多个学术团体的支持下创办于2016年。该公众号以定期推送案例的方式对核素显像技术的操作、诊断与临床应用进行具体化培训，至今已推送来自全国40余家优秀教学医院和培训基地的近300个病例，既涵盖了传统核素示踪技术的临床应用，也涉及新设备、新技术的应用热点，形成了比较完整的教学病案体系，为核医学专业医师的毕业后教育提供了素材和教学范本。这些病例不仅受到广大核医学专业医师的喜爱，也吸引了其他专科医师的关注。为了方便核医学专业医师学习在不同系统疾病诊疗中应用核素显像，也便于临床医师了解核素显像在相关专业领域中的应用，我们对微信平台上发表的病例进行了整理、补充和归纳，并按照疾病系统分类为若干分册，以"核素显像临床应用实例系列丛书"的形式出版发行。

本套丛书的参编人员均为来自全国各大教学医院的医疗与教学一线工作者，所提供的临床真实病例在经过编写、加工和凝练后，变成了一份份临床资料完整、图像特征鲜明、知识点清晰的教学案例，成为住院医师专业学习的重要资源。本套丛书力求涵盖核素显像的各分支领域，并通过病例对核素显像所针对的不同临床问题进行逐一介绍，一些病例还展示了具有专业特色医疗单位开展的新技术。每个病例均包括患者病史及检查目的、核素显像检查、病例相关知识及解析，旨在进一步说明技术方法、影像特征、诊断要点及针对的临床问题等。希望本套丛书可同时作为核医学医师专业培训及其他专科医师了解相关核医学技术的参考，并进一步推进核医学技术的临床应用。

王　茜　王雪梅

前　言

　　本书为"核素显像临床应用实例系列丛书"分册之一，介绍核医学影像技术在内分泌、血液与淋巴系统疾病诊疗中的临床应用。全书分为三部分，包括 56 个临床案例。第一部分通过病例 1 ～ 26 介绍甲状腺显像、甲状旁腺显像、肾上腺显像以及 FDG PET/CT 在内分泌系统疾病的临床应用；第二部分介绍 FDG PET/CT 及脾显像在血液系统疾病诊疗中的应用，其中病例 27 ～ 37 主要涉及淋巴瘤，病例 38 ～ 46 涉及其他血液系统疾病；第三部分以病例 47 ～ 56 展示了核素显像在淋巴系统疾病诊疗中的应用。

　　编写过程中各位编委对每个病例进行了反复的修改和凝练，力求通过典型或具有代表性的案例展示疾病的影像特征，并结合相关临床知识说明核素显像的临床作用，帮助核医学医师建立基于临床需要的影像诊断思维方法。但医学是一门不断探索的学科，随着对疾病的新发现、新理论和新的治疗手段的不断出现，教材也需要不断适应时代的变化，对于本书中可能存在的不足或错误，敬请读者批评、指正，以利于未来再版更新。

王　茜　张卫方　武志芳　童冠圣

缩略语表

英文缩写	中文全称
^{18}F-FLT	^{18} 氟 – 脱氧胸腺嘧啶核苷
^{201}Tl	^{201} 铊
^{99m}TcO$_4^-$	高锝酸盐
ACTH	促肾上腺皮质激素
ADC	表观弥散系数
AFP	甲胎蛋白
Bcl2	B 细胞淋巴瘤 -2 蛋白
Bcl6	B 细胞淋巴瘤 -6 蛋白
BI-RADS	乳腺影像数据和报告系统
Ca	钙
CA125	糖类抗原 125
CA19-9	糖类抗原 19-9
CA72-4	糖类抗原 72-4
CBF	脑血流量
CEA	癌胚抗原
CgA	嗜铬素 A
Cho	胆碱
CK	细胞角蛋白
CKpan	光谱细胞角蛋白
CMAP	复合肌肉动作电位
CMR	完全代谢缓解
C-myc	髓细胞增生原癌基因
CyclinD1	细胞周期素 D1
DLBCL	弥漫大 B 细胞淋巴瘤
DWI	弥散加权成像
ER	雌激素受体
FDG	氟代脱氧葡萄糖
FL	滤泡淋巴瘤
Flair	液体衰减反转恢复序列
FT3	游离三碘甲状腺原氨酸
FT4	游离甲状腺素
GELF	滤泡淋巴瘤研究组
GFAP	胶质纤维酸性蛋白
HER-2	人表皮生长因子受体 2
HGB	血红蛋白
Hp	幽门螺杆菌
HPF	高倍视野
Hu	亨氏单位
IgA	免疫球蛋白 A
IgG	免疫球蛋白 G
iPTH	全段甲状旁腺激素
Ki-67	增殖指数
MALT	黏膜相关淋巴组织

MDP	亚甲基二膦酸盐
MIBG	间位碘代苄胍
MIBI	甲氧基异丁基异腈
MPO	髓过氧化物酶
MRI	磁共振成像
MRS	磁共振波谱
MUM1	多发性骨髓瘤蛋白
NAA	N-乙酰基天冬氨酸
NF	神经丝蛋白
NSE	神经元烯醇化酶
Olig-2	少突胶质细胞系转录因子 2
P	磷
P53	肿瘤蛋白 53
pax-5	配对盒基因 5
PD	疾病进展
PET/CT	正电子发射断层成像 / 计算机断层成像
PLT	血小板
PMR	部分代谢缓解
PR	孕激素受体
PTH	甲状旁腺激素
PWI	灌注加权成像
rCBV	脑血容量
S-100	S-100 蛋白
SC	硫胶体
SCC	鳞状上皮细胞癌抗原
SDHB	琥珀酸脱氢酶复合体 B 亚基
SNAP	感觉神经动作电位
Sox-10	转录因子 Sox-10
SPECT	单光子发射计算机断层成像
SUV	标准摄取值
SUVmax	最大标准摄取值
SWAN	磁敏感加权成像
Syn	突触素
T1WI	T1 加权像
T2WI	T2 加权像
T3	三碘甲状腺原氨酸
T4	甲状腺素
TG	甲状腺球蛋白
TGAb	抗甲状腺球蛋白抗体
TPOAb	甲状腺过氧化物酶抗体
TRAb	促甲状腺素受体抗体
TRH	促甲状腺素释放激素
TSH	促甲状腺激素
TT3	总三碘甲状腺原氨酸
TT4	总甲状腺素
TTF-1	甲状腺转录因子 -1
WBC	白细胞

目 录

第一部分 内分泌系统疾病

显像技术篇

临床应用篇

第二部分　血液系统疾病

第三部分　淋巴系统疾病

内分泌系统疾病

显像技术篇

一、甲状腺显像

（一）显像原理

正常甲状腺组织具有选择性摄取和浓聚碘的能力，摄取碘的量和速度与甲状腺功能相关。将放射性碘（^{131}I 或 ^{123}I）引入体内，被有功能的甲状腺组织摄取后，在体外利用显像仪器（γ 照相机或 SPECT）探测其发出的 γ 射线的分布情况，可观察甲状腺或有甲状腺功能组织的位置、形态、大小及功能状态。此外，有功能的甲状腺癌转移灶也可摄取碘而显影，故放射性碘全身显像可用于探测分化较好的甲状腺癌转移灶。

锝与碘属于同族元素，也可被甲状腺组织摄取和浓聚，由于其良好的物理性质，目前临床多使用 $^{99m}TcO_4^-$ 进行常规甲状腺显像。但是由于 $^{99m}TcO_4^-$ 在唾液腺、口腔、鼻咽腔和胃黏膜上皮细胞也有明显的摄取和分泌，使这些部位也显影，故若以探测异位甲状腺或寻找甲状腺癌转移灶为目的进行显像时，应首先考虑使用 ^{131}I 或 ^{123}I 进行显像。

（二）显像方法

1. ^{131}I 或 ^{123}I 显像

受检者需停用含碘食物或影响甲状腺功能的药物 1 周以上，检查当日要求空腹。若以 ^{131}I 为诊断用显像剂时，采用口服 ^{131}I 1.85 ～ 3.74 MBq，24 ～ 48 h 后使用 SPECT 或 SPECT/CT，配高能通用型准直器，进行颈部或全身平面显像，并可根据平面显像情况加做局部 SPECT/CT。若以 ^{123}I 为显像剂，则口服 ^{123}I 7.4 ～ 14.8 MBq，4 ～ 8 h 后采用低能通用平行孔准直器进行 SPECT 或 SPECT/CT 显像。

2. $^{99m}TcO_4^-$ 显像

显像时无需特殊准备。静脉注射 $^{99m}TcO_4^-$ 74 ～ 185 MBq，20 ～ 30 min 后使用配低能通用型或针孔型准直器的 SPECT 行平面采集图像。常规取前位，必要时增加斜位、侧位平面像或 SPECT/CT 图像采集。

（三）正常影像

正常人甲状腺呈蝴蝶形，分左、右两叶。位于胸骨切迹上方、颈正中气管两侧。两叶的下 1/3 处由峡部相连，但峡部可缺如。两叶甲状腺显像剂分布均匀，右叶常大于左叶，峡部及两叶周边因组织较薄而显像剂分布略稀疏（图 1-1）。少数人可见甲状腺锥体叶（图 1-2）。在 $^{99m}TcO_4^-$ 显像中，使用平行孔准

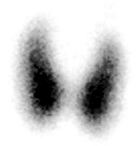

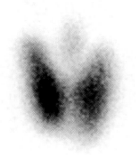

图 1-1　正常甲状腺影像　　　　　　　　　　　　图 1-2　甲状腺锥体叶显影

直器时可见唾液腺不同程度显影。

（四）临床应用

目前临床主要将甲状腺显像用于异位甲状腺的诊断、甲状腺功能的判断、分化型甲状腺癌转移灶的检出以及 Graves 病 ^{131}I 治疗前估算甲状腺重量等。

二、甲状旁腺显像

（一）显像原理

目前可用于甲状旁腺显像的显像剂有 ^{99m}Tc-MIBI、^{99m}Tc-Tetrofosmin 和 ^{201}Tl。这些显像剂在临床中均可作为心肌显像剂使用，除了被心肌细胞摄取外，还可聚集于功能亢进的甲状旁腺组织，其机制与病变组织血流增加及细胞代谢活跃有关。但这些显像剂同时也可被正常甲状腺组织所摄取。^{99m}TcO$_4^-$只被正常甲状腺摄取而不被甲状旁腺摄取，因此，通过图像减影技术，将 ^{99m}Tc-MIBI、^{99m}Tc-Tetrofosmin 或 ^{201}Tl 影像与 ^{99m}TcO$_4^-$ 影像相减，即可得到甲状旁腺影像。此外，根据 ^{99m}Tc-MIBI 从功能亢进的甲状旁腺的洗出速度较周围正常甲状腺组织缓慢，通过时间变化的观察，亦可检出病变甲状旁腺。

（二）显像方法

甲状旁腺显像方法包括双时相法和图像减影法。前者方法较为简单，临床最为常用。但少数亢进的甲状旁腺组织 MIBI 的清除较快，延迟显像可能出现假阴性，此时可在双时相法的基础上联合应用减影法，以提高对病变的检出率。

1. 双时相显像法

静脉注射 ^{99m}Tc-MIBI 370 ～ 740 MBq 后，分别于 15 ～ 20 min 和 2 ～ 3 h 采集颈部及胸部"早期"和"延迟"平面像，通过观察早期和延迟相中甲状腺与甲状旁腺对显像剂的摄取差异来判断甲状旁腺病变。为提高病灶检出率及定位准确性，提倡在平面显像后加做局部 SPECT/CT。

2. ^{99m}Tc-MIBI/^{99m}TcO$_4^-$ 减影法

静脉注射 ^{99m}TcO$_4^-$ 37 ～ 74 MBq 后 5 ～ 10 min 行甲状腺显像，视野包括颈部及上纵隔。随后静脉注射 ^{99m}Tc-MIBI 555 ～ 740 MBq，15 min 后保持同一体位再次显像。由 ^{99m}Tc-MIBI 影像减去甲状腺 ^{99m}TcO$_4^-$ 影像得到甲状旁腺影像。

（三）正常影像

正常人 ^{99m}Tc-MIBI 双时相显像中，注射后 15 ～ 20 min 甲状腺显影清晰，2 ～ 3 h 后甲状腺影像明显减淡。由于甲状旁腺体积小，功能正常时并不显示，通过图像减影法相减后仅留下比本底还低的甲状腺空白区。当出现功能亢进的增大的甲状旁腺时，则仍可清晰显示。

（四）临床应用

甲状旁腺显像主要用于甲状旁腺功能亢进症病变腺体的术前定位诊断；同时进行全身显像还可帮助诊断甲状旁腺功能亢进症（甲旁亢）并发的代谢性骨病。

三、肾上腺素能受体显像

（一）显像原理

间位碘代苄胍（meta-iodobenzylguanidine，MIBG）是去甲肾上腺素和胍乙啶的类似物，经静脉注

射 ^{131}I-MIBG 或 ^{123}I-MIBG 后，肾上腺髓质和交感自主神经元对其与对去甲肾上腺素具有相同的摄取机制，可富集于富含交感神经的组织或病变中，此时可应用 SPECT 或 SPECT/CT 在体外进行成像。

（二）显像方法

患者检查前 1 ~ 3 周需停用阻断 MIBG 摄取的药物，如三环类抗抑郁药、可卡因、利舍平等；停用加速储存囊泡排空 MIBG 的药物，如伪麻黄碱等。检查前 3 天至检查结束口服复方碘溶液封闭甲状腺，每次 5 ~ 10 滴，每日 3 次。缓慢静脉注射 ^{131}I-MIBG 18.5 ~ 74.0 MBq 后，使用高能平行孔准直器，能峰设置在 364 keV，分别于 24 h、48 h 行前、后位全身平面显像，必要时行 72 h 显像。若使用 ^{123}I-MIBG 显像剂，则静脉注射 111 ~ 370 MBq，于注射后 3 h、18 h、48 h，必要时 72 h 分别行全身前、后位平面显像，使用低能平行孔准直器，能峰 159 keV。此外，还应根据平面显像结果对可疑病变部位及时加做局部 SPECT/CT 断层显像。

（三）正常影像

正常情况下肾上腺髓质不显影或稀疏显示。交感神经分布丰富的组织如唾液腺、心肌等可见显影；作为显像剂代谢和排泄途径的器官，如肝、肠道、膀胱亦可显影；甲状腺有时也可显影。通常 ^{123}I-MIBG 图像较 ^{131}I-MIBG 图像有更好的分辨率。

（四）临床应用

^{123}I 或 ^{131}I 标记的 MIBG 显像主要应用于嗜铬细胞瘤（pheochromocytoma）、肾上腺髓质增生等病变的定性诊断和功能判断，肾上腺髓质以外的副节瘤的定位、定性诊断以及恶性嗜铬细胞瘤转移灶的探测等。

四、FDG PET/CT 显像

（一）显像原理

显像剂 ^{18}F 代脱氧葡萄糖（FDG）与天然葡萄糖结构类似，可示踪葡萄糖摄取和磷酸化过程，其中 ^{18}F 原子具有发射正电子的特性，^{18}F 取代天然葡萄糖结构中与 2 号碳原子相连的羟基后形成 ^{18}F-FDG。其与天然葡萄糖一样，进入细胞外液后能够被细胞膜的葡萄糖转运蛋白跨膜转运到细胞液内，并被己糖激酶（hexokinase）磷酸化生成 ^{18}F-FDG-6-PO$_4$。与 6- 磷酸葡萄糖类似，^{18}F-FDG-6-PO$_4$ 获得极性后不能自由出入细胞膜，同时不能进入糖酵解的下一个反应过程，因此被暂时滞留在细胞内，而通过 PET/CT 可探测体内各器官组织的葡萄糖代谢状态。大部分肿瘤细胞无氧糖酵解水平增高，从而表现为异常高葡萄糖代谢表现。

（二）显像方法

患者 24 h 内应避免剧烈活动；禁食 6 h 以上，并避免口服或静脉输注含糖液体，将血糖水平控制在 11.1 mmol/L 以下。对于因疼痛、意识障碍等不能配合检查的患者应适当给予止痛、镇静药物，以避免图像采集过程中体位移动影响图像质量。

显像剂注射采取预先建立静脉通路，按 3.7 ~ 5.55 MBq/kg（0.10 ~ 0.15 mCi/kg）的剂量静脉注射 ^{18}F-FDG，50 min 后开始图像采集。显像剂注射后嘱患者卧位或坐位安静、避光休息，多饮水；保持候诊环境温度适宜，注意患者保暖，以减少棕色脂肪摄取显像剂；上机显像前嘱患者排空膀胱，排尿时注意避免尿液污染体表及衣物。

常规情况下采集野至少包括颅底至双侧股骨中段，但应根据患者的实际情况调整显像方案，以满足诊断需要。常规使用 CT 定位扫描后进行螺旋采集，各单位可根据不同设备选择适宜的管电流、管电压、扫描时间、螺距、层厚、间隔等参数进行较低剂量 CT 扫描。PET 图像使用 2D 或 3D 模式采集，1.5 ～ 3 分钟 / 床位，床位重叠 25%，矩阵 128×128 或 256×256。

（三）正常影像

正常情况下静脉注射 ^{18}F-FDG 后 1 h，全身组织呈现一定程度的显像剂分布，约 70% 分布于全身各个脏器，其余经泌尿系统排泄。脑皮质表现为明显的高摄取。咽扁桃体可存在不同程度的摄取。正常唾液腺及甲状腺可以存在轻-中度弥漫性摄取。心肌可不显影，也可出现较明显的心肌摄取。未退化的胸腺可出现摄取。胃肠道可出现不同程度的生理性摄取。肝脾通常呈轻-中度弥漫性摄取，脾摄取低于肝。作为代谢途径，肾、输尿管及膀胱呈现明显的放射性浓聚。前列腺可呈现较弥漫的轻中度摄取。子宫及卵巢受生理周期的影响，可呈现不同程度的摄取。

（四）临床应用

对发生于甲状腺、甲状旁腺及肾上腺的恶性肿瘤，FDG PET/CT 可用于肿瘤良恶性鉴别、治疗前与治疗后分期以及疗效评估等方面。

（张卫方　王茜）

临床应用篇

病例 1 甲状腺显像诊断异位甲状腺

病史及检查目的

患者，男性，47岁，自述40年前因甲状腺肿大行甲状腺全切术（具体不详），术后未行甲状腺激素替代治疗。2年前体检查甲状腺功能（甲功）5项示：TSH 7.688 μIU/ml（参考值：0.55～4.78 μIU/ml），T3 106.84 ng/dl（参考值：60.00～180.00 ng/dl），T4 7.1 μg/dl（参考值：3.20～12.60 μg/dl），FT3 4.71 pmol/L（参考值：3.50～6.50 pmol/L），FT4 12.18 pmol/L（参考值：11.45～23.17 pmol/L）。后予优甲乐50 μg 1次/日治疗，但因出现心慌、恶心、多汗，遂自行停药。此后定期复查甲功5项，TSH波动于7.12～17.93 μIU/ml，而T3、T4、FT3及FT4均正常。临床怀疑存在异位甲状腺，遂行甲状腺显像。

甲状腺显像

检查方法： 静脉注射 $^{99m}TcO_4^-$ 5 mCi，30 min后行颈、胸部平面静态显像（病例图1-1），随后行颈部 SPECT/CT 断层显像（病例图1-2）。

影像所见： 平面显像中鼻黏膜、口腔、双侧唾液腺及胃黏膜可见示踪剂生理性摄取；颈前正中未见蝶形甲状腺影像；口咽部可见一团片状放射性浓聚灶。SPECT/CT 显像结果示口咽部放射性浓聚灶位于舌根处，相应部位 CT 见一直径约 2.5 cm 的类圆形较高软组织密度影，边界清晰，平扫 CT 值约为 97 Hu，与甲状腺组织相仿。

检查意见： 双叶甲状腺术后缺如；舌根部较高密度软组织肿物摄取示踪剂，考虑为异位甲状腺。

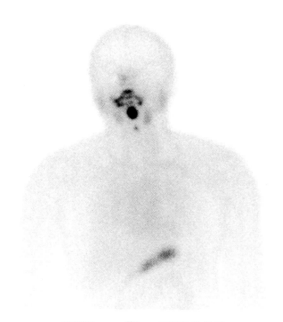

病例图 1-1 $^{99m}TcO_4^-$ 甲状腺显像

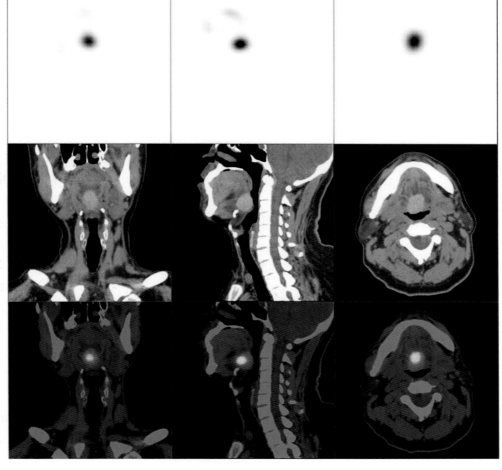

病例图 1-2　颈部 SPECT/CT

病例相关知识及解析

异位甲状腺（ectopic thyroid gland，ETG）是指甲状腺在其发育过程中未下降到颈前正常位置而出现于其他部位的情况。当颈前正常位置甲状腺缺如时，ETG 被称为迷走甲状腺，而当颈前正常位置存在甲状腺时，ETG 则被称为副甲状腺（病例图 1-3）。据尸检统计 ETG 在人群中的发生率为 7% ～ 10%，可发

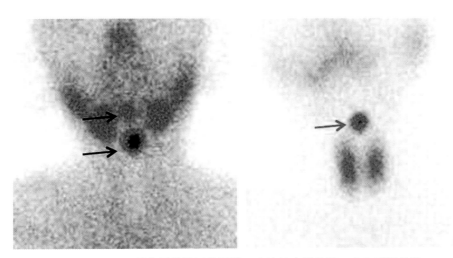

病例图 1-3　异位甲状腺显像图像。左为迷走甲状腺，右为副甲状腺

生于任何年龄，男女比例为 1∶（3～8），其中 70%～90% 为迷走甲状腺。ETG 最常见异位于舌根部，但文献报道，ETG 几乎可发生于身体的任何部位，如舌和舌下、下颌下、气管、食管、肺、纵隔、消化道、胆囊、胰腺、肾上腺、卵巢，甚至门静脉、垂体等，而表现舌根部肿物者约占 90%[1]。异位甲状腺临床表现缺乏特异性，主要与其所在部位及有无功能异常有关，可表现为局部肿块及一些压迫性症状，并可伴有甲状腺功能减低或亢进，值得一提的是，迷走甲状腺多伴甲状腺功能减退（甲减）[2]，而甲亢罕见[3]。

　　本例患者在甲状腺全切术后 40 年的病程中未采用甲状腺激素替代治疗，却仅表现为亚临床甲减，因此，不难考虑到患者身体其他部位存在可以分泌甲状腺激素的组织，即存在异位甲状腺。当然，分化型甲状腺癌转移灶也可能具有分泌甲状腺激素的功能，但本例患者长期随访过程中没有发现这方面的依据。通过核医学影像检查，证实了舌根部高密度软组织肿物符合异位甲状腺表现。对于 ETG 的定位诊断，核素甲状腺显像较其他影像技术具有明显的优势。但在显像技术方面，显像剂的选择与显像条件的设定是值得注意的问题。

　　（1）显像剂的选择：碘作为甲状腺激素合成的原料之一，能够被甲状腺组织特异性摄取并进入碘的有机化过程中，进而生成甲状腺激素，因此放射性碘甲状腺显像具有很高的特异性和准确性。^{123}I 为纯 γ 射线发射体，能量及物理半衰期均适中，是理想的甲状腺显像剂，但目前国内尚不能常规使用。^{131}I 可应用于甲状腺显像，但其物理半衰期长，伴随 β 衰变甲状腺接受的辐射剂量较大，衰变时产生的 γ 射线能量较高，所以图像分辨率较差。此外，碘显像前需要禁食含碘食物及影响甲状腺功能的药物。目前国内甲状腺显像以 $^{99m}TcO_4^-$ 应用最为广泛，^{99m}Tc 为纯 γ 射线发射体，其能量及物理半衰期均适中，图像质量好，且价格低廉，显像前无需特殊准备。由于 $^{99m}TcO_4^-$ 不参与甲状腺激素的合成，除甲状腺摄取外，唾液腺、鼻腔、口腔及胃黏膜等处均可有摄取，因此对于显示异位甲状腺特异性不如碘。但随着 SPECT/CT 的普及，同时获取病灶的精确定位、形态学改变以及组织密度信息成为可能，从本例患者的 SPECT/CT 不难看出，尽管使用 $^{99m}TcO_4^-$，亦可准确诊断 ETG。有关 ^{131}I、^{123}I 和 ^{99m}Tc 的物理性能比较见病例表 1-1。

病例表 1-1　^{131}I、^{123}I 和 ^{99m}Tc 的物理性能比较

核素	衰变类型	射线能量	物理半衰期	使用剂量	开始显像时间
^{131}I	β⁻，γ	364 keV	8.02 d	1.85～3.7 MBq	24 h
^{123}I	γ	159 keV	13.2 h	7.4～14.8 MBq	4 h
^{99m}Tc	γ	140 keV	6.02 h	74～185 MBq	20～30 min

　　（2）显像条件：尽管常规甲状腺显像提倡使用针孔准直器，但由于 ETG 可发生于身体的任何部位，因此在临床怀疑存在 ETG 时，图像采集时应选择平行孔准直器，对准颈部及上胸部进行大视野采集，必要时可行全身显像。当发现可疑病灶时，应进一步加做局部 SPECT/CT 断层显像。

　　临床中异位甲状腺常需与甲状舌管囊肿相鉴别。甲状舌管囊肿是指在胚胎早期甲状腺发育过程中甲状舌管退化不全或不消失，而在颈部遗留形成的先天性囊肿，以青少年多见。由于异位甲状腺与甲状舌管囊肿可发生于颈部相同区域，但各自临床处置方法不同，所以当该区域出现肿物时鉴别诊断十分重要。异位甲状腺表现为肿物对甲状腺显像剂的浓聚，而甲状舌管囊肿为非甲状腺组织来源，故不摄取甲状腺显像剂。若单纯前位平面像观察不清，可加做其他体位影像，或行局部 SPECT/CT 显像。

参考文献

［1］Guerra G，Cinelli M，Mesolella M，et al. Morphological，diagnostic and surgical features of ectopic thyroid gland：A review of literature. International Journal of Surgery，2014，12：S3-11.

［2］Gopal RA，Acharya SV，Bandgar T，et al. Clinical profile of ectopic thyroid in Asian Indians：a single-center experience. Endocrine Practice，2009，15：322-325.

[3] Abdallah-Matta MP，Dubarry PH，Pessey JJ &Caron P. Lingual thyroid and hyperthyroidism：a new case and review of the literature.Journal of Endocrinological Investigation，2002，25（3）：264-267.

（赵梅莘　吴江萌　李红梅　冯珏）

病例 2　甲状腺显像诊断亚急性甲状腺炎

病史及检查目的

患者女性，30 岁，因感冒后出现颈部疼痛 10 天就诊。自觉有发热，体温未测。既往曾有甲状腺炎病史。查体：甲状腺轻度肿大，质韧，局部有压痛。实验室检查：TSH 0.02 μIU/ml（参考值：0.55 ～ 4.78 μIU/ml），FT3 6.18 pmol/L（参考值：2.30 ～ 4.20 pmol/L），FT4 2.32 ng/dl（参考值：0.80 ～ 1.80 ng/dl）。抗甲状腺球蛋白抗体 TGAb 72.3 IU/ml（参考值：< 60 IU/ml），抗过氧化物酶抗体 TPOAb < 28 IU/ml（参考值：< 60 IU/ml）。甲状腺超声：甲状腺实质回声不均匀减低，提示弥漫性病变。为进一步明确诊断行甲状腺显像。

甲状腺显像

检查方法： 静脉注射 $^{99m}TcO_4^-$ 5 mCi，20 min 后使用针孔准直器，行甲状腺静态平面 SPECT 显像（病例图 2-1）。

影像所见： 双叶甲状腺显影不清晰，仅见模糊的甲状腺轮廓影，图像下缘可见一放射性浓聚灶。随后改用平行孔准直器无放大采集，可见双侧唾液腺显影，双叶甲状腺仍未见明显显影，舌根部及胸骨后未见异常放射性浓聚灶（病例图 2-2）。

检查意见： 双侧甲状腺显影不良，结合临床，考虑甲急性甲状腺炎（亚甲炎）可能性大。

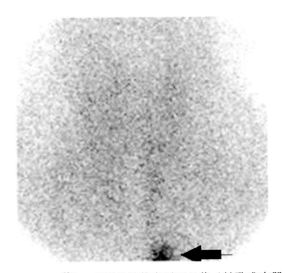

病例图 2-1　$^{99m}TcO_4^-$ 甲状腺静态平面显像（针孔准直器）

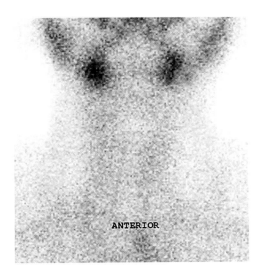

病例图 2-2　$^{99m}TcO_4^-$ 甲状腺静态平面显像（平行孔准直器无放大）

临床随访结果

患者甲状腺显像后，内分泌门诊给予水杨酸类消炎止痛治疗，随后症状好转，甲状腺激素测定示

FT3 及 FT4 逐渐降低，TSH 逐渐上升，2 个月后完全恢复正常。

病例相关知识及解析

　　亚急性甲状腺炎（subacute thyroiditis）又称非感染性甲状腺炎、肉芽肿性甲状腺炎等，系 1904 年由 DeQuervain 首先报告。该病近年来在人群中的发病率逐渐增多，临床变化复杂，时有误诊及漏诊情况出现。有关亚甲炎的病因尚未完全阐明，一般认为与病毒感染有关，发病前患者常有上呼吸道感染史。多数患者最为特征性的表现为甲状腺部位的疼痛和压痛，常向颌下、耳后或颈部等处放射，咀嚼和吞咽时疼痛加重。病变可只局限于一叶，或两侧同时受累，病变腺体肿大、坚硬，压痛显著。甲状腺广泛受累时，由于甲状腺组织被破坏，甲状腺滤泡内所储存的甲状腺激素被大量释放入血，因而除感染的一般表现外，尚可伴有甲状腺功能亢进症（甲亢）的常见临床表现。

　　甲状腺核素显像可用于观察甲状腺功能的变化。在亚急性甲状腺炎病程的不同阶段，核素显像可有不同的表现：病程初期甲状腺显像多表现为局灶性的核素分布稀疏、缺损区，并随着病情的发展，稀疏缺损区扩大或出现新的稀疏缺损区；如病情恢复，核素分布稀疏缺损区缩小或消失；当甲状腺组织被破坏致血中 TSH 明显下降时，甲状腺非炎性组织的显像剂摄取受抑制，甲状腺多不显影或影像明显减淡。对于临床显像中遇到的甲状腺显影不良的患者，需要紧密结合临床。如果患者有典型的颈痛病史，诊断并不困难，如果再结合实验室检查提示甲亢或亚临床甲亢存在，如本例患者，基本可以确定亚甲炎的诊断。但是如果临床表现不典型，如少数无痛性亚甲炎，这种影像需与甲状腺功能减退（甲减）相鉴别。由于甲状腺对 ^{99m}Tc-MIBI 的摄取机制与 ^{99m}TcO$_4^-$ 不同，处于炎性病变状态下的甲状腺仍可以摄取 ^{99m}Tc-MIBI 而正常显影，因此有学者建议以 ^{99m}Tc-MIBI 显像帮助鉴别诊断（病例图 2-3）[1-2]。

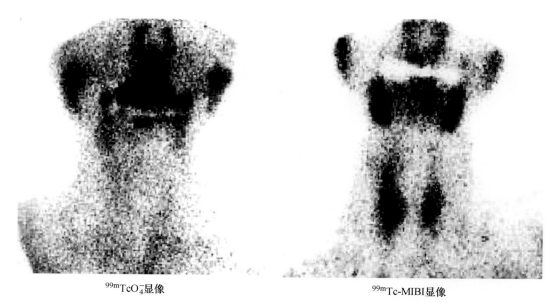

^{99m}TcO$_4^-$显像　　　　　　　　　　　　^{99m}Tc-MIBI显像

病例图 2-3　亚甲炎甲状腺 ^{99m}TcO$_4^-$ 显像与 ^{99m}Tc-MIBI 显像

参考文献

［1］Alonso O，Mut F，Lago G，et al. 99Tc（m）-MIBI scanning of the thyroid gland in patients with markedly decreased pertechnetate uptake. Nuclear Medicine Communications，1998，19（3）：257-261.

［2］张永学，黄刚. 核医学. 北京：人民卫生出版社，2010.

（张卫方）

第一部分　内分泌系统疾病

病例 3　甲状腺显像诊断甲状腺功能自主性高功能腺瘤

病史及检查目的

患者女性，54 岁，主因心悸、乏力 3 个月就诊。既往有甲状腺结节史 6 年。查体：甲状腺触诊左叶较饱满，未触及明显结节。实验室检查：TSH 0.01 μIU/ml，FT3 4.98 pmol/L，FT4 1.21 ng/dl，促甲状腺激素受体抗体：0.65 U/L。甲状腺超声检查于左叶内见一单发囊实性结节，大小 2.8 cm×1.8 cm×1.3 cm，结节边缘光滑，无低回声晕，纵横比小于 1，结节内未见明显强回声，其内可见较丰富血流信号，甲状腺引流区域未见肿大淋巴结，考虑甲状腺左叶囊实性结节为滤泡性肿瘤可能。临床为进一步明确诊断行甲状腺显像。

甲状腺显像

方法及影像所见： 静脉注射 $^{99m}TcO_4^-$ 5 mCi，20 min 后行甲状腺静态平面显像。结果显示，右叶甲状腺未见显影，左叶可见形似甲状腺的示踪剂明显摄取增高影。使用铅板遮挡左叶甲状腺后再次显像，可见右叶甲状腺清晰显影（病例图 3-1）。

检查意见： 左叶甲状腺"热"结节，结合甲功测定结果，考虑为甲状腺高功能腺瘤。

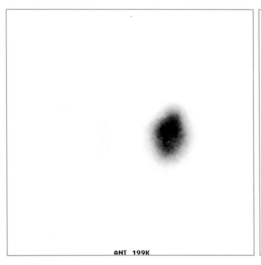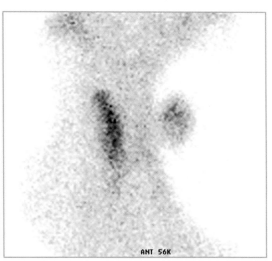

病例图 3-1　患者的甲状腺显像。左图为常规前位平面像，右图为铅板遮挡左叶后的图像。

病例相关知识及解析

甲状腺功能自主性高功能腺瘤，又称毒性腺瘤，plummer 病，是指甲状腺内单发或多发的高功能的腺瘤而引起甲状腺功能亢进症状的一类疾病。这类腺瘤多见于成年女性，表现为甲状腺滤泡上皮细胞的功能亢进，具有自主性分泌甲状腺激素的作用，并且不受 TSH 调节，而与此同时，由于血中的甲状腺激素水平上升，结节外及对侧的正常甲状腺组织的功能却受到抑制。甲状腺功能自主性腺瘤多数生长缓慢，肿物较小时患者甲状腺激素水平可表现为正常，临床症状往往不典型，但当腺瘤逐渐增大超过 3 cm 时，大多会出现甲亢症状，需要及时手术切除肿瘤，或行放射性碘治疗。

甲状腺静态显像是诊断甲状腺功能自主性高功能腺瘤的主要影像学手段。在甲状腺显像中该病主要表现为甲状腺内的"热"结节影，而周围及对侧的甲状腺组织由于血中甲状腺激素水平升高，通过甲状腺-垂体-下丘脑的负反馈调节机制，而表现显影减淡或完全不显影，正如本例患者的影像表现。另一方面，若行甲状腺激素抑制显像，该结节也不受外源性甲状腺激素的抑制，而表现持续显影。

实际临床中，当遇单侧热结节明显显影，而对侧甲状腺不显影的情况时，还需要与甲状腺先天性一叶缺如的情况相鉴别。可采取铅板遮挡的方式，即将高摄取结节侧屏蔽后重新进行图像采集，若随着时间的累积，显影浅淡或不显影的对侧甲状腺被显示出来，则可排除对侧甲状腺缺如的可能，正如本例患者图像所示。除此之外，与单叶甲状腺鉴别还可选用 ^{99m}Tc-MIBI 显像的方法，由于细胞摄取 ^{99m}Tc-MIBI 的机制与锝液摄取不同，功能虽处于受抑状态，但细胞存活、血供尚正常的甲状腺组织也可以显示出来[1]。然而，对于鉴别单叶甲状腺，比较二次核素显像技术，甲状腺显像与甲状腺超声检查的结合应该是最佳的临床选择。

参考文献

［1］潘中允. 实用核医学. 北京：人民卫生出版社，2014.

（侯小艳　张卫方）

病例 4　垂体性甲状腺功能亢进症的甲状腺显像

病史及检查目的

患者女性，60 岁，主因心慌、憋气 1 个月余，诊断心房颤动 1 周来诊。患者 1 个月前无明显诱因出现胸闷、心悸，伴腹泻，每天 5 ～ 6 次，为黄色稀软便或稀水样便。伴怕热、多汗，有入睡困难、睡眠时间短。无手抖、眼球突出、胫前水肿。1 周前查心电图提示心房颤动。既往 30 余年前曾因甲状腺良性肿物行手术治疗，具体不详。

实验室检查：FT4 34.37 pmol/L（参考值：11.45 ～ 23.17 pmol/L），FT3 9.08 pmol/L（参考值：3.50 ～ 6.50 pmol/L），T3 177.66 ng/dl（参考值：60.00 ～ 180.00 ng/dl），T4 14.60 μg/dl（参考值：3.20 ～ 12.60 μg/dl），TSH 6.023 μIU/ml（参考值 0.55 ～ 4.78 μIU/ml）；生长激素 2.82 ng/ml（参考值：0.003 ～ 0.971 ng/ml）；性腺六项及 8 点 ACTH、皮质醇均正常。

甲状腺超声检查示：甲状腺部分切除术后甲状腺不均质改变，伴多发实性及囊实性结节，大者位于右叶甲状腺中上部，约 1.6 cm×1.0 cm。垂体及鞍区增强 MRI 示：垂体体积增大，内可见一不规则异常信号灶，向蝶鞍方向突出，约 12 mm×12 mm×13 mm，T1WI 为稍低信号，T2WI 呈混杂信号，增强扫描病灶呈不均匀性强化，其强化程度弱于正常垂体组织，垂体柄尚居中，视交叉无明显受压。双侧海绵窦未见异常信号，病灶未见明显包绕双侧颈内动脉（病例图 4-1）。

临床为进一步评估甲状腺的功能状态行 ^{99m}TcO$_4^-$ 甲状腺显像（病例图 4-2）。

甲状腺显像

方法及影像所见：静脉注射 ^{99m}TcO$_4^-$，30 min 后行甲状腺前位平面静态显像。结果显示，甲状腺位置正常，甲状腺术后左叶见少许甲状腺组织显影，形态及放射性分布观察不满意；右叶显影过度清晰，外形增大，形态欠规整，放射性分布欠均匀，中上部似可见局限性放射性分布稀疏缺损区，该处触诊可扪及一直径约 1.5 cm 的结节。甲状腺显像时间缩短。

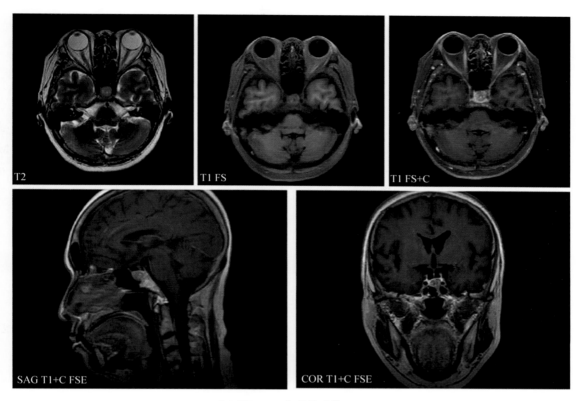

病例图 4-1　患者的垂体 MRI

病例图 4-2　患者的甲状腺显像

　　检查意见：甲状腺术后左叶甲状腺大部缺如；右叶肿大并摄锝功能增强，结合临床考虑垂体性甲亢（TSH 腺瘤）可能性大；右叶甲状腺同时伴"冷"结节。

诊断及随访

　　患者于检查后 4 个月在外院行垂体病变切除。术后患者的甲亢高代谢症状消失，实验室检查示 FT3、FT4、TT3、TT4、TSH 及生长激素水平均正常。最终临床诊断为垂体 TSH 腺瘤所致甲状腺功能亢进症。

病例相关知识及解析

甲状腺毒症（thyrotoxicosis）是指血液循环中甲状腺激素过多，引起以神经、循环、消化等系统兴奋性增高和代谢亢进为主要表现的一组临床综合征。根据甲状腺的功能状态，甲状腺毒症可分为甲状腺功能亢进类型和非甲状腺功能亢进类型，前者以 Graves 病最常见，后者以亚急性甲状腺炎最常见（病例表 4-1）[1]。Graves 病和亚急性甲状腺炎在实验室检查中均可表现为甲状腺激素的升高以及 TSH 的减低，但其在 $^{99m}TcO_4^-$ 显像中的表现却截然相反：Graves 病表现为双叶甲状腺外形增大、显像剂摄取弥漫性增高，周围软组织本底明显减低，甲状腺显影时间明显缩短（病例图 4-3）；亚甲炎则表现为双叶甲状腺显影不清晰，形态及放射性分布观察不满意，周围软组织本底放射性分布明显增高（病例图 4-4）。因此，临床上可通过 $^{99m}TcO_4^-$ 甲状腺显像辅助判断甲状腺的功能状态，进而明确甲状腺毒症的病因，特别是在 Graves 病和亚急性甲状腺炎的鉴别诊断中应用较多。

病例表 4-1 甲状腺毒症的常见原因

甲状腺功能亢进类型	非甲状腺功能亢进类型
弥漫性毒性甲状腺肿（Graves 病）	亚急性甲状腺炎
多结节性毒性甲状腺肿	无症状型甲状腺炎
甲状腺功能自主性高功能腺瘤（Plummer 病）	桥本甲状腺炎
碘致甲状腺功能亢进症	产后甲状腺炎
桥本甲状腺功能亢进	外源性甲状腺激素替代
新生儿甲状腺功能亢进	异位甲状腺激素产生
垂体 TSH 腺瘤	

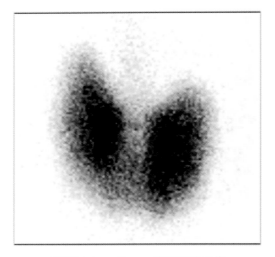

病例图 4-3 Graves 病甲状腺显像

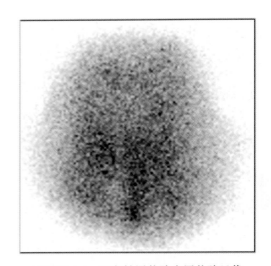

病例图 4-4 亚急性甲状腺炎甲状腺显像

垂体 TSH 腺瘤是来源于垂体促甲状腺细胞的肿瘤，也是导致甲状腺功能亢进型甲状腺毒症的一种病因。临床少见，好发年龄为 30 ～ 60 岁，无明显性别差异。在 Beck-Peccoz 等报道的 280 例垂体 TSH 腺瘤中，72% 为单纯 TSH 腺瘤，16% 同时分泌生长激素，11% 分泌催乳素，1% 分泌促性腺激素[2]。因此，垂体 TSH 腺瘤患者除有甲亢症状外，还可出现其他激素分泌增加引起的相关临床表现，同时还可有垂体占位效应导致的相关症状[3]。实验室检查中几乎所有患者均有 FT3、FT4 升高，TSH 正常或升高，大多数患者 TRH 兴奋试验中表现为 TSH 对 TRH 刺激无反应型。手术切除垂体病灶是该病的首选治疗方法，辅助放疗和生长抑素类药物有助于提高治愈率。该病诊断中需注意鉴别的疾病包括 Graves 病、下丘脑疾病引起 TRH 异常分泌所致甲亢和垂体性甲状腺激素抵抗（病例表 4-2）。值得一提的是，若将垂体 TSH 腺瘤误诊为 Graves 病而给予抗甲状腺药物、^{131}I 内照射治疗或甲状腺次全切除术，则可促使瘤细胞生长、加重肿瘤占位效应，引起灾难性后果。

病例表 4-2　垂体 TSH 腺瘤的鉴别诊断

疾病	家族史	临床表现		实验室检查			垂体及鞍区 MRI
		甲亢高代谢症状	胫前水肿、突眼	FT3 FT4	TSH	TRH 兴奋试验	
垂体 TSH 腺瘤	−	+	−	↑	N/↑	无反应	垂体瘤
Graves 病	−/+	+	+	↑	↓	无反应	N
垂体性甲状腺激素抵抗	+	+	−	↑	N/↑	↑	N
下丘脑疾病引起 TRH 异常分泌所致甲亢	−	+	−	↑	↑	→	N

注：−，无；N，正常；↑，升高；↓，降低。

本例患者以高代谢症状及血清甲状腺激素水平升高来诊，在 $^{99m}TcO_4^-$ 甲状腺显像中以甲状腺总体摄锝功能增强为主要表现，可符合甲亢诊断，但不同于常见的 Graves 病，该患者 FT3、FT4 及 T4 升高的同时，TSH 并未被抑制，考虑甲亢可能为下丘脑-垂体-甲状腺轴上游器官功能异常所致。虽然该患者未查 TSHα 亚单位和 TRH 兴奋试验，但结合患者生长激素水平升高，MRI 提示垂体占位性病变，更加证实了垂体腺瘤导致的垂体性甲亢诊断。

参考文献

［1］葛均波，徐永健. 内科学. 第 8 版. 北京：人民卫生出版社，2013.

［2］Beck-Peccoz P，Brucker-Davis F，Persani L，et al. Thyrotropin-secreting pituitary tumors. Endocr Rev. 1996，17（6）：610-638.

［3］刘超，段宇，蒋须勤. 中枢性甲状腺功能亢进症的新认识. 国外医学 内科学分册，2011，28（9）：376-379.

（赵赟赟　王茜）

病例 5　甲状腺显像显示碘的有机化障碍

病史及检查目的

患者女性，58 岁。因体检发现甲状腺功能异常 1 个月就诊。1 个月前体检查甲功五项示：FT4 26.27 pmol/L（参考值：11.45 ～ 23.17 pmol/L）；FT3 7.86 pmol/L（参考值：3.5 ～ 6.5 pmol/L）；TT3 152.72 μg/dl（参考值：60 ～ 180 μg/dl）；TT4 11.3 μg/dl（参考值：3.2 ～ 12.6 μg/dl）；TSH 0.30 μg/dl（参考值：0.55 ～ 4.78 μg/dl）。患者无明显不适，触诊甲状腺 Ⅱ 度肿大，质韧，无触痛，未及明确结节。甲状腺超声检示：甲状腺体积增大，包膜光滑，实质回声弥漫不均，可见小片状低回声区，彩色血流信号较丰富，考虑甲状腺弥漫病变（病例图 5-1）。门诊复查甲功七项示：FT4 7.29 pmol/L；FT3 2.11 pmol/L；TT3 39.96 μg/dl；TT4 2.4 μg/dl；TSH 7.29 IU/ml；TGAb > 500 IU/ml（参考值< 60 IU/ml）；TPOAb > 1300 IU/ml（参考值：< 60 IU/ml）。为进一步判断甲状腺功能行 $^{99m}TcO_4^-$ 甲状腺显像（病例图 5-2）。

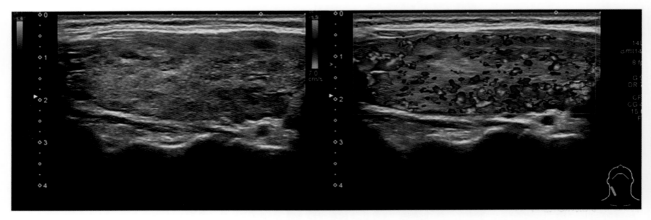

病例图 5-1　患者的甲状腺超声

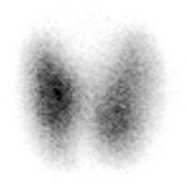

病例图 5-2　患者的 $^{99m}TcO_4^-$ 甲状腺显像

甲状腺显像

方法及影像所见： 静脉注射 $^{99m}TcO_4^-$，30 min 后行甲状腺前位平面静态显像。结果示甲状腺显影位置正常，双叶外形增大，形态基本规整，双叶内示踪剂分布基本均匀，周围软组织本底示踪剂分布明显减低。甲状腺显像时间明显缩短。

检查意见： 甲状腺外形增大伴总体摄锝功能增强，结合实验室检查示甲状腺功能减低，考虑存在碘的有机化障碍，可符合桥本甲状腺炎表现。

病例相关知识及解析

桥本甲状腺炎（Hashimoto's thyroiditis，HT）又称慢性淋巴细胞性甲状腺炎、淋巴性甲状腺肿，被认为是因免疫功能紊乱而产生针对自身组织的免疫性炎症。HT 的特点是甲状腺组织弥漫性淋巴细胞浸润、血清甲状腺抗体水平升高、甲状腺肿大和（或）甲状腺功能不同程度异常。该病好发于 30 ~ 50 岁的女性，发病率有逐年上升趋势，且可与多种甲状腺疾病同时存在。该病起病隐匿，发展缓慢，病程较长。一般早期无明显症状，常在体检时因甲状腺激素异常或 TPOAb 及 TGAb 升高而被发现。病程中可反复出现甲亢或甲亢与甲减交替表现，并随着病情进展最终发展成为甲减。凡是弥漫性甲状腺肿大，质地较韧，特别是伴峡部、锥体叶肿大者，不论甲状腺功能有无改变，都应疑为 HT，如 TPOAb 和 TGAb 阳性，诊断即可成立[1]。

在超声检查中，HT 早期表现为甲状腺体积不均匀性增大，腺体回声高于同侧颈部肌肉水平，内可见散在性低回声结节，实质血流丰富，甚至呈"火海征"，收缩期峰值血流速度（peak systolic velocity, PSV）值升高；随着病变的进展，甲状腺体积弥漫性增大，低回声范围增大，内出现网格样强回声改变，血流丰富程度逐渐降低，PSV 值下降甚至低于正常；病变终末期发展为萎缩性甲状腺炎，甲状腺体积缩小，内部回声显著减低，网格样强回声更显著，血流信号明显减少，流速明显减低。

在 $^{99m}TcO_4^-$ 甲状腺显像中，HT 的表现多样化而缺乏特征性。早期甲状腺功能及甲状腺显像无明显异常，随着慢性炎症刺激和碘有机化障碍的加剧，造成碘离子无法有机化合成激素，使循环血中甲状腺激素减低。此时，通过负反馈调节机制垂体可分泌更多的 TSH，使甲状腺摄碘增加，促进甲状腺激素合成，可使血中甲状腺激素水平恢复正常。同期甲状腺显像可表现为甲状腺肿大，示踪剂摄取普遍增强。但因甲状腺滤泡对 TSH 的反应程度不一致，在炎症与修复过程中部分滤泡功能活跃，而部分滤泡功能相对较低，可在甲状腺显像中表现为双叶甲状腺肿大，示踪剂分布不均匀，兼有示踪剂摄取增高和减低区，出现"峰谷"样改变。此时甲状腺激素可减低、正常或增高。而在疾病的终末期甲状腺滤泡全被纤维组织取代，无法对垂体分泌的 TSH 做出反应，进而无法合成甲状腺激素，造成血中甲状腺激素明显减低，甲状腺显像呈示踪剂摄取明显减低、周围软组织本底示踪剂分布普遍增高的典型甲减表现[2]。

以往临床中常遇到亚急性甲状腺炎表现的甲状腺激素水平增高而摄锝功能减低，形成所谓的"分离现象"。但本例患者甲状腺激素水平减低而摄锝功能增强，显示出"反向的分离现象"。虽然这种现象临床少见，但可能给我们带来诊断上的困惑。事实上观察此类患者血清学检查常会发现 TPOAb 是明显增高的，这提示过氧化物酶活性的减低可能是导致碘的有机化障碍，从而出现甲减的原因，因为生理状态下无机碘是在过氧化物酶的作用下变为有机碘进而合成甲状腺激素的。因此，我们推测在 HT 的较早期阶段甲状腺总体功能尚未明显损伤时，尽管血清中甲状腺激素水平降低，但升高的 TSH 的作用可促使甲状腺摄锝功能增强，但终因碘有机化障碍不能合成足够的甲状腺激素。若要对此机制进行验证，临床上还可采用过氯酸盐释放试验（然而，因该方法操作复杂，目前已极少应用）。

参考文献

［1］中华医学会内分泌学分会《中国甲状腺疾病诊治指南》编写组 . 中国甲状腺疾病诊治指南：甲状腺炎 . 中华内科杂志，2008，47（9）：784-788.
［2］Intenzo CM1，Capuzzi DM，Jabbour S，et al. Scintigraphic features of autoimmune thyroiditis.Radiographics. 2001，21（4）：957-964.

（赵赟赟　王茜）

病例 6　以甲状腺显像测定甲状腺重量

病史及检查目的

患者女性，35 岁，主因心慌、乏力、消瘦、多食 3 个月余于内分泌科就诊。患者 3 个月前无明显诱因出现心悸，活动后加重。同时伴食欲增加，大便次数增加。查体：甲状腺增大，未及明显结节。心率 110 次 / 分。双手可见微颤。无眼球突出、胫前水肿等症状。实验室检查：TSH < 0.008 μIU/ml，FT3 > 20 pmol/L，FT4 9.18 ng/dl；促甲状腺激素受体抗体 10.65 U/L；白细胞 $2.91×10^9$/L，红细胞 $3.51×10^{12}$/L，血小板 $117×10^9$/L，中性粒细胞绝对值 $1.2×10^9$/L。甲状腺超声检查示甲状腺弥漫肿大，左右基本对称，内部回声增强，其内血流信号呈"火海征"，未见明显结节，甲状腺引流区域未见肿大淋巴结。

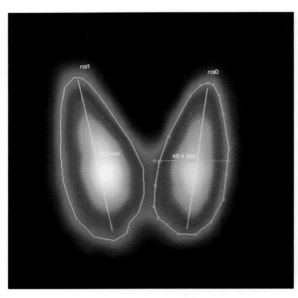

病例图 6-1　甲状腺平面显像测重

因患者粒细胞减少考虑行 [131] 碘治疗。在严格禁碘 2 周后先行甲状腺摄碘率测定，结果为：2 h 45%，4 h 69%，24 h 83%，符合甲亢表现。随后进行 [131] 碘治疗前甲状腺显像。

[131] 碘治疗前甲状腺显像

检查方法： 静脉注射 $^{99m}TcO_4^-$ 后 20 min，分别使用针孔准直器和低能通用平行孔准直器行甲状腺静态平面显像。

影像所见： 甲状腺位置正常，双叶外形增大，双叶内放射性分布弥漫性增高。对平行孔采集的不放大图像分别对双叶长度及面积进行测量，并通过计算获得甲状腺重量（病例图 6-1）。

检查意见： 双叶甲状腺弥漫增大伴摄锝功能增高，符合 Graves 病甲亢表现。甲状腺重量估算结果为 82 g。

临床治疗经过及随访

根据患者甲状腺摄碘率及测定的甲状腺重量，按照传统经验公式计算给予的 [131]I 剂量：80 μCi/g（每克甲状腺计划剂量）×82 g（甲状腺重量）/83（甲状腺最高摄碘率 %）×100% = 7.9 mCi，给予患者空腹口服 [131]I 8 mCi 治疗，1 个月后复查，患者症状明显减轻，甲状腺相关激素测定结果示病情好转：TSH 0.1 μIU/ml，FT3：6.9 pmol/L，FT4 2.3 ng/dl。

病例相关知识及解析

准确估算甲状腺重量是 [131]I 治疗甲状腺功能亢进的重要环节，也是保证治疗效果的重要手段。甲状腺重量的估算方法包括：触诊估算、甲状腺平面显像、甲状腺断层显像及三维超声等[1]。有学者研究证实，经过训练的临床医生可以估计出与超声检查结果相近的甲状腺大小。但仅凭触诊判断甲状腺大小往往存在一定的不准确性，而且随着腺体大小的增加误差也会增大。实际上，[131]I 治疗后甲状腺功能减退症发病率的上升可能与过高估算的甲状腺重量所导致的过高 [131]I 剂量有关[2]。目前主要应用的是超声估算法和甲状腺显像两种方法[3]。超声估算法简单易行，部分单位作为首选方法，但是超声估算法受操作者影响较大，需对操作手法进行统一的培训，一般需要患者仰卧充分后仰颈部，对甲状腺纵向及横向扫描，获得甲状腺侧叶的长度、宽度及厚度，利用公式计算甲状腺的重量。目前所使用的公式为：甲状腺重量＝k×［（左叶长×宽×厚）＋（右叶长×宽×厚）］。k 为常数，一般为 0.479 ~ 0.524 之间。

由于甲状腺显像可以显示甲状腺的形态、大小以及功能，除了可以排除导致甲亢产生的高功能腺瘤存在之外，还可以利用显像对甲状腺的体积进行评估，从而辅助进行甲状腺重量的估算。目前临床工作中主要应用甲状腺平面显像进行甲状腺重量的估算，最常采用的公式是：甲状腺重量（g）＝k× 左右两叶甲状腺平均高度 × 两叶甲状腺总面积。k 为常数，一般为 0.23 ~ 0.32 之间。

值得注意的是，甲状腺平面显像估算甲状腺重量也会受到很多因素的影响，包括图像采集的总计数、图像显示灰度的调节等。因此，应注意采用统一的图像采集方式和径线勾画方式。近年来，随着 SPECT/CT 设备的不断进步，各种半定量及绝对定量方法的不断出现，使得利用甲状腺断层显像进行 3D 甲状腺重量的计算成为可能，相信对甲状腺重量测量的准确性会进一步提高。

参考文献

[1] Kalinyak JE, McDougall IR. How should the dose of iodine-131 be determined in the treatment of Graves'hyperthyroidism? J Clin Endocrinol Metab, 2003, 88 (3): 975-977.

[2] Cunnien AJ, Hay ID, Gorman CA, et al. Radioiodineinduced hypothyroidism in Graves' disease: factors associated with the increasing incidence. J Nucl Med, 1982, 23: 978-983.

[3] 潘中允. 实用核医学. 北京: 人民卫生出版社, 2014.

（张卫方）

病例 7　MIBI 显像用于甲状腺癌的检出

病史及检查目的

患者女性，30 岁，发现左颈部一结节 1 周。体检：左侧甲状腺中上部可触及 2 cm×2 cm 结节，质地中等，活动度尚可，无触痛。超声检查提示左侧甲状腺内可见约 1.9 cm×2.0 cm 低回声实性结节，局部可见血流信号，结节边缘欠规整，可见少许砂粒样钙化。为除外恶性病变进一步行甲状腺显像（病例图 7-1）和 ^{99m}Tc-MIBI 亲肿瘤显像（病例图 7-2）。

甲状腺显像及 ^{99m}Tc-MIBI 显像

影像所见：^{99m}TcO$_4^-$甲状腺静态平面显像见双叶甲状腺显影清晰，右叶形态及放射性分布正常；左叶甲状腺上极肿物呈放射性分布缺损区，提示左叶甲状腺上极"冷"结节。为进一步明确局部结节性质，注射

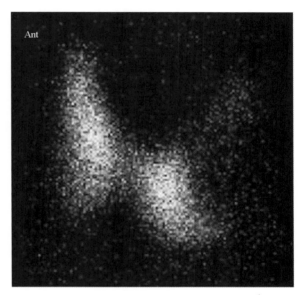

病例图 7-1　甲状腺显像示左叶上极"冷"结节

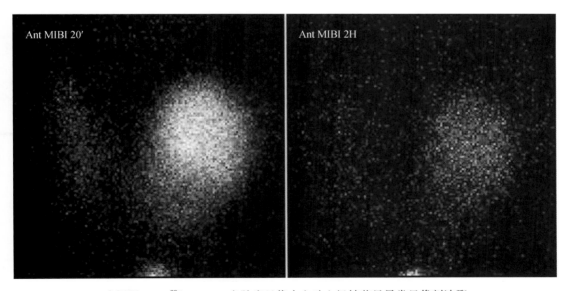

病例图 7-2　^{99m}Tc-MIBI 亲肿瘤显像中左叶上极结节呈异常显像剂浓聚

^{99m}Tc-MIBI 后分别于 20 min 和 2 h 后采集颈部平面图像。早期及延迟相显像中皆可见左叶上极甲状腺显像所示显像剂缺损区域呈现明显异常显像剂浓聚，提示亲肿瘤阳性。

检查意见：甲状腺显像中左叶甲状腺上极"冷"结节亲肿瘤显像阳性，考虑为甲状腺癌可能性大。

最终临床诊断

患者随后进行了左叶甲状腺全切及右叶甲状腺部分切除。病理结果显示，左叶甲状腺内结节为乳头状癌。

病例相关知识及解析

甲状腺结节是甲状腺最常见的病变，根据尸检的结果，约 90% 的人都存在着甲状腺结节。当临床发现甲状腺结节时，所面临的主要问题是其性质的判断。随着超声诊断技术的不断进步，超声检查已成为甲状腺结节筛查的首选方法，超声检查具有简便、易行的优点，而超声引导下的穿刺活检又为结节良恶性鉴别提供了更加有效的技术手段。而传统的核医学甲状腺显像，无论是 ^{99m}TcO$_4^-$ 还是 I^{131}/I^{123} 甲状腺显像，根据它们的显像原理，均无法直接判断甲状腺结节的良恶性，但核素显像可通过观察结节对显像剂的摄取来判断甲状腺结节的功能或血流灌注，从而为结节性质的判断提供帮助，且核素显像具有无创、重复性好的特点。

通常根据甲状腺摄取显像剂的不同，将甲状腺结节分为三类：高功能结节、功能正常结节和低功能结节，分别对应甲状腺显像中的"热"结节、"温"结节及"冷（凉）"结节。甲状腺显像中的"热"结节、"温"结节基本上多为良性病变，而单发的"冷（凉）"结节，根据不同的研究结果，恶性率为 7.2% ～ 54.5%[1]。目前对于甲状腺结节的诊断，超声引导下的细针穿刺（ultrasound-guided fine-needle aspiration，US-FNA）仍是主要诊断手段之一，尤其是对于大于 1.0 cm 的低回声结节。通常临床具有以下任何表现的结节高度建议行 US-FNA 检查：边缘不规则；结节内不规则斑点状血管影；结节上下径横径比例大于 1；伴细小钙化。对于大多数结节 US-FNA 检查都可以获得明确的诊断，但是仍有 5% ～ 20% 的结节难以获得明确的诊断结果[2]。由于 ^{99m}Tc-MIBI 在分化型甲状腺癌及甲状腺髓样癌中表现为高摄取，因此可作为一种非特异性亲肿瘤显像剂应用于甲状腺恶性肿瘤的检出，尤其是对于甲状腺显像中表现为低功能的结节，^{99m}Tc-MIBI 显像可作为甲状腺结节良恶性判断的辅助手段。值得注意的是，由于 ^{99m}Tc-MIBI 除了被甲状腺癌摄取外，还可以被多种甲状腺良性结节所摄取，如结节性甲状腺肿（病例图 7-3）、腺瘤（病例图 7-4）等，大大降低了其诊断的准确性。然而，多数研究表明，尽管 ^{99m}Tc-MIBI 显像特异性较低，但显像阴性结果基本上可排除恶性病变，从而可使一些患者免除手术治疗。

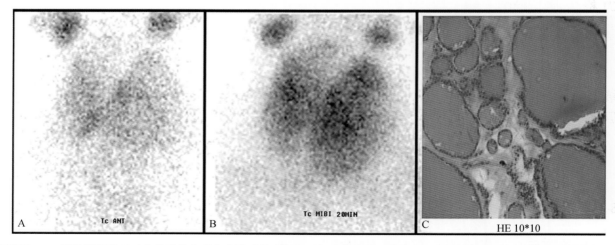

病例图 7-3 图为甲状腺双叶多发结节患者在高锝酸盐（^{99m}TcO$_4^-$）显像中见双叶多发"凉"结节（**A**），而 ^{99m}Tc-MIBI 亲肿瘤显像阳性（**B**）。手术结果示双侧结节性甲状腺肿（**C**）

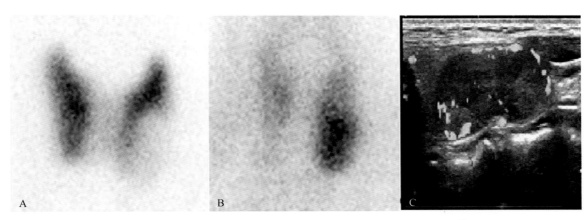

病例图 7-4　患者左叶甲状腺腺瘤。**图 A** 示甲状腺高锝酸盐显像左叶下极"凉"结节；**图 B** 99mTc-MIBI 亲肿瘤显像左叶结节阳性；**图 C** 超声提示左叶甲状腺下极囊实性结节，边缘光滑

参考文献

［1］张永学，黄刚. 核医学. 2 版. 北京：人民卫生出版社，2010.

［2］Giovanella L，Suriano S，Maffioli M，et al.（99m）Tc-sestamibi scanning in thyroid nodules with nondiagnostic cytology. Head Neck，2010，32（5）：607-611.

（张卫方）

病例 8　131碘显像检出分化型甲状腺癌转移灶

病史及检查目的

患者女性，43 岁。2 年前因"甲状腺癌"行甲状腺全切术，术后病理诊断为左叶近峡部甲状腺乳头状癌，侵犯甲状腺被膜。2 个月前因超声检查发现"颈前结节"遂行"双侧颈部淋巴结清扫术"，术后病理报告：颈部 6 区（颈前区）可见一枚淋巴结转移；余清扫之淋巴结（双侧 4 区、左侧 2 ～ 3 区）均未见转移。为进一步检查甲状腺区残余、复发病灶或全身转移情况，患者先后分别进行了 ^{18}F-FDG PET/CT 检查、小剂量诊断性 ^{131}I 显像以及 ^{131}I 治疗后显像。

^{18}F-FDG PET/CT

方法及影像所见：静脉注射 ^{18}F-FDG 60 min 后行 PET/CT 显像。结果示，甲状腺术后原甲状腺区软组织结构显示不清，局部葡萄糖代谢呈不均匀性轻度增高（SUVmax 2.4）；前上纵隔处可见一软组织密度影，但该区域葡萄糖代谢未见明显增高。扫描野内其他区域未见明显异常结构改变或 FDG 摄取（病例图 8-1）。

诊断性 ^{131}I 显像

方法及影像所见：口服 ^{131}I-NaI 4 mCi，分别于 24 h 和 48 h 行全身前、后位平面显像。结果示（病例图 8-2）：除口咽部、唾液腺、胃肠道及膀胱可见生理性摄取外，右侧甲状腺区域可见一团片状放射性浓聚灶。

治疗后 ^{131}I 显像

患者在完成诊断性 ^{131}I 显像 1 周后在外院接受了 ^{131}I 内照射治疗（给药剂量：100 mCi）。于治疗后

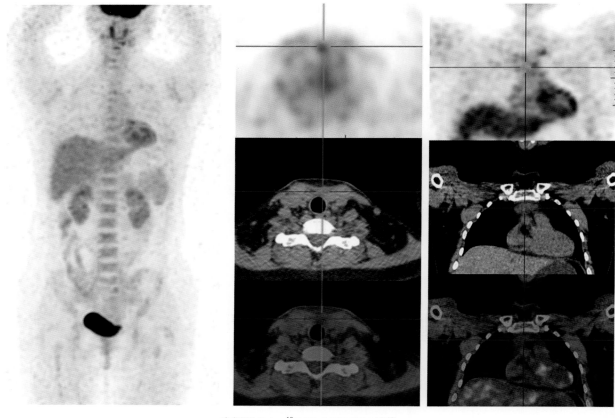

病例图 8-1 ^{18}F-FDG PET/CT 显像

第 3 天再次行 ^{131}I 全身前、后位平面显像（病例图 8-3）。结果示，除治疗前显像所见右侧甲状腺区团片状放射性浓聚灶仍存在外，上纵隔区另可见一点状放射性浓聚灶，该浓聚灶对应于 FDG PET/CT 中所见上纵隔处无 FDG 高摄取的组织密度影。此外，胃肠道可见生理性碘摄取。

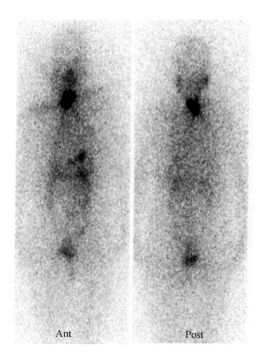

病例图 8-2 诊断性 ^{131}I 显像

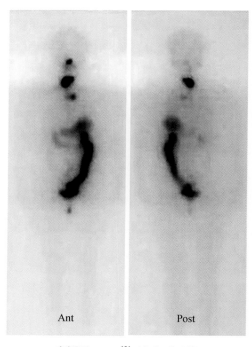

病例图 8-3 ^{131}I 治疗后显像

检查意见

结合病史及治疗经过，综合上述三项影像检查：颈前高度碘浓聚灶首先考虑为残留甲状腺组织；上纵隔软组织密度影具有摄碘功能，考虑为功能性甲状腺癌转移灶。

病例相关知识及解析

^{123}I 或 ^{131}I 作为甲状腺显像剂具有较高的特异性，尤其适用于异位甲状腺或分化型甲状腺癌转移灶的检测。其中 ^{123}I 主要发射 159 keV 的 γ 射线，具有半衰期短、能量适中等优势，是理想的显像剂，但目前在国内作为商品用药尚受到一定的受限，故许多医疗单位仍使用 ^{131}I 作为甲状腺显像剂。

本例患者的原发肿瘤为分化型甲状腺癌，进行 ^{131}I 显像的目的一方面是寻找残留或转移的肿瘤性病灶，另一方面是评价病灶的摄碘能力，同时为下一步治疗决策提供依据。在 ^{131}I 显像中，由于患者颈前有残余的甲状腺组织存在，可以摄取较多显像剂，导致上纵隔转移灶在诊断性 ^{131}I 显像中未能显示，而大剂量 ^{131}I 治疗后的显像则对分化型甲状腺癌转移灶的检出功能明显提高[1]，显示出了诊断性 ^{131}I 显像未能显示的上纵隔转移灶。由此可见，将诊断性 ^{131}I 显像用于分化型甲状腺癌转移检出时，应结合临床综合判断，并警惕可能产生的假阴性结果。另一方面，对于诊断性 ^{131}I 显像所显示的浓聚灶应首先考虑术后残留甲状腺组织，其摄碘能力通常远高于甲状腺癌转移灶。然而，诊断性 ^{131}I 显像若发现甲状腺区域浓聚灶则应考虑使用 ^{131}I 进行"清甲"或"清灶"治疗的必要性。

^{18}F-FDG PET/CT 显像反映的是组织的葡萄糖代谢水平，高分化的肿瘤病灶糖代谢的程度可以增高不明显，在分化型甲状腺癌的原发和转移病灶中亦如此；相反，低分化肿瘤或甲状腺癌转移灶发生失分化，糖代谢水平往往明显增高[2]。该患者上纵隔转移灶在碘显像中的影像表现说明其具有甲状腺组织的功能，^{18}F-FDG PET/CT 显像中该病灶呈较低代谢，也说明其尚未失分化。具有较好分化且摄碘功能增高的甲状腺癌转移病灶，^{131}I 内照射治疗是最佳选择。

进行大剂量 ^{131}I 治疗 3 个月后，该患者再次行小剂量 ^{131}I（4 mCi）全身平面显像，结果示：该患者的颈部和全身未见异常浓聚灶出现（病例图 8-4）。同期检测甲状腺球蛋白（TG）< 0.04 ng/ml，甲状腺球蛋白抗体（TGAb）38.75 IU/ml。说明治疗效果良好。

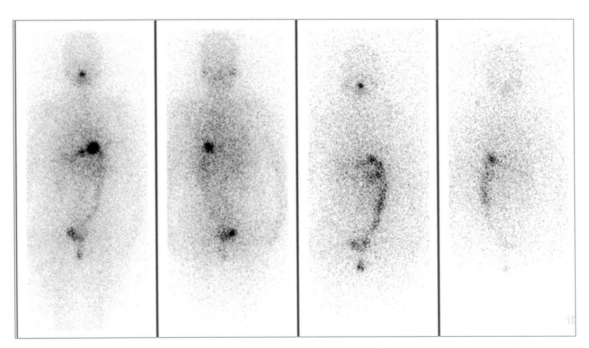

病例图 8-4 ^{131}I 治疗后 3 个月小剂量 ^{131}I 显像

参考文献

[1] 王荣福，李少林.核医学教师用书.北京：人民卫生出版社，2008：541-548.

（廖栩鹤　范岩）

病例 9　　^{131}碘显像中生理性摄取的识别

病史及检查目的

患者男性，46 岁，5 年前因甲状腺癌行甲状腺全切，术后病理诊断为乳头状癌，术后 2 个月曾行 ^{131}I 治疗。近期复查甲功：T3 0.89 nmol/L（0.92～2.79 nmol/L），T4 42.5 nmol/L（58.1～140.6 nmol/L），FT3 1.98 pmol/L（3.50～6.50 pmol/L），FT4 7.06 pmol/L（11.48～22.70 pmol/L），TSH 136.28 μIU/ml（0.55～4.78 μIU/ml），Tg＜0.04 μg/L，TgAb 69 IU/ml（0～115 IU/ml）；颈部超声检查未见明显异常。为进一步评估全身有无复发转移病灶行 ^{131}I 显像。既往心脏支架植入术后 3 年，无骨折外伤史，无肝炎、结核、高血压、糖尿病病史。

^{131}I 显像

检查方法：检查前停用甲状腺素并禁止摄入碘剂和海产品 1 个月；口服 ^{131}I-NaI 4 mCi，24 h 后行全身前、后位平面显像（病例图 9-1）。

影像所见：甲状腺全切术后及 ^{131}I 治疗后颈部未见异常放射性分布增高灶；口、鼻腔、胃肠道、膀胱可见生理性放射性分布；上纵隔近正中可见小片状放射性摄取增高灶；余视野内未见明显异常放射性分布。进一步行颈、胸部 SPECT/CT 后（病例图 9-2），原甲状腺区域无明显异常密度影或异常放射性

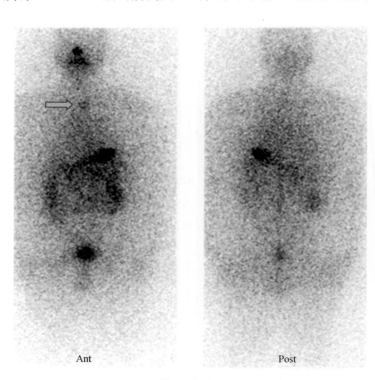

Ant　　　　　　Post

病例图 9-1　^{131}I 显像前、后位平面像

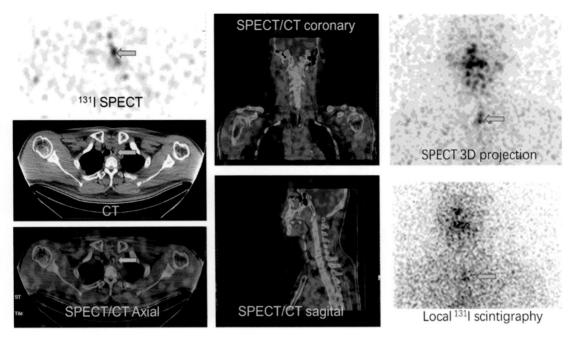

病例图 9-2　颈胸部 SPECT/CT 断层显像及局部平面显像

分布；双侧颈部（Ⅱ区）可见多发小淋巴结，短径均小于 6 mm，未见明显示踪剂摄取；平面像所示上纵隔小片状浓聚灶位于食管上段，相应部位食管管壁未见增厚，密度未见异常改变。

　　检查意见：甲状腺癌全切术后及 ^{131}I 治疗后：颈部未见明确摄碘灶；双颈部小淋巴结未见明确摄碘；食管上段摄碘灶考虑为生理性摄取。

病例相关知识及解析

　　由于分化型甲状腺癌（differentiated thyroid carcinoma，DTC）及其转移灶具有甲状腺组织的摄碘功能，因此利用大剂量的 ^{131}I 能够清除手术后残留的甲状腺组织、残留病灶和转移病灶。^{131}I 全身显像（^{131}I-whole body scan，^{131}I-WBS）对于诊断残留甲状腺及 DTC 转移灶具有重要作用。在分析 ^{131}I 在体内的放射性分布时，要注意识别一些生理或病理状态下的非甲状腺癌相关性病灶摄碘而出现的假阳性。这一方面需要诊断医师熟悉体内非转移性摄碘的常见情况，另一方面需要准确定位摄碘灶。由于常规 ^{131}I-WBS 为平面显像，分辨率较低，缺少三维解剖信息，常造成摄碘灶定位和定性诊断的困难。相比之下，SPECT/CT 融合显像技术可同时提供病灶的摄碘情况及准确的解剖位置信息，因此可将诊断准确性提高[1]。

　　钠/碘同向转运体（sodiumiodine symporter，NIS）是细胞摄碘的重要机制之一，在生理或病理情况下能够表达 NIS 的组织器官均具有摄碘功能。NIS 生理状态下表达于甲状腺滤泡细胞、唾液腺导管上皮细胞、胃黏膜壁细胞和黏液细胞、泪腺、脉络丛、睫状体、胸腺、胎盘、哺乳期女性的乳腺等[2]，这些部位均可能出现对碘的生理性摄取。食管部位的 ^{131}I 生理性摄取主要包括动力学导致的食管内的放射性残留以及特异性摄取两个因素[3]，前者的原因可能还包括食管失弛缓、Zenker 憩室、膈上憩室、食管裂孔疝内唾液的放射性残留、胃-食管反流、食管黏膜、食管放疗后的瘢痕等[3-5]。当在 ^{131}I 显像中纵隔区域出现线状放射性分布时，根据沿食管走行的特点，一般可判断为食管内滞留；通过让患者大量饮水后再次显像可加以验证，若原来的放射性浓聚灶消失或减淡，则考虑是食管内显像剂滞留造成的假阳性。此外，必要时还应结合其他相关检查，如食管镜、钡餐造影、CT 等进行判断（病例图 9-3）。

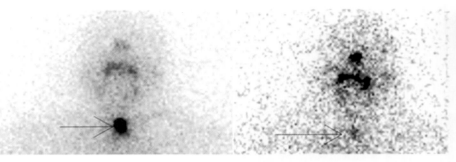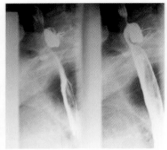

病例图 9-3　食管憩室所致摄碘灶

在 ^{131}I 全身显像的诊断中主要注意以下两点：对于 ^{131}I 平面显像（全身或局部）中的摄碘增高灶，在排除常见的生理性浓聚后，建议进一步行 SPECT/CT 显像，以精确定位和鉴别分析，提高诊断的灵敏度和特异性；应熟悉 ^{131}I 显像中的各种生理性或非甲状腺癌转移灶的病理性摄取情况，以降低对甲状腺癌复发及转移病灶诊断的假阳性。

参考文献

［1］Xue YL，Qiu ZL，Song HJ，et al.Value of ^{131}I SPECT/CT for the evaluation of differentiated thyroidcancer：a systematic review of the literature. Eur J Nucl Med Mol Imaging，2013，40（5）：768-778.

［2］Oh JR，Ahn BC. False-positiveuptake on radioiodine whole-body scintigraphy：physiologic and pathologicvariants unrelated to thyroid cancer. Am J Nucl Med Mol Imaging，2012，2（3）：362-385.

［3］Glazer DI，Brown RK，Wong KK，et al. SPECT/CT evaluation of unusual physiologic radioiodine biodistributions：pearls and pitfalls in image interpretation. Radiographics，2013，33（2）：397-418.

［4］Rashid K，Johns W，Chasse K，et al. Esophageal diverticulum presenting as metastatic thyroid mass on iodine-131scintigraphy. Clin Nucl Med，2006，31（7）：405-408.

［5］Ranade R，Pawar S，Mahajan A，et al. Unusual false positive radioiodine uptake on（131）I whole bodyscintigraphy in three unrelated organs with different pathologies in patientsof differentiated thyroid carcinoma：a case series. World J Nucl Med，2016，15（2）：137-141.

（康磊　范岩）

病例 10　术前甲状腺不显影而转移灶高摄碘的分化型甲状腺癌

病史及检查目的

患者女，49 岁，因发现左腋下肿物伴心悸、发力、全身酸痛 3 个月就诊。体格检查：甲状腺不大，颈部淋巴结未触及；乳腺未触及肿块；左腋下肿块直径为 3.0 cm，质硬，无明显触痛。胸部平扫 CT 示胸壁多发骨破坏伴软组织肿物影，考虑为转移性病灶。随后对左腋下肿块行组织病理学检查，证实为转移性淋巴结，并可见滤泡样结构。进一步行甲状腺超声检查，结果示甲状腺大小、形态正常，但可见多个实性小结节，直径分布在 0.4 ~ 1.0 cm。为进一步协助诊断逐行全身骨显像及甲状腺显像。

全身骨显像检查

方法及影像所见：静脉注射 ^{99m}Tc-MDP，4 h 后行全身前、后位平面显像（病例图 10-1），结果示：颅骨、肋骨、脊柱和骨盆骨可见多发点片及索条状放射性浓聚灶，双肾及膀胱未见明显显影，呈"超级显像"征。

检查意见：全身骨多发血运代谢增强灶，符合骨转移瘤表现。

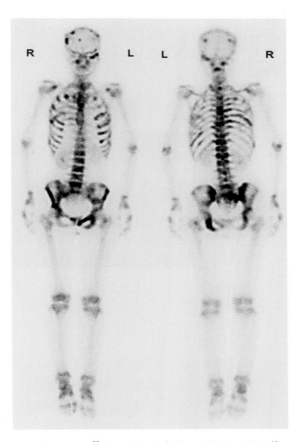

病例图 10-1　^{99m}Tc-MDP 全身前、后位平面骨显像

甲状腺显像

静脉注射 ^{99m}TcO$_4^-$ 111 MBq，30 min 后使用针孔准直器行甲状腺前位平面 SPECT 显像。结果示：双叶甲状腺结构显示不清，颈前方至胸骨水平可见形态不规则的放射性浓聚区，相应区域触诊未触及明显肿大甲状腺或肿物。为进一步确定甲状腺的功能、形态及转移灶来源，在征得患者同意的情况下，嘱患者行甲状腺超声检查及血清甲状腺相关激素测定，同时在禁碘 2 周后行 ^{131}I 显像。

^{131}I 显像在口服 ^{131}I 111 MBq 24 h 后进行，先行全身前、后位平面显像。结果示：颅骨、脊柱、胸壁及骨盆可见弥漫、不均匀性分布的放射性浓聚现象，部分病灶与骨显像所示浓聚灶吻合，部分病灶则浓聚范围更广泛。加做局部断层显像并与同机低剂量定位 CT 图像融合后发现，^{131}I 摄取多位于转移灶软组织成分处，而甲状腺内未见 ^{131}I 摄取（病例图 10-2）。

检查意见：^{131}I 显像中全身多发放射性浓聚灶提示转移灶具有高度摄碘功能，结合甲状腺激素测定结果（TT$_3$ 6.16 nmol/L，FT$_3$ 17.54 nmol/L，TSH < 0.01 mU/L），考虑为具有甲状腺激素分泌功能的甲状腺癌转移性病变；甲状腺未显影与正常甲状腺组织功能处于受抑状态相关，但不除外甲状腺内存在微小原发肿瘤可能，建议进一步行甲状腺组织病理学检查。

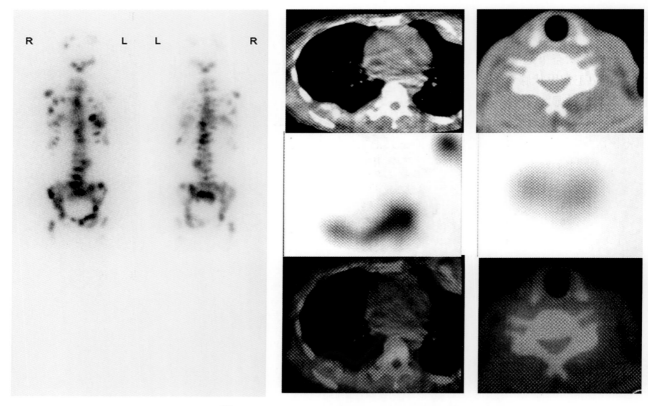

病例图 10-2　^{131}I 全身前、后位平面显像及局部 SPECT/CT 断层显像

最终临床诊断

鉴于患者全身多发病灶具有高度摄碘功能，决定对该患者进行 ^{131}I 放射治疗。在治疗前对患者行甲状腺全切手术，术后病理诊断为甲状腺滤泡型乳头状癌，大体标本显示，1 个直径 1.0 cm 的肿瘤位于甲状腺右叶，3 个直径 0.3 ～ 0.5 cm 的肿瘤位于左叶；峡部组织未见癌细胞；肿瘤以外的甲状腺组织内有结节性甲状腺肿表现，但未见纤维化、钙化及坏死。随后患者行 ^{131}I 放射，症状得到明显改善。

病例相关知识及解析

甲状腺乳头状癌和滤泡状癌属于分化型甲状腺癌，占甲状腺癌的 90% 以上，而滤泡型甲状腺癌（follicular papillary thyroid carcinoma）是甲状腺乳头状癌的常见亚型之一，在甲状腺癌中约占 18% ～ 30%。滤泡型乳头状癌可发生于任何年龄，但以中老年人较多见。如发现病情时在疾病的早期往往属于良性肿瘤，若发现病情时已经是晚期，则预后不良。滤泡型甲状腺癌易发生血行转移而侵及肺和骨骼，也可发生淋巴结转移。通常情况下甲状腺癌以发现甲状腺肿物而就诊，并可通过超声引导下的穿刺活检得到病理学诊断。本例患者以腋下肿物伴全身症状而就诊，并通过腋窝淋巴结活检证实为肿瘤转移，且提示甲状腺来源可能，然而，体格检查和甲状腺超声检查并未发现明显的甲状腺恶性肿瘤征象。在该患者的诊疗过程中，骨显像检查首先帮助检出了全身骨骼多发转移性病变，而 ^{131}I 显像则进一步证实了骨转移病灶与分化型甲状腺癌相关。

由于分化型甲状腺癌转移灶具有摄碘功能，故可由 ^{131}I 显像检出。而在 ^{131}I 显像中表现放射性浓聚的病灶也同时提示该患者适合 ^{131}I 放射治疗。然而，转移性甲状腺癌病灶由于摄 ^{131}I 能力通常较差，且受残留甲状腺组织较强摄碘功能的影响，在 ^{131}I 显像中易出现假阴性。临床实际操作中要求在手术或 ^{131}I 治疗去除残留甲状腺组织后，或必要时在给予 TSH 后方可进行 ^{131}I 显像[1]。虽曾有甲状腺切除术前转移灶显影的报道[2]，但未切除的甲状腺不显影的情况实属罕见[3]。本例患者血清 T_3 增高，TSH 减低，且转移灶有高度摄碘功能，这一方面提示了甲状腺癌转移灶有合成和分泌甲状腺激素功能；另一方面也解释了甲亢状态下通过丘脑-垂体-甲状腺轴的调节作用抑制了正常甲状腺组织的摄碘功能，从而使得 ^{131}I 显像中正常甲状腺组织不显影这一现象。此外，在 $^{99m}TcO_4^-$ 显像中甲状腺组织也未显影，而颈部区域骨转移病灶被显示，这是由于 $^{99m}TcO_4^-$ 的显像机制与 ^{131}I 显像类似所致。总之，从本病例可以看出，当某些分化型甲状腺癌及其转移灶具有分泌甲状腺激素的功能时，正常甲状腺组织功能可能被抑制，此时须将核医学影像分析与临床症状、体征及其他实验室检查紧密结合进行诊断。

参考文献

[1] Thrall JH, Ziessman HA. Nuclear Medicine. 2nd ed.st. Louis：Mosby, Inc, 2001：363-387.

[2] Yamamoto Y, Nishiyama Y, Ono Y, et al. Accumulation of 99Tcm-pertechnetate in a patient with metastases of thyroid carcinoma. Ann Nucl Med, 1999, 13：357-359.

[3] 黄俐俐，王茜. 甲状腺癌显像原发灶不显影转移灶高度分泌甲状腺激素一例. 中华核医学杂志，2006，26：123-124.

（王茜）

病例 11　慢性淋巴细胞性甲状腺炎的 FDG PET/CT

病史及检查目的

患者女性，54 岁。近期体检发现多项血清肿瘤标志物升高 [CEA 6.01 ng/ml（参考值＜ 5.00 ng/ml）；CA199 34.39 U/ml（参考值＜ 27.00 U/ml）；AFP 12.14 ng/ml（参考值＜ 7.00 ng/ml）]，临床无特殊不适。为进一步排除恶性肿瘤，患者要求行 ^{18}F-FDG PET/CT 检查。

^{18}F-FDG PET/CT

影像所见： 双叶甲状腺 FDG 摄取弥漫性增高，以左叶中下极为著，呈高度放射性浓聚区（SUVmax ＝ 15.9），相应部位 CT 见甲状腺左叶外形增大，范围 3.0 cm×2.2 cm，但未见明显密度改变。扫描野内其余部位除生理性摄取外未见明显异常放射性浓聚或结构改变（病例图 11-1）。

诊断意见： 双叶甲状腺不均质性 FDG 代谢增高，应进一步鉴别炎性与恶性病变，建议于代谢最高处穿刺活检。余全身未见明确肿瘤病变。

最终临床诊断

患者随后行甲状腺超声检查，提示甲状腺形态饱满，体积增大，回声不均匀，伴多发条索状强回声，局部呈结节感，较大者位于左叶，血供稍增多。进一步对左叶结节进行穿刺活检，病理诊断：考虑慢性淋巴细胞性甲状腺炎。同期血清学检查：TSH 6.80 μIU/ml（正常值：0.27 ～ 4.2 μIU/ml），FT3、FT4、T3 和 T4 均在正常范围；TG-Ab ＞ 3000 IU/ml（参考值：0 ～ 100 IU/ml）；TPO-Ab 772.60 IU/ml（参考值：0 ～ 100 IU/ml）。

病例相关知识及解析

本例患者因肿瘤标志物增高为排查肿瘤而行 ^{18}F-FDG PET/CT 检查，结果除甲状腺见异常 FDG 摄取

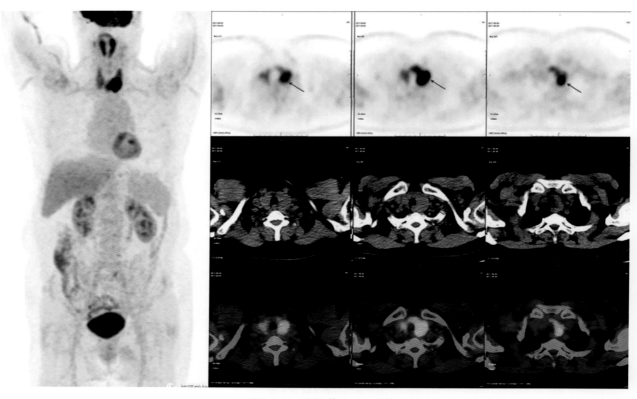

病例图 11-1　患者 ^{18}F-FDG 显像

外，全身未发现其他病灶，此时需要诊断医生对检查中所发现的甲状腺 FDG 高摄取病灶的性质做出相应的解释。文献报道约 1.76% ～ 8.4% 的患者在 PET/CT 检查时会意外发现甲状腺对 FDG 的高摄取，包括局灶性和弥漫性摄取[1]，而其中恶性肿瘤占比为 23.8% ～ 63.6%[2]。多数研究认为恶性结节的 SUV值明显高于良性结节，但这些高代谢甲状腺结节的 SUV 值交叉重叠较多，且诊断恶性病变的 SUV 阈值也不尽相同。另有文献报道良恶性结节的 SUV 值之间无明显差异，并认为 SUV 值对鉴别良恶性肿瘤没有价值[3]。

甲状腺的异常 FDG 摄取形式包括局灶性摄取、弥漫性摄取以及弥漫性加局灶性摄取，这三种摄取形式可以见于一些已知的甲状腺病变，但很多时候是在未知甲状腺病变的情况下由 PET/CT 检查意外发现的。出现于甲状腺的局灶性异常 FDG 高摄取，多数情况为良性病变，包括结节性甲状腺肿、甲状腺腺瘤、甲状腺增生等，但关于这些良性病变摄取 FDG 增多的原因目前尚不可知。值得注意的是，从总体人群观察中，上述良性病变较常见，且多数情况下表现不摄取 FDG，吴江等人的研究提示结节性甲状腺肿和甲状腺腺瘤表现局灶性 FDG 摄取增高的比率仅占不到 20%[4]。所以，一旦发现甲状腺内 FDG代谢增高性病灶，就需要与甲状腺恶性病变进行鉴别。尽管一些甲状腺良性病变与甲状腺癌的 SUV 值有交叉重叠现象，至少诊断中应结合可用的其他影像资料，如甲状腺超声、CT 或 MRI 等，以提高诊断的准确性。

PET/CT 显像中，甲状腺弥漫性 FDG 代谢增高往往被认为是一种良性表现，最常见于慢性淋巴细胞性甲状腺炎，也可能与结节性甲状腺肿、Graves 病有关。Karentanis 等曾报道了在接受 PET 检查的4732 例患者中有 138 例显示出甲状腺弥漫性 FDG 摄取，其中有 63 例慢性淋巴细胞性甲状腺炎，故认为 FDG 摄取增高可能与淋巴细胞浸润有关[5]。但并不是所有慢性淋巴细胞性甲状腺炎都会出现 FDG高代谢，Rothman 等报道仅少数慢性淋巴细胞性甲状腺炎表现为弥漫性 FDG 摄取增高[6]。另有一些研究表明甲状腺弥漫性 FDG 摄取并不能完全排除恶性的可能，一些体积小、代谢低的甲状腺癌灶容易被掩盖在弥漫性高代谢中；甲状腺弥漫性 FDG 摄取增高也需注意排除甲状腺淋巴瘤这一少见病变。而对于弥漫性并存局灶性 FDG 代谢增高的甲状腺病变，对局灶性摄取病灶进一步的细胞抽吸获取病理学结果是有必要的，因为局灶性病变有可能是恶性的。

增加同机 CT 扫描的形态学信息后，PET/CT 不仅能够发现颈部异常 FDG 高摄取灶，而且能确定病灶与甲状腺的关系，准确区分甲状腺内外病灶以及病灶周围受累状况，同时还能帮助发现更多的低代谢或等代谢甲状腺病灶。Choi 等认为综合分析病灶的 FDG 浓聚模式和 CT 特征能够帮助鉴别其良恶性[7]，大部分恶性结节在 CT 上呈低密度，所有伴周围甲状腺组织弥漫性摄取的局灶性高摄取结节或在 CT 上呈现非常低密度（CT 值< 25 HU）的甲状腺结节都是良性病灶，在 CT 上不能找到相匹配的形态学病变的局灶性 FDG 高代谢结节也是良性病灶。本病例患者双叶甲状腺组织弥漫性摄取增高，左叶下极的局灶性高摄取结节，在 CT 上没有表现出明显的密度改变，符合良性病变特征。

在 ^{18}F-FDG PET/CT 检查中，经常会遇到甲状腺的意外性摄取增高，需要对其进行深入分析，由于半定量分析指标 SUV 值在甲状腺良恶性病变之间交叉重叠较多，迄今为止没有确定的阈值能较好地界定甲状腺良恶性病变，需综合 CT 和 PET 的信息，必要时建议患者做进一步的病理检查，以避免漏诊、误诊。

参考文献

［1］Chen W，Parsons M，Torigian DA，et al. Evaluation of thyroid FDG uptake incidentally identified on FDG-PET/CTimaging. Nucl Med Commun，2009，30：240-244.

［2］Wong C，Lin M，Chicco A，et al. Theclinical significance and management of incidental focal FDG uptake in thethyroid glad on positron emission tomography/computed tomography（PET/CT）inpatients with non-thyroidal malignancy. Acta Radiol，2011，52：899-904.

［3］Bonabi S，Schmidt F，Broglie MA，et al. Thyroid incidentalomas in FDG-PET/CT：prevalence and clinical impact. EurArch Otorhinolaryngol，2012，269：2555-2560.

［4］吴江，朱宏，王新刚，等 . 甲状腺良性病变的 18 氟-脱氧葡萄糖 PET/CT 表现探讨 . 医学影像学杂志，2013，23：25-19.

［5］Yasuda S，Shohtsu A，Ide M，et al.Choronic thyroiditis：diffuse uptake of FDG at PET. Radiology，1998，207：775-778.

［6］Rothman IN，Middleton L，Stack BJ，et al. Incidence of diffuse FDG uptake in the thyroid of patients withhypothyroidism. Eur Arch Otorhinolaryngol，2011，268：1501-1504.

［7］Choi JY，Lee KS，Kim HJ，et al. Focalthyroid lesions incidentally identified by integrated 18F-FDG PET/CT：clinicalsignificance and improved characterization. J Nucl Med，2006，47：609-615.

（韩萍萍　王猛　甄力莳）

病例 12　甲状腺癌的 FDG PET/CT

病例 A

病史及检查目的

患者男性，45 岁，体检发现右叶甲状腺结节 1 年余，1 月前再次行颈部超声检查，提示甲状腺右叶实性结节，边界不规则，纵横比大于 1，其内可见较丰富血流信号，考虑恶性病变可能（病例图 12-1）；同时右叶存在囊实性结节，考虑结节性甲状腺肿。实验室检查示：FT3 3.37 pg/ml（参考值：2.3 ～ 4.2 pg/ml），

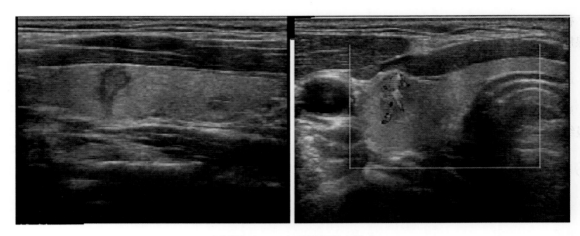

病例图 12-1　患者颈部超声检查

FT4 1.56 ng/dl（参考值 0.89 ～ 1.80 ng/dl），TSH 1.76 μIU/ml（参考值 0.55 ～ 4.76 μIU/ml）；抗甲状腺球蛋白抗体 19.4 U/ml（参考值 < 60 U/ml），抗甲状腺过氧化物酶抗体 < 20 U/ml（参考值 < 60 U/ml）。为进一步了解甲状腺占位性质及进行肿瘤分期，行 ^{18}F-FDG PET/CT 显像。

^{18}F-FDG PET/CT 检查

影像所见：MIP 图中右叶甲状腺上极和左肺分别可见一点状 FDG 摄取增高影。局部断层像可见甲状腺右叶上极 FDG 摄取增高灶处有一低密度结节影，边界欠清晰，大小约 1.2 cm×1.1 cm，SUVmax 为 7.4（病例图 12-2）；颈部及双侧锁骨上区未见明显肿大或摄取增高的淋巴结影；左肺上叶前段可见一直径约 1.0 cm 的较高密度结节影，边界较清，SUVmax 为 3.1。扫描野内其余部位除生理性摄取外未见明显异常 FDG 摄取或结构改变。

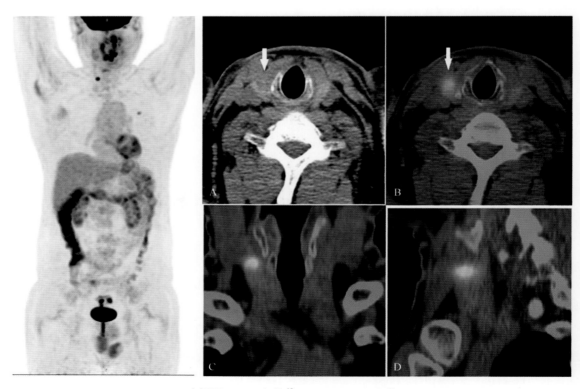

病例图 12-2　患者 ^{18}F-FDG PET/CT 显像

检查意见： 右叶甲状腺上极代谢活跃灶考虑甲状腺癌可能性大；左肺内高代谢结节转移不除外。

最终临床诊断

患者随后手术行甲状腺切除术，病理提示右叶上极结节为甲状腺乳头状癌（病例图 12-3）。

病例 B

病史及检查目的

患者女性，75 岁，发现 CEA 增高 20 天。行胃肠道镜检查未见明显异常。为进一步明确诊断行 PET/CT 检查。

^{18}F-FDG PET/CT 检查

影像所见： 甲状腺右叶上极可见低密度结节影，边界尚清晰，FDG 摄取增高，SUVmax 4.1。颈部及锁骨上未见肿大或异常摄取增高的淋巴结影。扫描野内其余部位除生理性摄取外未见异常放射性浓聚（病例图 12-4）。

检查意见： 右叶甲状腺上极结节，代谢活跃，考虑恶性病灶可能性大，建议超声引导下穿刺活检。

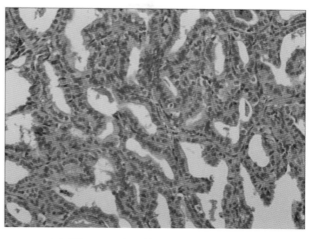

病例图 12-3　病理结果示甲状腺乳头状癌

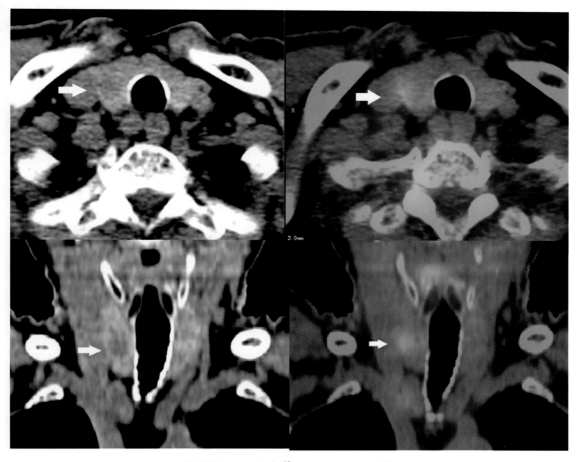

病例图 12-4　患者 ^{18}F-FDG PET/CT 图像

最终临床诊断

患者行甲状腺超声检查，甲状腺右叶见单发结节，大小约 1.5 cm×1.1 cm×0.9 cm，呈实性，低回声，边缘光滑，无低回声晕，纵横比＜1，结节内可见较丰富的血流信号（病例图 12-5A）；甲状腺引流区域未见肿大淋巴结。同时行右叶甲状腺结节穿刺活检，病理结果提示恶性肿瘤，考虑甲状腺髓样癌（病例图 12-5B）。

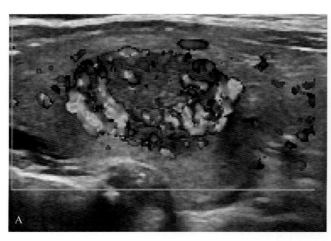
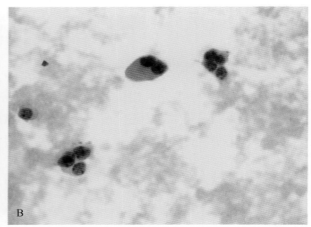

病例图 12-5　患者的甲状腺超声检查（A）及结节穿刺活检病理（B）

病例相关知识及解析

甲状腺癌发病率约占全身恶性肿瘤的 1%，近年来发病率呈逐年上升趋势。甲状腺癌多发生于中老年女性，居女性肿瘤的第 5 位。甲状腺癌的主要病理类型包括乳头状癌、滤泡状癌、髓样癌和未分化癌。其中临床常见病理类型为乳头状癌（占 75%）和滤泡状癌（占 16%），属分化型甲状腺癌（differentiated thyroid cancer，DTC），部分具有合成分泌甲状腺激素功能。髓样癌起源于甲状腺 C 细胞（属于神经内分泌细胞），可以合成分泌多种生物学物质，包括降钙素、癌胚抗原等。

对于甲状腺癌的术前诊断，超声被认为是首选的检查方法。甲状腺占位在超声检查中出现下列表现时应考虑甲状腺癌可能：边界不清晰；形态不规整；内部回声不均匀；伴砂粒样钙化；结节周围及内部血流信号丰富；结节纵径大于横径。而其中砂粒样钙化（直径＜1 mm）对甲状腺癌诊断的特异性可高达 93%～95%。另一方面，目前临床普遍开展的超声引导下的细针穿刺活检（fine needle aspiration biopsy，FNAB）可进一步提高对甲状腺病变诊断的准确性。研究显示对直径＜1 cm 的微小肿瘤，FNAB 与术后病理诊断的符合率可达 98%[1]。

^{18}F-FDG PET/CT 在全身各类实体肿瘤的诊断价值得到了多方面的肯定，但其在甲状腺癌术前诊断及术后随访应用中的价值尚存在争议，尤其是对于 DTC。因为 ^{18}F-FDG PET/CT 显像当中甲状腺出现异常摄取的患者并不少见。近年来一项涉及 11 921 例次 6216 名患者的研究发现，根据甲状腺异常局限性放射性浓聚 / 同机 CT 提示甲状腺结节共发现了 845 例（13.6%）甲状腺意外瘤，其中 28.7% 表现为 FDG 局限性摄取增高，其余结节未见明显异常摄取。有 31 例摄取阴性的患者经 FNAB 证实全部为良性病变；在 243 例摄取阳性患者中，67 例进行了 FNAB，结果证实 21 例为恶性病变[2]。在 FDG 显像中甲状腺摄取模式可表现为弥漫性摄取增高或局灶性高摄取。尽管既往研究显示甲状腺恶性病变 SUV 值高于良性病变，但由于良、恶性组间有重叠，这使得 ^{18}F-FDG PET/CT 对单发病灶的 DTC 患者术前诊断存在困难，而一些分化较好的 DTC 因无明显 FDG 高摄取而在 PET/CT 检查中表现为阴性结果。因此，目前认为 ^{18}F-FDG PET/CT 并不适合常规用于甲状腺癌诊断或术前分期。但对于一些高分化侵袭性甲状腺癌、髓样癌和未分化癌等，术前 ^{18}F-FDG PET/CT 检查有助于发现远处转移灶及预后判断。而对于 Tg

第一部分　内分泌系统疾病

增高但 [131]I 全身显像阴性的 DTC 患者也应考虑选择 ^{18}F-FDG PET/CT 检查。

另一方面，从所展示的两例患者可以看出，前者甲状腺乳头状癌患者病变 SUVmax 达 7.4，而后者髓样癌病变的 SUVmax 为 4.1，说明分化型甲状腺癌不都表现为低摄取病灶。尽管有关影响甲状腺病灶摄取的主要病理基础还有待于将来更大宗病例的系统研究，但对于 ^{18}F-FDG PET/CT 中甲状腺出现的局灶性的阳性摄取病灶，应提示临床恶性的可能。有人认为与 SUV 相比，TL/TBG（甲状腺病变 SUVmax/ 周围正常甲状腺组织 SUVmean）对于甲状腺良恶性病变的判断具有更大的意义，以 2.0 作为界值，特异度及敏感度可以达到 76% 和 88%[2]，因此，对于 TL/TBG 大于 2.0 的患者，可建议超声引导下的穿刺活检。

参考文献

［1］杜晓庆，万卫星 . ^{18}F-FDG PET/CT 对分化型甲状腺癌的诊断价值 . 中华核医学与分子影像杂志，2015，35（4）：315-317.

［2］Barrio M，Czernin J，Yeh MW，et al. The incidence of thyroid cancer in focal hypermetabolic thyroid lesions：an ^{18}F-FDG PET/CT study in more than 6000 Patients. Nuclear Medicine Communications，2016，37（12）：1290-1296.

（张卫方）

病例 13　减影法及双时相显像用于甲状旁腺腺瘤检出

病史及检查目的

患者女性，65 岁。13 天前因肾结石于泌尿科就诊，实验室检查发现：血钙 3.61 mmol/L（参考值：2.0 ～ 2.7 mmol/L）；全段甲状旁腺激素 307.3 pg/ml（参考值：15 ～ 65 pg/ml）。B 超检查提示：甲状腺实质回声欠均匀，甲状腺左叶背侧深方可见低回声结节，大小 0.2 cm×1.4 cm，边界清，内可见较丰富血流信号。为进一步明确诊断，同时行减影法及双时相甲状旁腺显像。

甲状旁腺显像

检查方法： 先静脉注射 [99m]TcO$_4^-$ 1 mCi，于注射后 20 min 采集颈部静态平面像。继之静脉注射 ^{99m}Tc-MIBI 20 mCi，分别于 20 min 和 2 h 行颈部延迟静态图像。将 [99m]TcO$_4^-$ 显像和 ^{99m}Tc-MIBI 的 20 min 图像进行归一化处理（normalization），利用图像相减软件处理后，获得两者的减影图像（病例图 13-1）。

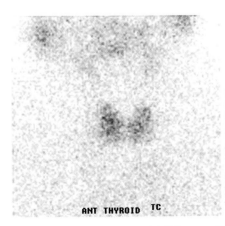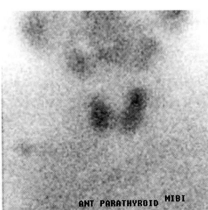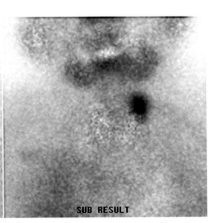

病例图 13-1　甲状腺 [99m]TcO$_4^-$ 显像、[99m]Tc-MIBI 显像及两者的减影图像

影像所见：甲状腺 $^{99m}TcO_4^-$ 显像中，20 min 见双叶甲状腺显影，形态尚规整，无明显异常放射性浓聚灶出现；^{99m}Tc-MIBI 显像中，20 min 时见左叶甲状腺上极轻度示踪剂摄取增高；两者的减影图像示仅在左叶甲状腺上极见一异常放射性浓聚灶，余颈胸部未见明显异常浓聚影。^{99m}Tc-MIBI 显像 2 h 左叶上极浓聚灶更加明显，早期及延迟显像左叶上极放射性浓聚灶与减影结果显示一致（病例图 13-2）。

检查意见： 左叶甲状腺上极部位代谢活跃灶，考虑为甲状旁腺腺瘤。

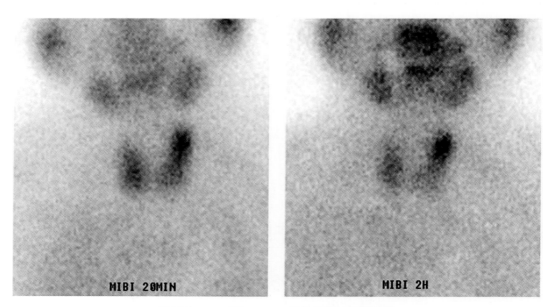

病例图 13-2 ^{99m}Tc-MIBI 显像早期及延迟显像

随访结果

该患者随后经手术行左叶部分甲状腺及后方结节切除术，病理提示甲状腺左叶后方结节符合甲状旁腺腺瘤。

病例相关知识及解析

甲状旁腺分别位于甲状腺两叶上、下极的背侧，一般 4 枚，但其位置和数目变异较大。正常时每个腺体的平均重量仅为 30 mg，一般在影像检查中不易被显示，当出现甲状旁腺功能亢进症（简称甲旁亢）时，会伴有甲状旁腺腺体的肿大。甲旁亢是指由于甲状旁腺激素（parathyroid hormone，PTH）分泌过多引起钙、磷代谢紊乱所产生的一组症候群，患者可表现为反复发作的肾结石、消化性溃疡和广泛的骨损害，严重者可发生骨质疏松。甲旁亢的临床诊断主要依据血清学检查，血钙异常为筛检指标，PTH 升高则具有诊断意义。手术切除病变腺体是治疗原发性甲旁亢唯一有效的手段，也是药物控制不佳的继发性甲旁亢或三发性甲旁亢的有效治疗方法，而术前通过影像手段定位病变腺体对成功手术具有重要意义。

目前用于甲状旁腺显像的显像剂为 ^{99m}Tc-MIBI、^{99m}Tc-Tetrofosmin 和 ^{201}Tl。这些显像剂除了被心肌细胞摄取外，可聚集于功能亢进的甲状旁腺组织，其机制与病变组织血流增加及细胞代谢活跃有关，但这些显像剂同时也可被正常甲状腺组织所摄取。$^{99m}TcO_4^-$ 只被正常甲状腺摄取而不被甲状旁腺摄取，因此，通过图像相减技术，将 ^{99m}Tc-MIBI、^{99m}Tc-Tetrofosmin 或 ^{201}Tl 影像与 $^{99m}TcO_4^-$ 影像相减，即可得到甲状旁腺影像。此外，根据 ^{99m}Tc-MIBI 从功能亢进的甲状旁腺的洗出速度较周围正常甲状腺组织缓慢，通过随时间变化的观察，亦可检出病变甲状旁腺，有学者认为 ^{99m}Tc-MIBI 双时相显像法是目前最有效的探测甲状旁腺腺瘤的检查方法[1]。

　　功能亢进的甲状旁腺组织多数通过核素甲状旁腺显像显示出来，如本例患者无论通过减影法还是双时相显像法都可以较清晰展示左叶上极异常代谢活跃的病灶。但值得注意的是，部分患者的病变甲状旁腺体积较小，或者摄取 MIBI 的功能偏低，如腺瘤细胞表达 p-gp 的患者，MIBI 细胞内清除较快，若单独采用 MIBI 双时相延迟显像可能出现阴性的结果。遇此种情况时使用早期 MIBI 影像与 ^{99m}TcO$_4^-$ 影像减影法，可提高病变检出的灵敏度（病例图 13-3）。

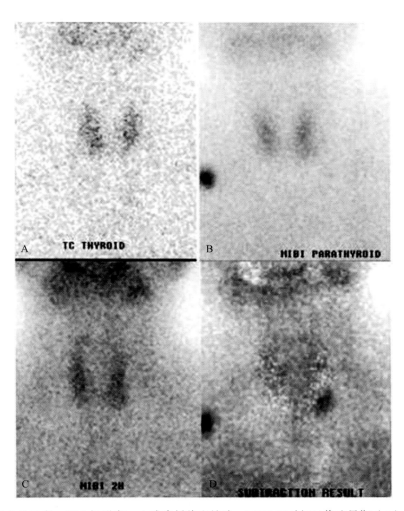

病例图 13-3　一 50 岁女性患者，因血钙增高、血磷降低待查就诊。MIBI 双时相显像法早期（**A**）及延迟显像（**B**）颈部未见明显异常高摄取灶，减影法显示左叶甲状腺下极区域异常浓聚灶（**C** 和 **D**），提示局部存在亢进的旁腺组织。手术病理活检提示甲状旁腺腺瘤

参考文献

［1］Lavely WC，Goetze S，Friedman KP，et al，Comparison of SPECT/CT，SPECT，and planar imaging with single-anddual-phase（99m）Tc-sestamibi parathyroid scintigraphy. J Nucl Med，2007，48（7）：1084-1089.

（张卫方）

病例 14　MIBI 显像检出异位甲状旁腺腺瘤

病史及检查目的

　　患者女性，50 岁，2 年前无明显诱因自觉下肢疲劳感，近期较前加重就诊。实验室检查发现：PTH 900.3 pg/ml（参考值：15 ～ 65 pg/ml），钙 3.68 mmol/L（参考值：2.0 ～ 2.7 mmol/L），磷 0.93 mmol/L（参考值：0.86 ～ 1.78 mmol/L）。甲状腺超声检查提示双叶甲状腺多发结节。进一步胸部 CT 检查发现前纵隔类圆形软组织肿物，增强扫描呈不均匀强化（病例图 14-1）。临床怀疑胸腔内异位甲状旁腺腺瘤，遂行放射性核素显像以帮助明确诊断。

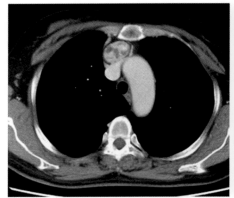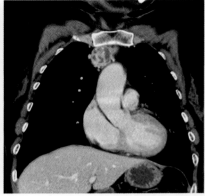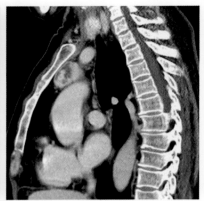

病例图 14-1　患者增强 CT 图像

甲状旁腺显像

　　检查方法： 静脉注射 $^{99m}TcO_4^-$ 1.0 mCi 后 20 min 行颈-上胸部平面显像；继之静脉注射 ^{99m}Tc-MIBI 20 mCi，20 min 及 2 h 分别采集颈-上胸部早期和延迟平面像，并在早期相中加做成像范围更广（包括颌面部和胸部）的平面像（病例图 14-2）。将 20 min 时两组图像进行减影处理，获得 ^{99m}Tc-MIBI/$^{99m}TcO_4^-$ 减影图像（病例图 14-3）。

　　影像所见： MIBI 双时相显像及 ^{99m}Tc-MIBI/$^{99m}TcO_4^-$ 图像减影图中均可见纵隔右侧一放射性浓聚灶；而甲状腺区未见异常放射性浓聚现象。

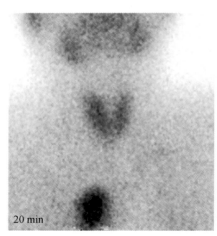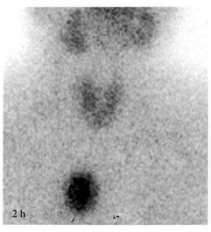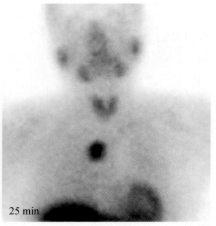

20 min　　　　　　2 h　　　　　　25 min

病例图 14-2　^{99m}Tc-MIBI 双时相显像

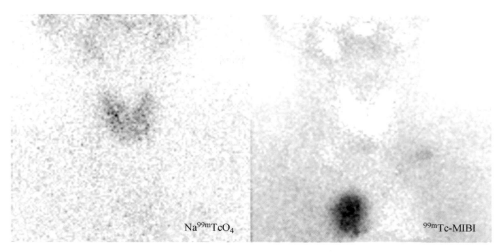

$Na^{99m}TcO_4$　　　　　　　　　　　$^{99m}Tc\text{-MIBI}$

病例图 14-3　　$^{99m}Tc\text{-MIBI}/^{99m}TcO_4^-$ 减影图像

检查意见：纵隔内异常代谢活跃灶，结合 CT 及 PTH 升高，考虑为异位的甲状旁腺腺瘤。

临床最终诊断

该患者最终行纵隔肿物切除手术，术后病理证实纵隔内肿物为甲状旁腺腺瘤。

病例相关知识及解析

甲状旁腺一般为上、下两对，位于甲状腺内层与外层被膜之间，贴附于甲状腺左、右叶的后缘。上甲状旁腺与甲状腺共同起源于第 4 咽囊，在胚胎期一起下降至颈部，位置较固定，异位较少，最常见的异位是位于气管食管沟。下甲状旁腺与胸腺共同起源于第 3 对咽囊，一起下降至颈部甲状腺下极水平后，下甲状旁腺的胚原基即停留在此水平，而胸腺的胚原基与之分离并继续下降至纵隔，若下降过程中下甲状旁腺的胚原基在中途停止或伴随胸腺胚原基一起继续下降就会引起位置变异。异位的下甲状旁腺的位置变化较大，可以出现在从下颌角至心包的任何地方，常见的位置包括胸骨上窝、胸腺内、前上纵隔内、颈动脉鞘内、甲状腺内、梨状窝等，约 20% 异位于纵隔[1-2]。当甲状旁腺发生病变过多分泌 PTH 时，即发生甲状旁腺功能亢进症（hyperparathyroidism，HPT）。原发性 HPT 约 80% 由单发性甲状旁腺腺瘤引起，约 20% 由甲状旁腺增生或多发甲状旁腺腺瘤引起，不到 1% 由甲状旁腺腺癌引起。血清 PTH 增高是确定 HPT 最可靠的直接指标，常伴有高血钙、低血磷及碱性磷酸酶的增高。

$^{99m}Tc\text{-MIBI}$ 双时相显像不仅可提供甲状旁腺腺瘤位置信息，还可以了解其功能状态，是有效探测甲状旁腺腺瘤的检查方法。但是据报道少数亢进的甲状旁腺组织中 MIBI 的清除较快，延迟显像可能出现假阴性结果，利用早期影像进行减影法采集，有可能提高检出的灵敏性。在图像采集过程中，常规采用高分辨准直器，矩阵 128×128，患者采取仰卧体位，前位采集，甲状腺放至探头视野中心。由于异位的甲状旁腺常位于颈部及纵隔，所以常规显像中应注意对颈部及纵隔进行大视野图像采集，避免漏诊。对于可疑的异位甲状旁腺病灶，应进一步加做局部断层显像，同时应结合其他影像学检查结果加以判断，如超声、CT、MRI 等。

本病例患者血钙升高，PTH 升高，临床诊断甲旁亢成立，首先考虑的疾病是甲状旁腺腺瘤或增生。但患者颈部超声未见异常的甲状旁腺组织，CT 却显示前纵隔肿块，不难考虑到纵隔内异位的甲状旁腺腺瘤的可能，而 $^{99m}Tc\text{-MIBI}$ 显像结果又进一步证实其影像特征符合异位甲状旁腺腺瘤表现。但是在 $^{99m}Tc\text{-MIBI}$ 显像中，异位于纵隔的甲状旁腺腺瘤应注意与前纵隔最常见的占位——胸腺瘤相鉴别，因为胸腺瘤也可以摄取显像剂[3]，若患者合并重症肌无力，可作为胸腺瘤的诊断依据。

参考文献

［1］Akram K，Parker JA，Donohoe K，et al. Role of single photon emission computed tomography/computedtomography in localization of ectopicparathyroid adenoma：a pictorial caseseries and review of the current literature. Clin Nucl Med，2009，34：500-502.

［2］Akram K，Parker JA，Donohoe K，et al. Role of single photon emission computed tomography/computed tomography in localization of ectopicparathyroid adenoma：a pictorial case series and review of the current literature. Clin Nucl Med，2009，34：500-502.

［3］Aydın F，Sürer Budak E，Dertsiz L，et al. Incidentaldetection of a benign thymoma on Tc-99m MIBI myocardial perfusion study. Mol Imaging Radionucl Ther，2011，20（2）：73-74.

（赵梅莘　张卫方）

病例15　减影法帮助检出快洗出型甲状旁腺腺瘤

病史及检查目的

患者男性，33 岁，主因"反复双肾结石发作 5 年，发现血钙升高 1 个月"就诊。患者 5 前无明显诱因出现腰痛，外院就诊查泌尿系超声提示双肾集合系统多发强回声伴声影，诊断为双肾结石，行体外碎石治疗后有结石排出，此后症状反复发作并多次行碎石治疗，1 个月前再次因肾结石入院行碎石治疗。期间实验室检示：血钙 2.93 mmol/L（参考值：2.20 ～ 2.65 mmol/L），磷 0.93 mmol/L（参考值：0.81 ～ 1.45 mmol/L），iPTH 212.1 pg/ml（参考值：12 ～ 88 pg/ml）；颈部超声检查发现左叶甲状腺下极外侧实性低回声结节，大小约 1.5 cm×1.4 cm，边界清，未见明显彩色血流信号，考虑甲状旁腺来源可能。临床考虑为原发性甲状旁腺功能亢进症，为进一步定位病变腺体送检甲状旁腺显像。

甲状旁腺显像

方法及影像所见：按照常规方法静脉注射 ^{99m}Tc-MIBI 后，分别于 15 min 和 90 min 行颈部-上胸部静态平面显像。结果显示：早期显像见双叶甲状腺显影清晰，放射性分布欠均匀，左叶下极偏外侧可见一片状轻度放射性浓聚；延迟显像中甲状腺影像浅淡，早期像所示左叶下极轻度放射性浓聚亦显示不清（病例图 15-1）。隔日行甲状腺 Na^{99m}TcO$_4^-$ 平面静态显像，结果示双叶甲状腺显影清晰，大小、形态未见

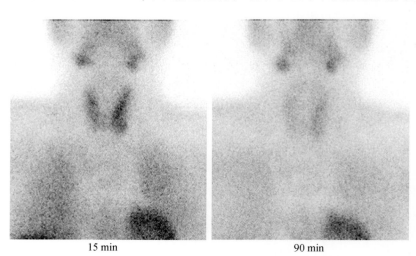

15 min　　　　　　　　90 min

病例图 15-1　^{99m}Tc-MIBI 双时相甲状旁腺平面显像

明显异常，双叶放射性分布基本均匀。与 ^{99m}Tc-MIBI 早期显像减影后见左叶甲状腺下极一局灶性异常放射性浓聚灶（病例图 15-2）。

检查意见： 左叶甲状腺下极异常 ^{99m}Tc-MIBI 浓聚灶，考虑为甲状旁腺腺瘤。

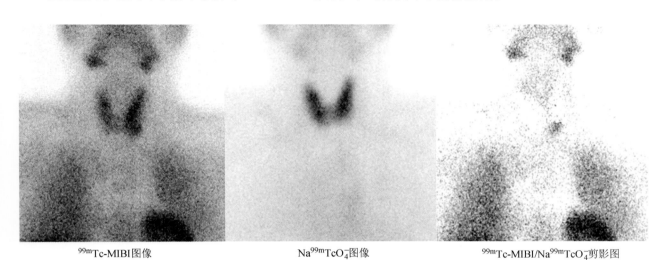

^{99m}Tc-MIBI图像　　　　　　Na^{99m}TcO$_4^-$图像　　　　　　^{99m}Tc-MIBI/Na^{99m}TcO$_4^-$剪影图

病例图 15-2　MIBI 早期、Na^{99m}TcO$_4^-$ 及两者的减影图像

最终临床诊断

患者随后于全麻下行左下甲状旁腺切除术，术后病理：甲状旁腺组织肿瘤性增生，符合甲状旁腺腺瘤（1.5 cm×1.5 cm×1.0 cm）。免疫组化染色结果：Ki-67（3%＋），TG（－），CgA（＋），Syn（＋），CD56（－），CEA（－）。

病例相关知识及解析

核素甲状旁腺显像包括双时相法和减影法两种。有关其定位诊断效能孰优孰劣仍存在争论。^{99m}Tc-MIBI 双时相法操作简便、图像清晰，可避免减影法中因患者体位移动导致的减影失败，是目前国内应用较多的一种显像方式。但双时相显像在临床中也会遇到一些诊断困难的情况：部分体积小或功能偏低的病灶在早期像 MIBI 显像中摄取示踪剂程度较低，而由于细胞内 P- 糖蛋白过度表达对 MIBI 清除速度较快，延迟期亦无显著示踪剂浓聚现象，此时若按照常规影像判断标准检出甲状旁腺病灶，可出现假阴性结果。另一方面，由于显像剂 ^{99m}Tc-MIBI 除被功能亢进的甲状旁腺组织摄取外，甲状腺癌、甲状腺腺瘤和甲状腺炎也可表现对 MIBI 的高摄取，这可能干扰影像判断，并产生假阳性结果。当然，密切结合患者的临床资料可帮助排除假阴性与假阳性，但是就方法学而言，若双时相法联合应用减影法可有效降低定位诊断的假阴性和假阳性。国外一项包含 116 例原发性甲旁亢患者的研究表明，MIBI 双时相法检查后加行 Na^{99m}TcO$_4^-$ 显像，通过图像减影法可使由于甲状旁腺腺瘤对 MIBI 清除过快导致的假阴性结果出现概率减少 4%，且另有 8% MIBI 显像可疑阳性的患者可通过减影法获得准确的定位[1]，因此，国内一些医疗单位将双时相法与减影法联合应用，作为检出病变甲状旁腺的常规显像方法。

本例患者临床表现为反复发作的肾结石，同时实验室检查提示血 PTH 和钙升高，是典型原发性甲旁亢表现，超声发现左叶甲状腺下极结节，可疑甲状旁腺来源可能，故进一步行 MIBI 显像帮助定位病变腺体。但无论是早期还是延迟期显像均未见甲状旁腺区出现显著 MIBI 摄取增高的病灶，回顾早期图像，左叶甲状腺下极形态饱满并伴有 MIBI 摄取，考虑可能为病变功能偏低或 MIBI 清除过快导致的假阴性显像结果，当加做减影法后，帮助检出了病灶。由此可见，对于甲旁亢患者术前定位病理性腺体，双时相法与减影法联合应用是目前最理想的检查法，但鉴于此方法操作过程较复杂，我们更提倡临床首先选择双时相法，当诊断不明确时，再考虑进一步加做减影法。

参考文献

[1] Powell DK，Nwoke F，Goldfarb RC，et al. Tc-99m sestamibi parathyroid gland scintigraphy：added value of Tc-99m pertechnetate thyroid imaging for increasing interpretation confidence and avoiding additional testing. Clin Imaging，2012，37（3）：475-479.

（陈紫薇　赵赟赟　王茜）

病例 16　继发性甲状旁腺功能亢进症的 MIBI 显像

病史及检查目的

患者男，60 岁。25 年前由于膜增生性肾小球肾炎肾功能受损开始规律血液透析。18 年前开始出现全身关节痛和 iPTH 升高（1776 pg/ml），予骨化三醇冲击治疗 iPTH 可下降，后效果不佳；后行无水酒精注射甲状旁腺，术后骨痛稍好转，但 iPTH 下降不明显。16 年前行甲状旁腺次全切除（左、右下极甲状旁腺）+ 右侧胸锁乳突肌自体移植，术后 iPTH 降至 219 pg/ml；12 年前因骨痛、iPTH 再次升高至 >2000 pg/ml 行第二次甲状旁腺切除术（左侧上极）；5 年前因多关节疼痛加重，iPTH 1100 pg/ml，行第三次甲状旁腺切除术（右侧上极、右侧胸锁乳突肌移植的甲状旁腺）。近期因腰椎压缩性骨折行椎体成形术，且多次查血 iPTH，测量值分布在 2000 ～ 3100 pg/ml。为进一步寻找增生或异位的甲状旁腺组织行甲状旁腺 99mTc-MIBI 显像。

甲状旁腺 99mTc-MIBI 显像

检查方法：静脉注射 99mTc-MIBI 20 mCi，分别于 15 min 和 2 h 行颈部至上胸部静态平面显像（病例图 16-1），并于 2 h 后行相应区域 SPECT/CT 显像（病例图 16-2）。

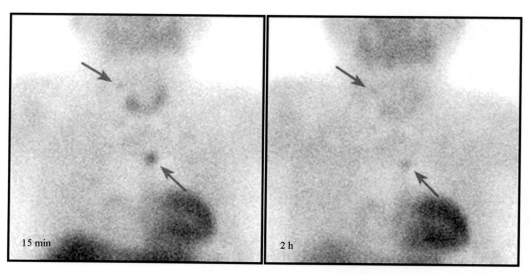

病例图 16-1　甲状旁腺 99mTc-MIBI 双时相平面显像

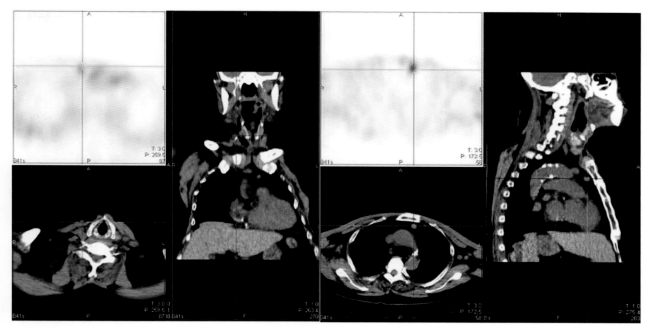

病例图 16-2　颈胸部 SPECT/CT

检查所见：早期相显像见双叶甲状腺显影欠清晰，放射性分布欠均匀，右叶甲状腺上极及上纵隔分别可见一点状放射性浓聚灶；延迟相显像中双叶甲状腺放射性基本消退，但上述两个浓聚灶仍可见。颈胸部 SPECT/CT 示右叶上极浓聚灶定位于胸锁乳突肌中段表面，CT 可见软组织密度小结节影；上纵隔浓聚灶定位于前上纵隔胸骨后主动脉弓前方，CT 可见软组织密度结节影。

检查意见：右侧胸锁乳突肌中段表面软组织小结节影，结合病史考虑为未完全切除的种植甲状旁腺增生；前上纵隔内软组织结节影考虑异位甲状旁腺组织增生。

临床随访结果

该患者后行胸腔镜下前上纵隔结节切除术，病理检查提示切除结节为甲状旁腺结节性增生。术后患者自觉骨痛好转，术后一周复查 iPTH 459.6 pg/ml，钙 1.61 mmol/L，磷 1.06 mmol/L。

病例相关知识及解析

甲状旁腺功能亢进症（hyperparathyroidism，HPT）可分为原发性与继发性。原发性甲旁亢是由于甲状旁腺本身病变引起的甲状旁腺激素（PTH）分泌过多，通过对骨和肾起作用，导致高钙血症和（或）低磷血症原发性甲旁亢患者中约 80% 由单发甲状旁腺腺瘤引起，20% 由甲状旁腺增生或多发甲状旁腺腺瘤引起，不到 1% 由甲状旁腺腺癌引起。继发性甲旁亢（secondary hyperparathyroidism，SHPT）则是由于甲状旁腺以外的各种原因导致的低血钙和（或）高血磷刺激引起甲状旁腺增生，分泌过多 PTH 所致。SPHT 可见于慢性肾衰竭、维生素 D 缺乏等多种疾病，临床上除原发病外，还可出现甲旁亢样骨病如骨质软化、骨质硬化、骨质疏松、纤维囊性骨炎等，亦可发生肾结石及其他临床表现。慢性肾脏疾病导致的 SPHT 可通过规律肾透析和药物冲击治疗等方法得到缓解，但仍有 50% 的患者发展为难治性 SHPT，对于此类患者需要手术切除增生的甲状旁腺，以减少严重并发症的发生。

本病例患者有慢性肾功能不全病史，属于 SPHT，尽管多次行增生的甲状旁腺及种植后增生的甲状旁腺切除术，但术后均出现病情得到一定控制后再度复发的情况，此次因 PTH 升高明显准备再次手术行甲状旁腺显像。甲状旁腺显像中于前上纵隔内发现放射性摄取增高的软组织结节影、延迟显像见放射性滞留，符合功能亢进的甲状旁腺组织特征，此结节经手术证实为增生的甲状旁腺；而同时发现的右侧胸锁乳突肌中段表面软组织密度小结节与纵隔内结节影像表现相似，也提示为功能亢进的甲状旁腺组织，尽管本次未行手术切除，但术后 PTH 虽明显降低但仍高于正常值，说明该处种植的甲状旁腺仍处于功能亢进状态。^{99m}Tc-MIBI 甲状旁腺双时相显像及 SPECT/CT 断层显像在术前定位中发挥着重要作用[1-3]，通过本病例可以看出核素显像对于术后复发及异位甲状旁腺病变的检出具有独特的优势。

参考文献

［1］安瑞，黄钢.《核医学》第 3 版。人民卫生出版社，2016.
［2］付占立，何作祥.《核医学病例图谱》.北京大学医学出版社，2016.
［3］李环、李红磊，张凌等 . SPECT-CT ^{99}Tc^m-MIBI 显像在纵隔内异位甲状旁腺诊治中的应用价值 . 中国血液净化，2012，11（7）.

（李玲　颜珏　张念荣）

病例 17　核素显像检出继发性甲状旁腺功能亢进症伴转移性钙化

病史及检查目的

患者女性，40 岁，6 年前诊断为慢性肾功能衰竭、继发性甲状旁腺功能亢进症，并开始规律行维持性血液透析（每周 3 次）。1 年前因出现右膝关节疼痛伴肿物形成行肿物切除术，术后病理提示瘤样钙化。近期又发现双肩关节及左大腿根部硬性肿物伴活动受限，无明显疼痛。实验室检查示：PTH 1427.52 pg/ml，血钙 2.73 mmol/L，血磷 1.77 mmol/L。颈部超声检示：双叶甲状腺下极背侧低回声结节（右侧大小 0.9 cm×0.8 cm×0.9 cm，边界清，边缘见环周强回声、伴声影，未见彩色血流信号；左侧大小 1.3 cm×0.9 cm×0.7 cm，边界清，形态规则，周边及内部可见彩色血流信号），考虑甲状旁腺来源可能。临床诊断为继发性甲旁亢，为定位病变腺体行 ^{99m}Tc-MIBI 双时相显像。

^{99m}Tc-MIBI 双时相显像

检查方法： 静脉注射 ^{99m}Tc-MIBI 后，分别于 15 min 和 2 h 行颈部-上胸部静态平面显像（病例图 17-1），

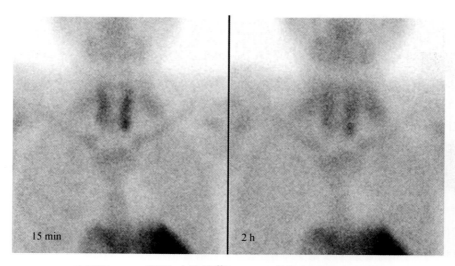

15 min

2 h

病例图 17-1　颈部-上胸部 ^{99m}Tc-MIBI 早期和延迟平面显像

随后行上述区域 SPECT/CT 显像（病例图 17-2 和 17-3）。

　　影像所见：早期平面显像见双叶甲状腺显影清晰，放射性分布不甚均匀，左叶下极可见一点状放射性浓聚灶；延迟平面显像中叶甲状腺影像明显减淡，前述浓聚灶仍隐约可见。SPECT/CT 示左叶甲状腺下极放射性浓聚灶位于气管旁，相应部位 CT 见一 1.6 cm×1.0 cm×1.1 cm 低密度结节影，与邻近甲状腺组织分界清晰，同时在左叶甲状腺上极背侧及右叶甲状腺中部背侧各有一稍低密度小结节影，范围分别为 0.8 cm×0.7 cm×0.4 cm 和 1.3 cm×1.0 cm×0.5 cm，均未见明显显像剂高摄取（病例图 17-2）。另于 SPECT/CT 成像野内观察到双肩关节周围不规则结节状高密度影，相互融合成团，相应区域可见轻度不均匀性显像剂浓聚；锁骨及胸骨亦可见轻度弥漫性显像剂摄取，相应部位骨质密度未见异常（病例图 17-3）。

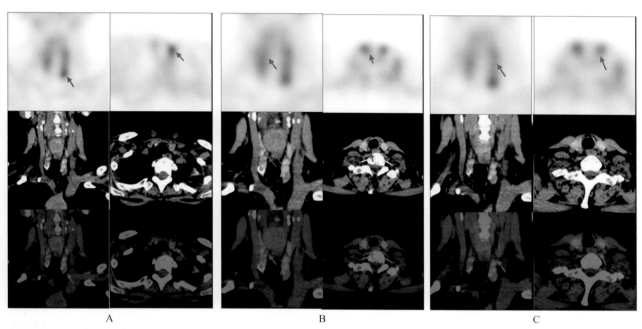

A　　　　　　　　　　　　　B　　　　　　　　　　　　　C

病例图 17-2　^{99m}Tc-MIBI SPECT/CT 图像。**A** 为左叶甲状腺下极软组织结节；**B** 和 **C** 分别为左叶甲状腺上极背侧及右叶甲状腺中部背侧小结节

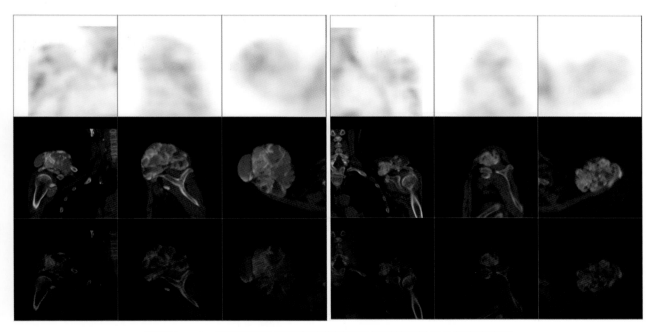

病例图 17-3　SPECT/CT 见双肩关节周围不规则结节样团块状高密度影

检查意见： 左叶甲状腺下极放射性浓聚灶，考虑甲状旁腺腺瘤可能性大；左叶甲状腺上极及右叶甲状腺中部背侧小结节考虑为增生的甲状旁腺；双肩关节团块状高密度影，结合病史考虑转移性钙化；扫描野内骨骼放射性摄取弥漫性增高可符合代谢性骨病表现。

为进一步评估代谢性骨病情况，该患者随后又进行了 ^{99m}Tc-MDP 全身骨显像检查。

^{99m}Tc-MDP 全身骨显像

影像所见： 全身前、后位显像见颅骨及四肢长骨摄取放射性普遍增强，以双下肢为著；双侧肩部及左股骨近段膨大变形，可见团块状不均匀放射性浓聚灶，双肾及膀胱未见显影。加做双肩部 SPECT/CT 后见团块状放射性浓聚灶与关节周围多发结节状高密度影吻合，邻近双肩关节骨质形态及密度未见明显异常（病例图 17-4）。

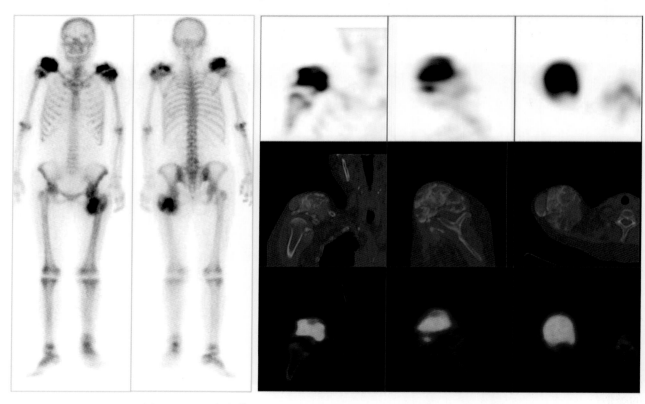

病例图 17-4 全身 ^{99m}Tc-MDP 全身骨显像及肩关节局部 SPECT/CT 图像

检查意见： 全身骨显像未见明显恶性病变征象；颅骨及四肢长骨血运代谢稍增强，可符合甲状旁腺功能亢进表现；双侧肩部及左股骨近段 MDP 摄取增高灶，符合甲旁亢所致转移性钙化表现。

临床随访结果

该患者后行手术切除左叶甲状腺下极和中部结节，病理证实下极结节为甲状旁腺腺瘤，中部结节为甲状旁腺增生。术后血 PTH 水平明显降低。

病例相关知识及解析

继发性甲旁亢除少数由骨软化症、代谢因素如维生素 D 缺乏等引起以外，临床上主要是作为慢性肾病的并发症出现。据统计大约有 67% 终末期肾病患者经血液净化治疗后具有不同程度的甲状旁腺功能亢进[1]。对于继发性甲状旁腺功能亢进的治疗，首先应控制高磷血症，纠正血钙，进而控制 PTH。若 PTH 无法达标，可采用药物治疗（包括磷结合剂、维生素 D 及活性维生素 D 类似物、钙敏感受体激动剂等），对于药物控制不佳者，则需行甲状旁腺切除手术治疗。

目前 99mTc-MIBI 甲状旁腺显像的主要目的在于术前帮助定位病变腺体，以减少手术创伤，提高手术成功率。但值得注意的是，原发性甲旁亢多由单发腺瘤引起，病变腺体相对体积较大，而继发性甲旁亢通常为多个腺体同时增生（少数情况下部分增生组织也可转变为腺瘤），就每个病变腺体而言，体积通常较小，这就导致 MIBI 显像对继发性甲旁亢的定位准确性不及原发性甲旁亢。因此，在继发性甲旁亢患者中，对于在甲状旁腺区或可能出现异位甲状旁腺的区域发现的任何可疑软组织结节，即便不摄取 MIBI 也不能轻易排除甲状旁腺的可能。此外，在 MIBI 显像中也可顺便观察甲旁亢继发代谢性骨病的病变情况，如骨骼出现对 MIBI 的弥漫性摄取增高往往提示代谢性骨病处于活动期[2]。

核素骨显像对于甲旁亢患者骨骼病变的观察具有独特优势，甲旁亢代谢性骨病在骨显像中通常表现全身骨骼显影过度清晰，骨与软组织对比增强，呈"超级骨显像"征，并在颅骨、下颌骨、胸骨和肋骨分别可见"黑颅征""黑须征""领带征"和"串珠肋"，同时可见双肾及膀胱显影浅淡或不显影。若在此基础上出现局限性异常放射性浓聚，还应考虑纤维囊性骨炎或软组织转移性钙化的可能。当前 SPECT/CT 的应用使我们能够对上述两者进行鉴别诊断：纤维囊性骨炎表现为单发或多发囊状透亮区，边界清楚，大者可形成膨胀性外观及分房样改变；转移性钙化则表现为正常组织中非正常的钙沉积，邻近骨及关节无明显受累征象。除此之外，SPECT/CT 也有助于将上述代谢性骨病与骨骼原发恶性肿瘤相鉴别。

转移性钙化是指正常组织中的非正常钙沉积。终末期肾病患者可由于高磷血症伴或不伴高钙血症导致钙化产物在正常组织中沉积，与继发性甲旁亢所致骨矿物质代谢异常密切相关。其发生率占维持性肾透析患者的 36%～76%[3]，转移性钙化好发于皮肤、关节周围软组织、血管、心脏及肺等[4]，在钙化形成早期以及钙化比较小的时候，患者常无症状，仅在 X 线、超声检查时方可发现；当钙化体积较大，根据部位不同可产生不同的临床症状：皮肤钙化引起顽固性瘙痒；关节周围软组织钙化引起肌肉酸痛、关节疼痛、活动受限；小-中动脉钙化可导致皮肤、皮下脂肪、肌肉、筋膜及内脏器官组织缺血坏死，继发感染和败血症；心肌或心脏瓣膜钙化引起房室传导阻滞和心力衰竭；肺钙化引起咳嗽及活动后气喘等呼吸道症状。转移性钙化在 CT 检查中可发现钙化的结节或肿物，诊断并不困难，但在患者无明显临床症状的情况下，可能被临床所忽略。

本例患者有长期血液透析史，iPTH 及钙、磷显著增高，可明确继发性甲旁亢的诊断。99mTc-MIBI 显像的主要临床目的是检出增生腺体，为手术治疗提供参考，但检查结果除发现病变腺体外，偶然发现双肩关节周围异常钙化，通过进一步 99mTc-MDP 骨显像不仅使诊断得以明确，同时还发现了左大腿根部的类似病灶。然而，我们同时注意到该患者在骨显像中缺乏典型继发性甲旁亢的全身表现，若仅依据图像分析，需警惕错诊为原发性骨肿瘤、骨化性肌炎等。

参考文献

[1] 孙鲁英，王梅，杨莉. 终末期肾脏病患者钙磷代谢及甲状旁腺激素水平的临床分析[J]. 北京大学学报（医学版），2005，37（2）：36-39.
[2] Zhao Y，Wang Q. Bone uptake of Tc-99m MIBI in patients with hyperparathyroidism. Ann Nucl Med，2014，28（4）：349-355.
[3] Milliner DS，Zinsmeister AR，Lieberman E，et al.Soft tissuecal-cification in pediatric patients with end stage renal disease[J].KidneyInt，1990，38（5）：931-936.
[4] Landau D，Kfymko H，Shalev H，et al.Transient severe metastatic calcification in acute renal failure[J].Pediatr Nephrol，2007，22（4）：607-611.

（陈紫薇　赵赟赟　王茜）

病史及检查目的

患者女性，56 岁，主因"骨痛 4 年，发现 PTH 升高 2 周"就诊。患者 4 年前无明显诱因出现骨痛，以双下肢明显，久站或长时间行走后疼痛加剧，无四肢抽搐，无身材变矮，外院诊断为骨质疏松症，给予补钙、补充维生素 D 治疗，症状无明显改善。2 周前就诊于我院，双光能 X 线骨密度检查结果示骨质疏松症；实验室检查 PTH 101.6 pg/ml（参考值：15.0 ～ 65.0 pg/ml），血钙 2.45 mmol/L（参考值：2.11 ～ 2.52 mmol/L），血磷 0.89 mmol/L（参考值：0.85 ～ 1.51l/L），24 h 尿磷 4.05 mmol/d（参考值：12.90 ～ 42.00 mmol/d），24 h 尿钙 12.52 mmol/d（参考值：2.50 ～ 7.50 mmol/d），血肌酐及尿素正常。临床考虑原发性甲状旁腺功能亢进症，为进一步检出异常甲状旁腺，分别行 ^{99m}Tc-MIBI 显像和 ^{99m}TcO$_4^-$ 显像。

既往史：1 年半前在低于身体重心高度跌倒后发生左下肢骨折，给予钢板内固定术治疗。1 年前诊断为 Graves' 病并口服甲硫咪唑（赛治）治疗（5 mg 1 次 / 日），近期检查 TSH 0.013 μIU/ml（参考值：0.270 ～ 4.200 μIU/ml），FT4 12.2 pmol/L（参考值：12.0 ～ 22.0 pmol/L），FT3 4.5 pmol/L（参考值：3.1 ～ 6.8 pmol/L）。

^{99m}Tc-MIBI 甲状旁腺显像

检查方法： 静脉注射 ^{99m}Tc-MIBI 10 mCi，分别于注射后 15 min 及 120 min 行早期和延迟期颈部至上胸部平面显像（病例图 18-1）。

影像所见： 早期显像中甲状腺双叶显影清晰，位置正常，体积增大、形态饱满，双叶内放射性分布普遍增强且不均匀，右叶中部及左叶下极显像剂摄取增高明显；延迟显像中右叶中部放射性分布相对周围甲状腺组织进一步增高，呈现放射性浓聚灶；左叶放射性分布仍较高，下极与周围甲状腺组织比较无明显变化。扫描野内其他部位除生理性摄取外，未见明显异常放射性分布。

检查意见： 甲状腺右叶中部及左叶下极放射性浓聚区，需鉴别甲状腺结节与功能亢进的甲状旁腺，建议进一步行 ^{99m}TcO$_4^-$ 甲状腺显像。

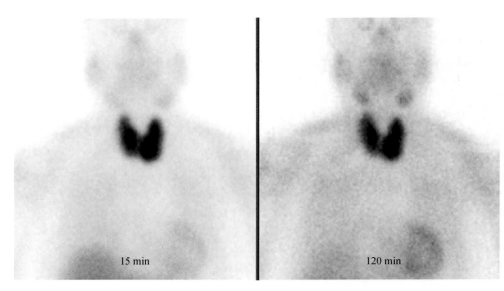

15 min　　　120 min

病例图 18-1　^{99m}Tc-MIBI 双时相甲状旁腺显像

$^{99m}TcO_4^-$ 甲状腺显像

方法及影像所见： 静脉注射 $^{99m}TcO_4^-$ 5 mCi，25 min 后行甲状腺前位平面静态显像。结果示：甲状腺显影清晰，位置正常，双叶外形增大，周围软组织本底减低；与 ^{99m}Tc-MIBI 显像对照观察，右叶中部仍可见放射性浓聚灶，左叶下极未见明显放射性浓聚灶出现（病例图18-2）。

检查意见： 甲状腺左叶下极 ^{99m}Tc-MIBI 高摄取区在 $^{99m}TcO_4^-$ 显像中未见，考虑甲状旁腺腺瘤可能性大；右叶中部 ^{99m}Tc-MIBI 和 $^{99m}TcO_4^-$ 高摄取灶，考虑甲状腺腺瘤可能性大；双叶甲状腺肿大伴摄锝功能增强，可符合甲亢表现。

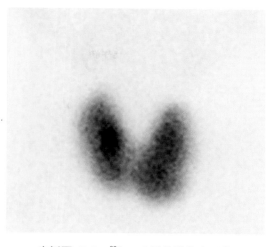

病例图 18-2　$^{99m}TcO_4^-$ 甲状腺静态显像

最终临床诊断

患者随后行双叶甲状腺次全切除术及左下甲状旁腺瘤切除术。术后病理诊断：①甲状腺左叶下极占位为甲状旁腺腺瘤；②弥漫性毒性甲状腺肿治疗后改变，右叶局灶腺瘤样增生。

病例相关知识及解析

甲状旁腺功能亢进的诊断主要依据临床表现和实验室检查，而甲状旁腺显像的目的是术前定位异常甲状旁腺腺体。甲状旁腺显像方法常用的包括 ^{99m}Tc-MIBI/$^{99m}TcO_4^-$ 显像减影法和 ^{99m}Tc-MIBI 双时相法。减影法的缺点是操作复杂，患者需两次注射显像剂。双时相法相对操作简便，特异性与减影法相当，因此多数医院常规使用此种方法。但双时相法对病变腺体的检出灵敏度稍低[1]，所以当结果阴性而临床又高度怀疑原发性甲状旁亢时最好加做 $^{99m}TcO_4^-$ 显像，使用减影技术以提高病灶的检出率。

本例患者 PTH 升高，钙磷代谢异常，临床提示甲状旁腺功能亢进，术前检出并定位功能亢进的甲状旁腺腺体有助于减少术中探查所带来的创伤，并缩短手术时间。在患者的 ^{99m}Tc-MIBI 双时相显像中我们首先观察到了双叶甲状腺区分别有一个异常放射性浓聚灶，均提示可能为功能亢进的甲状旁腺。然而，考虑到甲状旁腺腺体体积通常与血中 PTH 水平相关[2-3]，认为 MIBI 显像结果与患者当前轻度增高的 PTH 水平不太相符。此外，一些甲状腺结节亦会因 MIBI 洗脱慢而导致假阳性的情况。为进一步鉴别 MIBI 浓聚灶的性质加做了 $^{99m}TcO_4^-$ 显像，因为甲状腺结节可能摄取 $^{99m}TcO_4^-$，而功能亢进的甲状旁腺却不摄取 $^{99m}TcO_4^-$。本例患者展示出了甲状旁腺病灶与甲状腺病灶在两种显像中不同的影像表现，通过对比观察，有效地将甲状腺来源与甲状旁腺来源的病变鉴别出来。其诊断过程相当于实施了减影法显像技术。当然，若使用 SPECT/CT 技术，可更加清晰地显示病变的示踪剂摄取状况，同时可对病变进行准确的定位[4]。

参考文献

[1] Akin M，Atasever T，Kurukahvecioglu O，et al.Preoperative detection of parathyroid adenomas with Tc-99m MIBI and Tc-99mpertechnetate scintigraphy：histopathological and biochemical correlation withTc-99m MIBI uptake. Bratisl Lek Listy，2009，110（3）：166-169.

[2] 赵赟赟，王茜，李原，等.甲状旁腺功能亢进症患者甲状旁腺激素测定与 ^{99m}Tc-MIBI 显像.中华核医学杂志，2011，31（4）：263-266.

[3] Melloul M，Paz A，Koren R，et al. ^{99m}Tc-MIBIscintigraphy of parathyroid adenomas and its relation to tumour size andoxyphil cellabundance. Eur J Nucl Med，2001，28（2）：209-213.

［4］Shafiei B，Hoseinzadeh S，Fotouhi F，et al.Preoperative 99mTc-sestamibi scintigraphy in patients with primaryhyperparathyroidism and concomitant nodular goiter：comparison of SPECT-CT，SPECT，and planar imaging. Nucl Med Commun. 2012，33（10）：1070-1076.

（袁婷婷　张旭初）

病例 19　核素显像鉴别甲状旁腺腺瘤与高功能甲状腺腺瘤

病史及检查目的

患者为 56 岁男性，主因"进行性全身骨骼疼痛伴明显消瘦 1 年"就诊，体格检查发现躯干、胸廓、肋骨多发肿物并伴有触痛。为除外恶性肿瘤行 18F-FDG PET/CT 检查，结果发现全身骨骼多发异常 FDG 浓集灶，同时胃部亦有异常浓集灶（病例图 19-1）。随后分别对胃部和肋骨行组织病理学活检，病理诊断分别为胃炎和棕色瘤。进一步补充实验室检查：血清甲状旁腺激素（PTH）263.0 pmol/L（参考值：1.1 ～ 7.3 pmol/L），血钙 4.12 mmol/L（参考值：2.15 ～ 2.55 mmol/L）、ALP 556 mmol/L（参考值：40 ～ 150 mmol/L），甲状腺功能测定：FT_3、FT_4 正常，TSH ＜ 0.01 μIU/L。根据上述检查，临床考虑患者骨痛原因为甲状旁腺功能亢进症所致。为检出、定位甲状旁腺病变行 99mTcO4⁻/99mTc-MIBI 显像（病例图 19-2）。

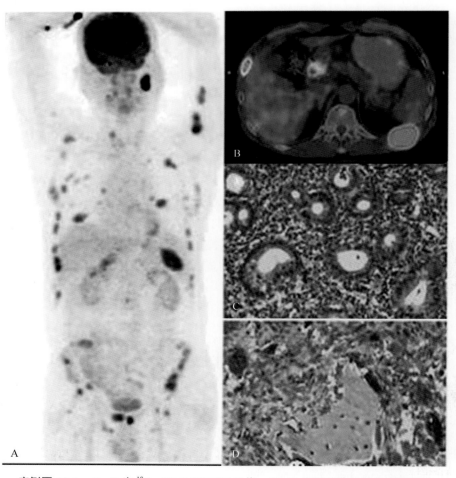

病例图 19-1　**A**，**B** 为 18F－FDG PET/CT 显像。**C**，**D** 为胃及肋骨活检病理图像

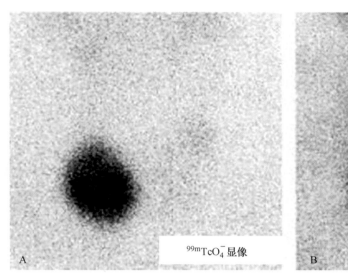
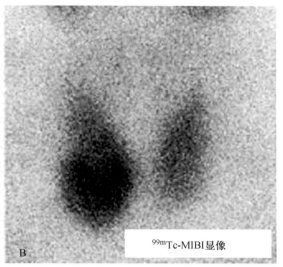

病例图 19-2　患者颈部 $^{99m}TcO_4^-$ 显像（**A**）和 ^{99m}Tc-MIBI 显像（**B**）

$^{99m}TcO_4^-/^{99m}Tc$-MIBI 显像

影像所见：$^{99m}TcO_4^-$ 显像和 ^{99m}Tc-MIBI 显像中均于右叶甲状腺下极区域见一直径约 3.0 cm 的示踪剂浓集灶，但 $^{99m}TcO_4^-$ 显像中其余甲状腺组织未见显影，而 ^{99m}Tc-MIBI 显像可见双叶甲状腺清晰显影。进一步加做 SPECT 显像示，$^{99m}TcO_4^-$ 断层像中见右叶甲状腺下极放射性浓聚灶相应区域有一结节高度摄取示踪剂外，其余甲状腺区未见明显示踪剂摄取；而 ^{99m}Tc-MIBI 断层像却见甲状腺右叶下极区域两个毗邻的点状放射性浓聚灶。

检查意见：甲状腺右叶下极高功能腺瘤并发甲状旁腺腺瘤可能性大。

临床随访结果

患者术前颈部 MRI 进一步证实甲状腺右叶下极存在 2 个紧邻的结节性病灶（病例图 19-3）。随后患者行手术切除，术后组织病理证实两个结节分别为甲状腺腺瘤和甲状旁腺腺瘤（病例图 19-4）。

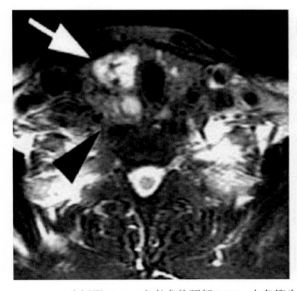
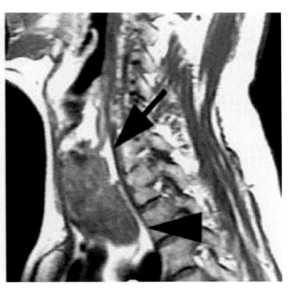

病例图 19-3　患者术前颈部 MRI：白色箭头示甲状腺结节，黑色三角箭头示其后方结节

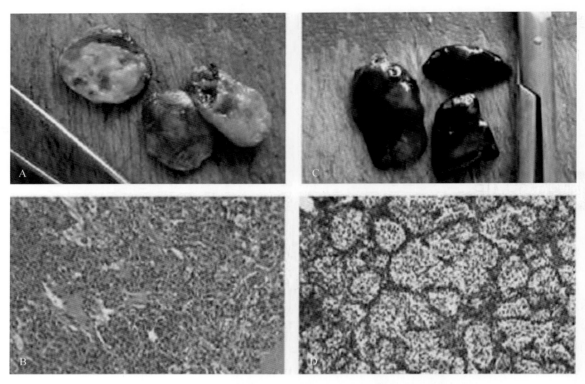

病例图 19-4　**A**，**B** 示甲状腺腺瘤病灶，**C**，**D** 示甲状旁腺腺瘤病灶

病例相关知识及解析

　　甲状旁腺功能亢进症患者会经常出现骨骼改变，这是因为甲旁亢时 PTH 分泌过多，导致破骨细胞活性增高，骨质吸收、溶解和钙化不良，形成囊状骨缺损区并继发纤维化和骨炎，称为纤维囊性骨炎。由于病灶出现纤维组织变性、出血时呈棕黄色，故纤维囊性骨炎又被称为"棕色瘤"。当甲旁亢纠正后，纤维囊性骨炎可自行缓解、消失。纤维囊性骨炎在 ^{18}F-FDG PET/CT 显像和 ^{99m}Tc-MDP 骨显像中均表现为示踪剂的高摄取，这是因为纤维囊性骨炎发生后炎性细胞可表现为对 ^{18}F-FDG 的高摄取，而其对骨组织的破坏与修复过程又可表现对亲骨显像剂 ^{99m}Tc-MDP 的高摄取。但这种影像表现临床中往往需要与骨转移瘤等其他骨骼病变相鉴别。识别纤维囊性骨炎首先要明确患者是否患有甲旁亢，这就需要寻找支持诊断甲旁亢诊断的实验室检查及其他影像学检查证据，必要时需进行组织病理学检查加以证实。

　　本例患者的临床资料显示，该患者同时存在甲旁亢和亚临床甲亢，行 ^{99m}TcO$_4^-$ 显像提示右叶甲状腺下极高摄取病灶，同时其他甲状腺叶显影不清晰，MIBI 显像提示正常甲状腺区域可见腺体显影，故应首先考虑甲状腺高功能腺瘤。但本例患者主要临床表现症状却主要与甲状旁腺功能亢进有关，无法单纯用甲状腺高功能腺瘤解释患者的表现，此时在平面显像无法定位是否还存在功能异常的甲状旁腺组织时，应进一步进行断层显像并结合解剖影像进行判断。断层显像提示右叶甲状腺下极区域存在两个结节，在前位平面显像中因组织重叠而观察不清。但比较两种核素的断层显像，提示前方结节同时高度摄取 ^{99m}TcO$_4^-$ 和 ^{99m}Tc-MIBI，而后方结节仅摄取 ^{99m}Tc-MIBI，故结合临床表现分别考虑甲状腺高功能腺瘤及甲状旁腺腺瘤。

　　甲旁亢核医学显像的显像方法通常有 ^{99m}TcO$_4^-$/^{99m}Tc-MIBI 双核素显像、^{99m}Tc-MIBI 双时相显像。对于伴有甲状腺多发结节的病例，尤其是存在甲状腺高功能腺瘤（Plummer 病）的时候，建议行双核素显像以明确结节性质，并提倡进一步行断层显像[1]，最好是 SPECT/CT 显像，以明确病灶的定位及其摄取功能。

参考文献

[1] Meng Z，He Q，Shi T，et al. A hidden parathyroid adenoma behind a thyroid autonomous nodule causingmultiple brown tumors：advantages of tomography imaging over planar imaging.Clin Nucl Med，2012，37（8）：775-777.

（孟召伟）

病例 20　MIBG 显像诊断嗜铬细胞瘤

病史及检查目的

患者男，35 岁，3 周前自觉腰部不适，2 周前发现血压升高，无头痛、心悸、多汗等。外院 CT 检查提示左侧肾上腺占位，大小约 6.2 cm×5.9 cm。查体：血压 160/100 mmHg，无典型皮质醇增多症表现。实验室检查示皮质醇及 ACTH 节律未见异常；卧立位肾素-血管紧张素-醛固酮试验及卡托普利抑制试验阴性；血儿茶酚胺检测示去甲肾上腺素 35.60 ng/ml（参考值：0 ～ 120 ng/ml）、肾上腺素 4.52 ng/ml（参考值：0 ～ 15 ng/ml）、多巴胺 44.94 ng/ml（参考值：0 ～ 200 ng/ml）；24 h 尿儿茶酚胺检测示去甲肾上腺素 78.94 ng/ml（参考值：0 ～ 150 ng/ml）、肾上腺素 19.02 ng/ml（参考值：0 ～ 50 ng/ml）、多巴胺 349.50 ng/ml（参考值：0 ～ 500 ng/ml），为进一步明确肾上腺占位的性质行 ^{131}I-MIBG 显像。

^{131}I-MIBG 显像检查

检查方法： 静脉注射 ^{131}I-MIBG 111 MBq 后，分别于 24 h 和 48 h 行体部前、后位平面显像（病例图 20-1），并于 24 h 平面显像后行肾上腺区 SPECT/CT 显像（病例图 20-2）。

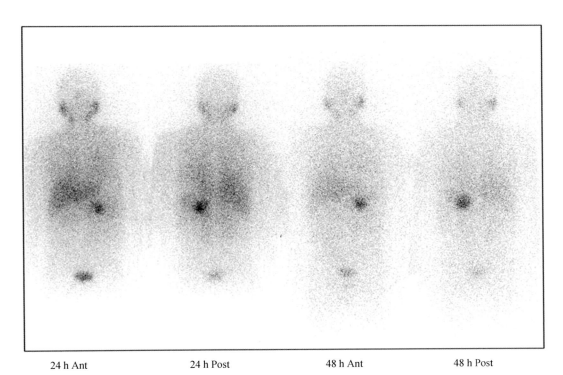

| 24 h Ant | 24 h Post | 48 h Ant | 48 h Post |

病例图 20-1　[131]I-MIBG 体部 24 h 和 48 h 前后位平面像

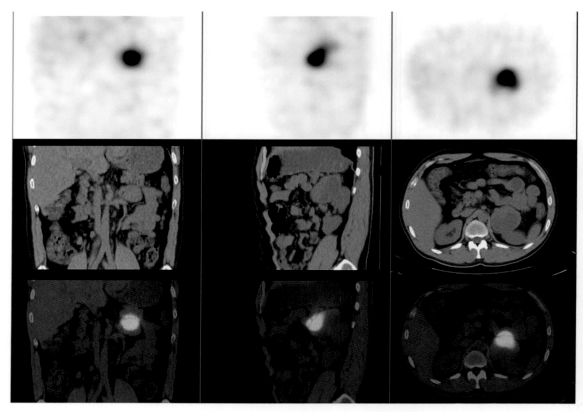

病例图 20-2　24 h 肾上腺区 SPECT/CT 三方位影像

影像所见：全身显影图像基本清晰，左侧肾上腺区可见一团片状放射性浓聚灶，其余扫描野内除唾液腺、肺、心脏、肝脏及膀胱生理性摄取或蓄积外未见异常放射性分布。局部 SPECT/CT 显像中，左肾上腺区可见一直径约 6.5 cm 类圆形软组织肿物影，边界清晰，肿物内密度不均匀，可见低密度坏死区，其实性部分示踪剂摄取明显增高。

检查意见：左肾上腺占位呈 MIBG 高摄取表现，考虑为嗜铬细胞瘤。

最终临床诊断

患者随后行腹腔镜下左肾上腺肿物切除术，术后病理示：肿瘤大小 8 cm×6 cm×5 cm，细胞呈圆形或卵圆形，胞质丰富嗜酸性，细胞排列成巢状及腺泡状，血窦丰富，伴出血坏死（病例图 20-3），

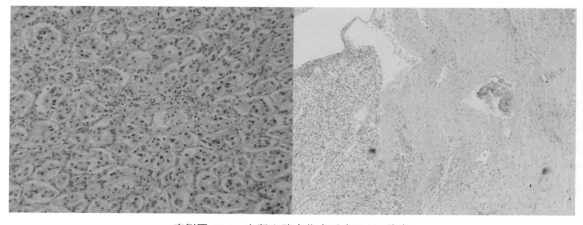

病例图 20-3　左肾上腺占位术后病理 HE 染色

免疫组化染色结果：CK（＋），Vimentin（－），Syn（＋），CgA（＋），Inhibin（－），S-100（＋），Ki-67（＜5%＋）。符合肾上腺嗜铬细胞瘤。

病例相关知识及解析

嗜铬细胞瘤和副神经节瘤（pheochromocytoma and paraganglioma，PPGL）均属于神经内分泌肿瘤，主要合成和分泌大量儿茶酚胺，如去甲肾上腺素、肾上腺素及多巴胺等，引起患者血压升高等一系列临床症候群，并造成心、脑、肾等严重并发症。当肿瘤位于肾上腺称为嗜铬细胞瘤，位于肾上腺外时称为副神经节瘤。

嗜铬细胞瘤（pheochromocytoma）在各年龄段均可发病，但多发于 30～50 岁，男女发病率相同。嗜铬细胞瘤的发病大致遵循"10% 法则"，即：嗜铬细胞瘤约 10% 为恶性、10% 的病例为儿童、10% 为无功能性肿瘤、10% 为双侧病灶；之前认为 10% 的肿瘤为家族遗传致病，但随着嗜铬细胞瘤致病基因的不断研究，家族遗传的嗜铬细胞瘤已可认为占 30% 左右[1]。

嗜铬细胞瘤的临床症状是由于大量儿茶酚胺作用于肾上腺素能受体所致，以心血管症状为主，兼有其他系统的症状。典型表现为阵发性或持续性高血压，伴头痛、多汗、心悸三联症状。约 26% 的患者有阵发性高血压，60% 的患者有持续性高血压，5% 的患者血压是正常的，其他临床表现还包括儿茶酚胺分泌过多造成的高血糖、白细胞增多、体重减轻、皮肤苍白、大量出汗等代谢改变。实验室检查方面，为证实高血压是否为高儿茶酚胺分泌所致，常需测定血、尿儿茶酚胺即去甲肾上腺素（NE）、肾上腺素（E）、多巴胺（DA）及其代谢产物香草扁桃酸（VMA）、3-甲氧基肾上腺素（MN）和 3-甲氧基去甲肾上腺素（NMN）的浓度。目前国际上主要推荐使用 MN 和 NMN 作为首选生化指标。

在影像学检查法中，CT 及 MRI 均可作为嗜铬细胞瘤首选的影像诊断方法。嗜铬细胞瘤在 CT 上表现为单侧、偶为双侧的圆形或者类圆形软组织块影，密度常不均匀，以等、低密度为主，少数伴出血或钙化者密度可增高，增强 CT 可见病灶实质明显增强，以边缘为著，有出血、坏死、囊变者可呈多房性改变。MR 平扫显示肿物多为 T1WI 低信号、T2WI 高信号，部分 T2WI 也可呈低信号，增强扫描 T1 加权像肿块明显增强，脂肪抑制像一般呈高信号。嗜铬细胞瘤一般体积较大，恶性病灶比良性病灶还要大，且外形不规则，常伴有周围组织的浸润和远处的转移。

除上述常规影像检查法以外，131I-间碘苄胍（MIBG）显像对嗜铬细胞瘤的诊断具有很高的灵敏性及特异性。MIBG 是去甲肾上腺素（NE）和胍乙啶的类似物，注射后可通过去甲肾上腺素转运体系统被肾上腺髓质和肾上腺外交感神经链摄取并很少被代谢，因此可显示嗜铬细胞瘤的部位及功能情况。正常肾上腺髓质在给予标准剂量的 131I-MIBG 后通常不显影，但部分可见肾上腺轻微显影，这种现象 24 h 时见于不到 10% 的受检者，48～72 h 时约占 16%[2]。由于心肌、肝脏、脾脏、肺及肠道等器官富含交感神经，且 MIBG 主要经泌尿系统排泄，因此，在上述部位可有显像剂的生理性分布。由于嗜铬细胞瘤体积较大，故在 131I-MIBG 显像中一般比较容易识别。

本例患者因自觉腰部不适偶然发现左肾上腺占位，虽在病程中有高血压表现，但缺乏头痛、心悸、多汗三联征，实验室检查血尿儿茶酚胺、皮质醇节律、肾素-血管紧张素-醛固酮系统未见异常，临床诊断嗜铬细胞瘤依据不足，但该患者的 131I-MIBG 显像却显示出肿瘤来源于肾上腺髓质，并符合嗜铬细胞瘤的典型表现，从而对疾病的定性诊断发挥了重要作用。由此可见 131I-MIBG 显像对于早期诊断嗜铬细胞瘤具有重要的临床意义。另一方面，尽管对于嗜铬细胞瘤的治疗目前认为外科手术切除肿瘤是首选的方法，但对于一些不适合外科手术的患者，如复发肿瘤或恶性肿瘤伴多发转移者，临床上还可考虑选择 131I-MIBG 进行内照射治疗，而肿瘤表现对 131I-MIBG 的高摄取预示着大剂量 131I-MIBG 治疗将获得满意的效果。

参考文献

［1］Elder EE，Elder G，Larsson C. Pheochromocytoma and functional paraganglioma syndrome：no longer the 10% tumor［J］. J Surg Oncol，2005，89：193-201.

［2］汪迎春，李南方.[131]I-MIBG 和 PET 在嗜铬细胞瘤中的临床诊断价值［J］.临床心血管病杂志，2006，22（5）：315-317.

（陈卓　陈津川）

病例 21　MIBG 显像检出异位嗜铬细胞瘤

病史及检查目的

患者男，20 岁，发作性高血压伴头晕、出汗 1 年余，血压最高达 220/110 mmHg，常规降压药治疗效果不佳。实验室检查示血清去甲肾上腺素明显升高（4733 pg/ml，参考值＜ 600 pg/ml），肾上腺素、多巴胺水平在正常范围。CT 检查双肾上腺未见明显占位。双肾及肾动脉超声正常。无高血压家族史。为进一步了解高血压原因，明确是否存在异位嗜铬细胞瘤行 ^{131}I-MIBG 显像。

^{131}I-MIBG 显像

检查方法： 检查前 1 周患者停用显像相关药物，并口服复方碘溶液封闭甲状腺，每次 5 滴，每日 3 次。检查当日缓慢静脉注射 ^{131}I-MIBG 74 MBq，当天晚上行肠道准备，于注射显像剂后 24 h 行体部前、后位平面显像（病例图 21-1）及腹盆腔局部 SPECT/CT 显像（病例图 21-2）。

影像所见： 前、后位显像中盆腔偏右侧可见一形态不规则、近似长椭圆形异常显像剂浓聚灶，而在双肾上腺区未见明显异常显像剂浓聚灶出现。唾液腺、肝脏及膀胱呈生理性显影。局部 SPECT/CT 示腹

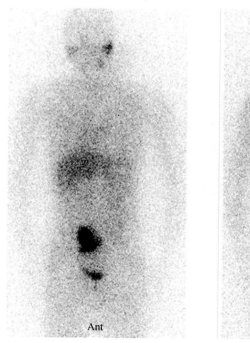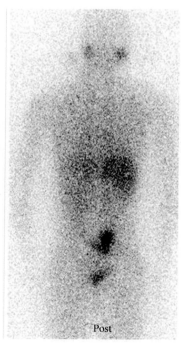

Ant　　　　　　　　Post

病例图 21-1　[131]I-MIBG 全身前后位平面显像

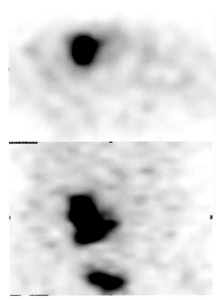
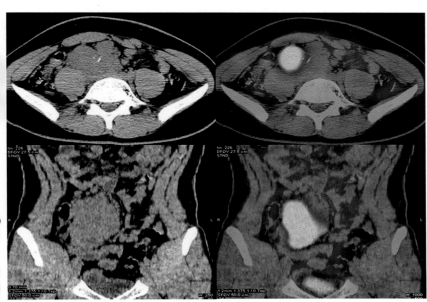

病例图 21-2　局部 SPECT/CT 图像

膜后右侧髂血管旁可见一巨大团块影，形态不规则，部分层面与相邻肠管分界欠清，病变内大部分密度尚均匀，中央部位可见斑点及短条状钙化；该肿物大部明显浓聚显像剂，少部分呈显像剂分布缺损区。

　　检查意见： 腹膜后右髂血管旁 ^{131}I-MIBG 高摄取软组织肿物，结合临床考虑为副神经节瘤。

最终临床诊断

　　该患者行右侧盆腔肿物切除术，术后病理证实为异位嗜铬细胞瘤。

病例相关知识及解析

　　嗜铬细胞瘤和副神经节瘤（pheochromocyto-ma and paraganglioma，PPGL）起源于神经嵴祖细胞的嗜铬细胞，前者发生于肾上腺髓质，后者发生于肾上腺外腹部位置的交感神经组织或胸部/头部的副交感神经组织，也被称为肾上腺外嗜铬细胞瘤或异位嗜铬细胞瘤。虽然大多数 PPGL 为良性，但约 10% 的嗜铬细胞瘤和 25% 的副神经节瘤是恶性的[1]。由于肿瘤常分泌儿茶酚胺类物质，临床表现为高血压、高代谢症候群等。

　　源于肾上腺的嗜铬细胞瘤多发生于单侧，少数双侧发生者多有家族史、患病年龄轻、术后易复发的特点。对于发生于肾上腺髓质的嗜铬细胞瘤的定位诊断，采用常规的影像学检查方法（如 CT、MRI）一般即可满足临床需要。嗜铬细胞瘤通常体积较大（多大于 3 cm），边缘清楚、光整，当合并囊变、出血、钙化、坏死时可使密度、信号变得不均匀，增强扫描表现为"快进慢出"[2]。放射性核素显像亦可用于嗜铬细胞瘤的诊断，由于显像剂 ^{131}I-MIBG 可被嗜铬细胞特异性摄取，因此对肿瘤的定性诊断具有很高的特异性。肾上腺嗜铬细胞瘤常见表现如病例图 21-3 所示。

　　肾上腺外或异位嗜铬细胞瘤（又称副神经节瘤）多发生在腹膜后中线旁沿交感神经链分布的区域，上至颅底，下至盆腔底部，最好发于腹主动脉旁，其次为肾门、肠系膜根部、膀胱及纵隔等部位。常规影像学检查仅凭形态学特征诊断这些异位的嗜铬细胞瘤有时存在困难，而此时采用 ^{131}I-MIBG 显像便于发现异位和多发病灶，会凸显其诊断优势，且特异性可达 95% ～ 100%[3-4]。从本例患者可以看出 ^{131}I-MIBG 显像的诊断作用：患者具有典型的嗜铬细胞瘤临床表现和血清去甲肾上腺素的明显升高，但常规影像学检查并未发现肾上腺占位，是 ^{131}I-MIBG 显像提示出异位嗜铬细胞瘤的所在位置。

　　另一方面，对于恶性 PPGL 而言，其临床表现与良性病变相同，主要为儿茶酚胺分泌过多引起的

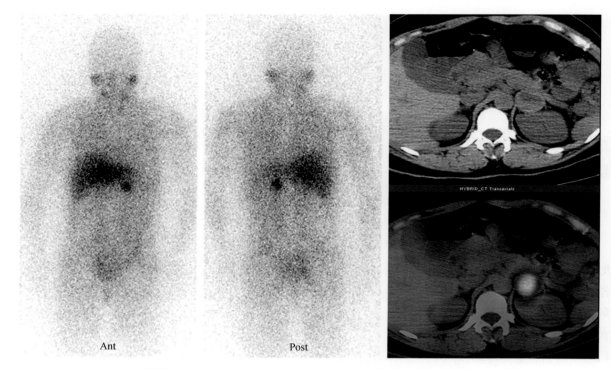

病例图 21-3 左肾上腺区嗜铬细胞瘤患者的 ^{131}I-MIBG 显像图像

症状。长期以来对恶性 PPGL 公认的诊断标准是在 PPGL 通常出现的区域以外出现了转移性病灶，如骨骼、淋巴结、肝、脾、脑、膀胱等。而对于恶性 PPGL 的诊断，^{131}I-MIBG 显像中提倡使用 SPECT/CT 技术，不仅可检出原发肿瘤，对转移灶的识别和精确定位亦具有良好的效果（病例图 21-4）。

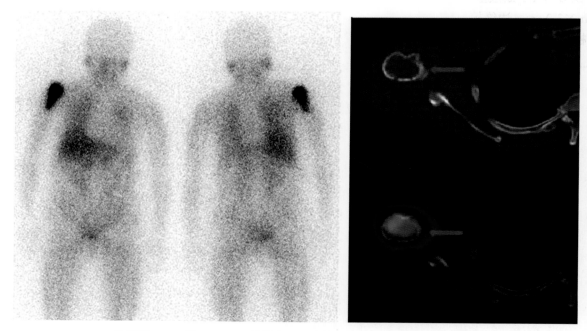

病例图 21-4 ^{131}I-MIBG 显像检出恶性嗜铬细胞瘤右肩关节转移性病灶

参考文献

［1］陈振光，戚晓平．嗜铬细胞瘤／副神经节瘤的分子遗传学研究进展．中华内分泌外科杂志，2013，7（6）：502-505.
［2］黄穗乔，李勇，张嵘，等．腹腔异位嗜铬细胞瘤的 MRI 诊断．中华放射学杂志，2008，42（1）：93-94.

[3] 武新宇, 高永举, 闫新慧, 等. 131碘-间碘苄胍显像联合血浆游离甲氧基肾上腺素诊断嗜铬细胞瘤. 中国医学影像技术, 2012, 28 (2): 384-385.
[4] 张迎强, 陈黎波, 李方, 等. 131I-MIBG 显像诊断嗜铬细胞瘤. 中国医学影像技术, 2009, 25 (7): 1283-1285.

（李红梅　冯珏）

病例 22　生长抑素受体显像诊断副神经节瘤

病史及检查目的

患者女性, 67 岁。主因高血压 8 年、心源性肺水肿 2 个月就诊。患者 8 年前开始出现高血压并逐渐加重, 多与情绪有关, 发作时最高达 220/160 mmHg, 伴明显头晕、头痛、手足搐搦; 4 年前曾行双侧肾上腺 CT 检查, 未发现异常; 其间口服降压药治疗, 效果欠佳; 近期因心源性肺水肿住院治疗。实验室检查: 尿多巴胺 1564 μg/24 h, 尿去甲肾上腺素 361 μg/24 h, 尿肾上腺素 25 μg/24 h, 血去甲肾上腺素 4047 μg/L, 血 3- 甲基 4- 羟基苦杏仁酸 (亦称香草扁桃酸, VMA) 115.7 mg/24 h。临床考虑嗜铬细胞瘤可能。为进一步明确诊断行锝标生长抑素受体显像。

生长抑素受体显像

方法及影像所见: 静脉注射 99mTc- 奥曲肽 20 mCi, 1 h 后行前、后位全身平面显像。图像显影清晰, 肝、脾、双肾及膀胱可见显像剂生理性摄取和蓄积; 于双肾间可见一片状异常放射性浓聚灶, 进一步行腹部 SPECT/CT 断层显像示浓聚灶位于双肾上极水平腹膜后, 相应部位可见一软组织密度影, 范围约 3.2 cm×3.0 cm, 边缘较光滑 (病例图 22-1)。余其他部位未见明显异常。

检查意见: 腹膜后病灶生长抑素受体显像阳性, 考虑副神经节瘤可能大。

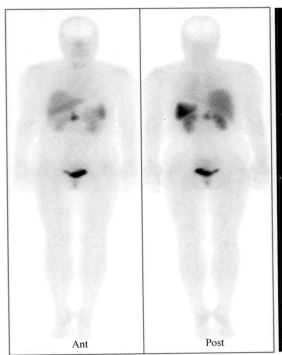
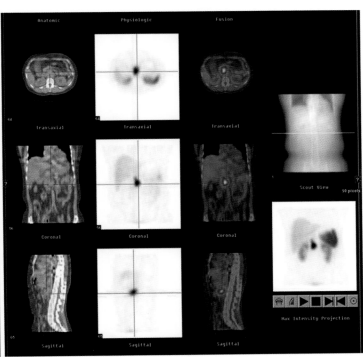

病例图 **22-1**　99mTc- 奥曲肽全身平面及局部 SPEC/CT 断层显像

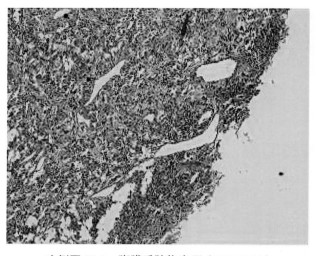

病例图 22-2　腹膜后肿物病理（HE 4×10）

最终临床诊断

患者随后行腹膜后肿物切除手术，术后病理诊断为腹膜后副神经节瘤（病例图 22-2）。免疫组化结果显示：CgA（＋），少数细胞 S-100 染色（＋），SDHB（＋），Syn（＋）。

病例相关知识及解析

副神经节瘤（paraganglioma）为神经内分泌肿瘤，肿瘤起源于副交感神经节，简称"副节瘤"。副神经节瘤大多位于交感神经干之侧旁，偶尔亦见于内脏等远离的部位。1908 年 Alezai 和 Peyron 首先报道了一组副神经节瘤病，1912 年，Pick 建议将肾上腺内嗜铬细胞瘤命名嗜铬细胞瘤，而肾上腺外嗜铬性肿瘤称为副神经节瘤。传统认为副神经节瘤仅占全部嗜铬细胞瘤的 10%～15%。

肾上腺外副神经节瘤起源于胚胎期的神经嵴组织，肿瘤包膜可有可无，镜下瘤细胞排列呈小梁状、巢状，或者弥漫分布，巢间血窦丰富，细胞多角形、圆形，偶可呈梭形，大小一致或悬殊，胞质丰富淡染或嗜双色。嗜银染色显示瘤细胞之内有针尖样棕色颗粒。免疫组化染色瘤细胞 Vimentin 阳性，CgA、NSE、Syn、NF 等神经元性标志物以及 5- 羟色胺、胃泌素等激素样物阳性，支持细胞 S-100 染色阳性。

由于肿瘤常分泌儿茶酚胺类物质，高血压为本病最主要的临床症状，发生率达 80%～100%。阵发性高血压为本病的特征性表现，对诊断有重要意义。患者发作时常出现头痛、心悸、多汗，被称为所有嗜铬肿瘤共有的三联征。血压升高可由情绪激动、体位改变、创伤、大小便、灌肠、造影、麻醉诱导剂等诱发，收缩压往往达 200～300 mmHg，伴剧烈头痛、面色苍白、大汗、心动过速、胸闷、心绞痛、心律失常等。实验室检查测量到尿中儿茶酚胺及其代谢产物的增高，如本例患者尿中肾上腺素及去甲氧基肾上腺素及其代谢产物香草扁桃酸（VMA）的升高，可使诊断成立。

放射性碘标记的 MIBG 显像是传统的嗜铬细胞瘤和副神经节瘤检查方法，其对于副神经节瘤诊断的灵敏度和特异度分别为 77%～90% 和 95%～100%。此外，生长抑素受体显像亦可用于神经内分泌肿瘤诊断。由于神经内分泌肿瘤细胞表面过度表达特异性的生长抑素受体（somatostatin receptor，SSTR），将核素标记的生长抑素类似物引入体内与肿瘤表面的 SSTR 特异性结合，可以达到识别肿瘤的目的。SSTR 是一种糖蛋白，目前发现有 5 种亚型，分别是 SSTR1、SSTR2、SSTR3、SSTR4 和 SSTR5，其中的 SSTR2 亚型在 80% 的神经内分泌肿瘤中表达，因此成为临床最关注的靶点[1]。99mTc-奥曲肽就是国内正在开发的生长抑素受体单光子显像剂。

从本例患者的 99mTc- 奥曲肽显像可以看出，副神经节瘤表现对显像剂的高摄取，同时垂体、甲状腺、肾脏、肝脏和脾脏等脏器可见生理摄取。在 99mTc- 奥曲肽显像中应注意以下情况：副脾、感染，甚至胰腺钩突可以出现假阳性的摄取；而一些细胞分化较差，尤其是 Ki67 指数较高的肿瘤可表现对显像剂的低摄取（反映了生长抑素受体在这些肿瘤中的去表达）；该方法对小病灶的检出率较低。由此可见，对临床高度怀疑神经内分泌肿瘤患者，生长抑素受体显像阴性结果并不能除外神经内分泌肿瘤，可进一步选择 FDG PET/CT 帮助诊断[2]。

参考文献

［1］胡月，马秀岚 . 分子功能影像在头颈部副神经节瘤的临床应用 . 中国临床医学影像杂志，2018，29（6）：439-442.

[2] de Herder WW. GEP-NETS update：functional localization and scintigraphy in neuroendocrine tumours of the gastrointestinal tract and pancreas（GEP-NETs）Eur J Endocrinol，2014，170（5）：R173-83.

（张卫方）

病例 23　FDG PET/CT 检出颈动脉体副神经节瘤多发转移

病史及检查目的

患者男性，65 岁，主诉：左侧颈动脉体副神经节瘤术后 3 年，复发后射波刀治疗后 2 年，腰痛 5 个月。患者 3 年前发现左颈部肿物，质软无压痛，无高血压、头痛、心悸、多汗等临床症状，后行肿物穿刺活检，病理考虑左侧颈动脉体副神经节瘤，随后行肿物手术切除；2 年前左颈部术区再次出现肿物，且进行性增大，伴头晕症状，临床考虑左侧颈动脉体副神经节瘤复发，后行射波刀治疗，治疗后肿瘤体积略微缩小，但头晕症状明显缓解；5 个月前出现腰痛。实验室检查：铁蛋白 509.19 ng/ml（参考值：23.9 ～ 336.2 ng/ml），余未见阳性发现。为进一步明确诊断行 ^{18}F-FDG PET/CT 检查。

FDG PET/CT 检查

影像所见： 左侧颈动脉鞘内可见不规则软组织密度影伴不均匀 FDG 摄取增高（SUVmax：5.9），最大截面约 3.0 cm×1.3 cm，CT 值分布 21 ～ 56 Hu；左侧咽旁间隙、左侧颈部及左侧锁骨下可见多发类圆形 FDG 摄取增高肿大淋巴结（SUVmax：6.7），大者短径约 1.4 cm（病例图 23-1）；左

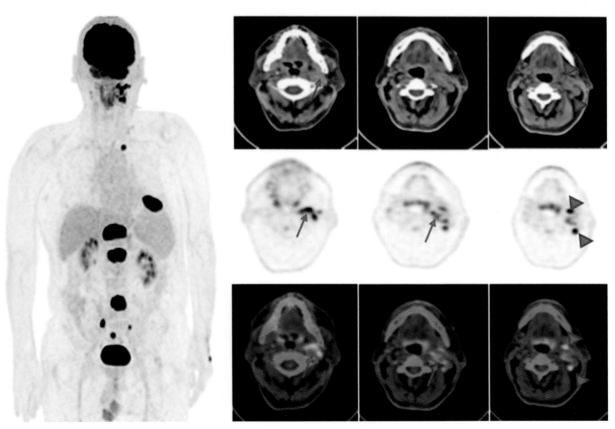

病例图 **23-1**　患者 ^{18}F-FDG PET/CT 检查结果

侧第 3 和第 9 肋骨、T11 和 L4 椎体以及骶骨可见多发溶骨性骨质破坏，内可见片状高密度影，伴 FDG 摄取增高（SUVmax：25.9）（病例图 23-2）。扫描野内其余部位未见异常结构改变及 FDG 摄取。

检查意见： 左侧颈动脉体副神经节瘤术后、放疗后，全身多发 FDG 代谢增高灶，考虑左颈动脉体副神经节瘤复发伴多发淋巴结及骨骼转移可能性大，建议组织病理学检查。

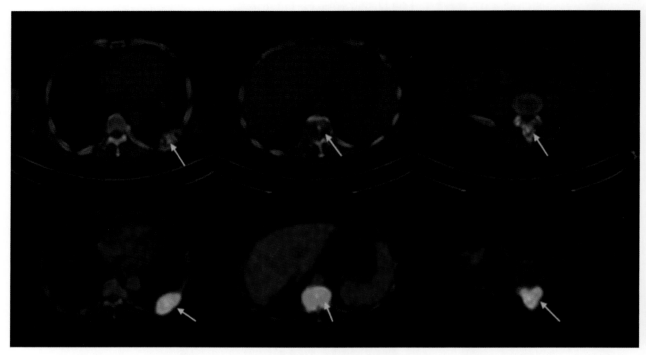

病例图 23-2　^{18}F-FDG PET/CT 见肋骨、椎体骨破坏伴 FDG 高摄取

最终临床诊断

患者随后行肋骨病灶穿刺活检，结合镜下所见、免疫组化和病史，考虑颈动脉体副神经节瘤转移。

病例相关知识及解析

副神经节瘤可起源于胸、腹部和盆腔的脊椎旁交感神经链，也可来源于沿颈部和颅底分布的舌咽、迷走神经的副交感神经节，后者又被称为头颈部副神经节瘤（head and neck paragangliomas，HNPGL）。据近年基因相关研究表明副神经节瘤几乎均为琥珀酸脱氢酶（succinate dehydrogenase，SDH）基因种系突变所致。家族性及 1/3 散发性 HNPGL 患者均为 SDHx 基因突变的携带者，其中 50% 以上患者为 SDHD 基因突变，而 SDHB 和 SDHC 较为少见。本例发生于颈动脉体的副神经节瘤，属于 HNPGL，临床少见，仅占头颈部肿瘤的 0.6%，占全身副神经节瘤的 3%。该肿瘤多见于颈动脉体、颈静脉孔及鼓室，因其来自副交感神经节故通常无儿茶酚胺分泌功能，患者一般也无高血压、多汗、心悸、头痛等临床症状。HNPGL 可发生于任何年龄，一般在 40 ～ 70 岁之间，以女性多见，肿瘤生长缓慢，但可发生转移，淋巴结、骨骼、肺及肝脏为其常见转移部位。

临床中 HNPGL 以单发病变多见，呈类圆形，直径通常＞ 5 cm，边界尚清，可有假包膜，病灶呈实性或囊实性，一般密度均匀，伴发囊变坏死时病灶中央可见低密度区，血液供应丰富，增强扫描多呈均匀显著强化，囊变坏死区不强化。CT 和 MRI 是副神经节瘤定位诊断的重要影像学检查方法，MRI 在显示肿瘤内部成分及与周围组织关系方面更优。传统影像学检查方法可以直观地显示 HNPGL 的解剖学特点，并通过观察肿物组织密度及血供情况对 HNPGL 进行筛查，但其诊断特异性较低，而且不适合对 HNPGL 转移性病灶的全身筛查。

核医学分子影像学检查正好可以弥补传统影像学检查的不足，在 HNPGL 诊断及分期中有着重要价值。MIBG 为儿茶酚胺类似物，引入体内可参与儿茶酚胺的代谢，因此 ^{123}I 或 ^{131}I 标记的 MIBG SPECT/CT 显像可用于转移性或家族性副神经节瘤全身筛查，其灵敏度和特异度可分别达到 77% ～ 90% 和 95% ～ 100%，但由于 HNPGL 一般无儿茶酚胺分泌功能，故其对 HNPGL 诊断灵敏度较低，仅为 18% ～ 50%[1]。^{18}F-FDOPA 为多巴胺递质显像剂，据 Archier 等研究表明 ^{18}F-FDOPA PET/CT 对 HNPGL 诊断灵敏度明显高于传统影像学检查方法[2]，可用于评价局部病灶情况及怀疑有转移性病灶的全身检查，但是由于 ^{18}F-FDOPA 的临床制备比较困难，目前并未广泛用于临床。内源性生长抑素类似物（somatostatin analogues，SSTA），如奥曲肽、兰瑞肽等，能够与生长抑素受体（somatostatin receptor，SSTR）特异性结合，用于神经内分泌肿瘤的诊断。HNPGL 过表达 SSTR，故 ^{68}Ga-SSTA PET/CT 对 HNPGL 的转移病灶（尤其是骨骼和腹部转移）的检出率明显高于 ^{18}F-FDOPA PET/CT[3]，但受 ^{68}Ga 发生器的制约及标记制备困难，目前临床开展不佳。

^{18}F-FDG 是目前临床上应用最广泛的分子影像显像剂，也被用于副神经节瘤的诊断及分期。副神经节瘤多为良性肿瘤，FDG 摄取通常表现为轻中度增高，但 HNPGL 患者中，病灶对 FDG 的摄取往往较高。另外，FDG 摄取程度可能与 SDHx 基因突变有关，有研究表明 SDHx 基因突变的 HNPGL 患者肿瘤 FDG 摄取程度明显高于散发型 HNPGL 患者。此外，据 Timmers 等报道[4]，对于转移性及头颈部副神经节瘤，^{18}F-FDG PET/CT 诊断灵敏度明显高于 ^{123}I/^{131}I-MIBG SPECT/CT。

本例患者为左侧颈动脉体副神经节瘤，无明显与儿茶酚胺分泌增多相关的高血压、头痛、心悸及多汗等症状，与 HNPGL 无儿茶酚胺分泌功能的特性相符；患者术后局部复发，并且 ^{18}F-FDG PET/CT 显像提示多发淋巴结及骨骼转移，且复发病灶及转移病灶 FDG 摄取均明显增高，提示患者可能存在 SDHx 基因突变。

参考文献

［1］ Milardovic R，Corssmit EP，Stokkel M. y. Value of ^{123}I-MIBG scintigraphy in paraganglioma. Neuroendocrinolog，2010，91（1）：94-100.

［2］ Archier A，Varoquaux A，Garrigue P，et.al. Prospective comparison of（68）Ga-DOTATATE and（18）F-FDOPA PET/CT in patients with various pheochromocytomas and paragangliomas with emphasis on sporadic cases. Eur J Nucl Med Mol Imaging，2016，43（7）：1248-1257.

［3］ Kroiss A，Putzer D，Frech A，et.al. A retrospective comparison between ^{68}Ga-DOTA-TOC PET/CT and ^{18}F-DOPA PET/CT in patients with extra-adrenal paraganglioma. Eur J Nucl Med Mol Imaging，2013，40（12）：1800-1808.

［4］ Timmers HJ，Chen CC，Carrasquillo JA，et.al. Staging and functional characterization of pheochromocytoma and paraganglioma by ^{18}F-fluorodeoxyglucose（^{18}F-FDG）positron emission tomography. J Natl Cancer Inst，2012，104（9）：700-708.

（牛瑞龙　王相成　王雪梅）

病史及检查目的

患者男性，24 岁，因发现右颈部肿物并进行性增大 1 年余就诊。患者 1 年余前于体检 B 超发现右颈部肿物，直径约为 3.0 cm，无疼痛不适，穿刺活检病理提示为良性肿瘤，未进一步诊治；之后肿物逐渐增大，1 周前复查 B 超显示肿物直径约为 5.0 cm，并且患者近期血压波动较大，最高为 181/118 mmHg，查血儿茶酚胺及其代谢物示：多巴胺 255.50 pg/ml（参考值＜ 20 pg/ml），3- 甲氧基酪胺 34.14 pg/ml（参考值＜ 18.4 pg/ml），去甲肾上腺素 16 489.92 pg/ml（参考值＜ 1109 pg/ml），甲氧基去甲肾上腺素 4025.57 pg/ml（参考值＜ 145 pg/ml）。为进一步明确诊断行 FDG PET/CT 显像。

FDG PET/CT 显像

影像所见：右颈部可见一团块状 FDG 摄取增高灶（SUVmax：20.5），同机 CT 于头臂干分叉处可见一类圆形软组织密度肿物影，边界较清，最大截面约 4.7 cm×4.5 cm，邻近右侧甲状腺受压（病例图 24-1）；另双侧颈部、肌间、锁骨上、纵隔、腋窝、椎旁及腹膜后脂肪间隙可见多发 FDG 摄取增高灶（SUVmax：15.8），但相应部位 CT 均未见异常结构改变（病例图 24-2）；扫描野内其余脏器、组织未见异常 FDG 摄取或结构改变。

检查意见：右颈部 FDG 代谢增高灶结合临床考虑副神经节瘤可能性大；全身多发脂肪间隙 FDG 代

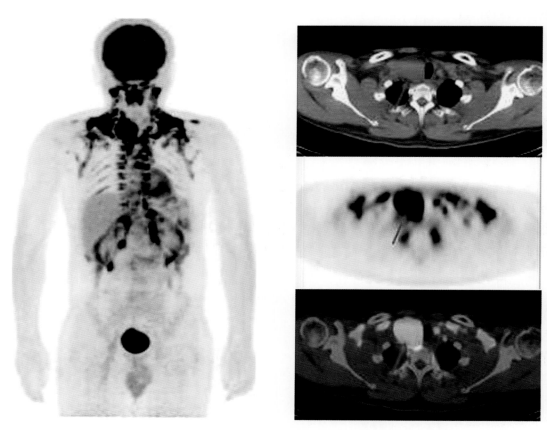

病例图 **24-1**　FDG PET/CT 显像见右颈部 FDG 代谢增高肿物

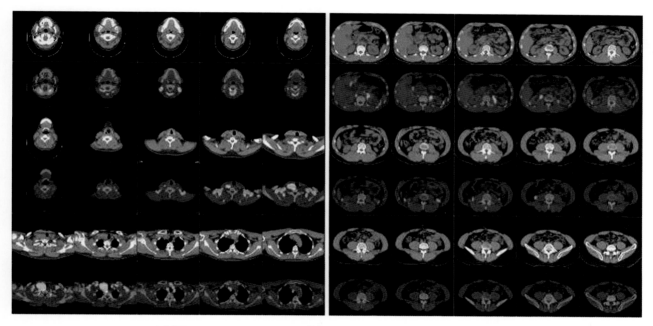

病例图 24-2 FDG PET/CT 显像见全身多发脂肪间 FDG 摄取增高灶

谢增高考虑为棕色脂肪摄取 FDG；扫描野内其余部位未见转移征象。

最终临床诊断

患者随后行右颈部肿物切除，病理示肿瘤细胞呈圆形、多角形、核圆形、卵圆形，部分区域胞质淡染，呈巢片状排列，血窦丰富，伴有玻璃样变，免疫组化结果：CK（－），Inhibin-α（－），Sox-10（－），CD34（－），CgA（＋），CD56（＋），Syn（＋），Ki-67（5%＋），符合副神经节瘤。送检颈部淋巴结可见肿瘤转移（2/2）。最终临床诊断为副神经节瘤伴淋巴结转移。

病例相关知识及解析

嗜铬细胞瘤既往有"10% 肿瘤"之称，即"10% 在肾上腺外，10% 在儿童时期发病，10% 为家族性，10% 为双侧，10% 多发，10% 可能术后复发，10% 为恶性，10% 属意外发现，10% 为功能静止性"，并且根据是否发生远处转移分为恶性和良性。然而，随着分子生物学和遗传学研究的进展以及人们对该病认识的提高，其"10%"的概念已不复存在。目前认为该病是最具有遗传倾向的肿瘤，且嗜铬细胞瘤和副神经节瘤均具有恶性潜能，因此在最新版 WHO（2017）内分泌肿瘤分类中将嗜铬细胞瘤和副神经节瘤都定义为恶性肿瘤，并将其分为转移性和非转移性。值得注意的是，转移性嗜铬细胞瘤和副神经节瘤是指在没有副神经节的部位出现肿瘤，否则应视作多发肿瘤或新发肿瘤。肿瘤的转移风险除了与组织病理学改变［细胞数量/每高倍镜视野（HPF）、有无粉刺样坏死、血管或包膜侵犯等］有关外，分泌去甲肾上腺素也是其危险因素，嗜铬细胞瘤的转移风险约为 10%，而副神经节瘤的转移风险约为 40%。

以往临床中见到的其他神经内分泌肿瘤在 FDG PET/CT 中多表现为 FDG 低代谢，而嗜铬细胞瘤和副神经节瘤 FDG 摄取程度可表现不一，有时会表现为与本病例类似的 FDG 明显高摄取。已有研究提出嗜铬细胞瘤和副神经节瘤的 FDG 摄取程度有如下特点[1]：①转移性嗜铬细胞瘤和副神经节瘤 SUVmax 明显高于非转移性肿瘤（19.40±7.39 vs. 7.44±4.47）；②副神经节瘤 SUVmax 明显高于嗜铬细胞瘤（19.75±8.64 vs. 9.12±5.83）；③甲氧基肾上腺素阴性病例的肿瘤 SUVmax 高于其阳性病例（13.57±8.61

vs. 6.63±2.42）。另有研究认为 *VHL*、*SDHD*、*SDHB* 和 *FH* 等基因突变的嗜铬细胞瘤和副神经节瘤FDG 摄取程度明显高于其他基因突变病例及散发病例[2]。

　　本病例亦为头颈部副神经节瘤，但不同于上个头颈部副神经节瘤病例的是，本例患者副神经节瘤具有儿茶酚胺分泌功能，临床伴有高血压症状；在 PET/CT 影像中除了肿瘤呈现明显高代谢表现外，还看到了广泛的棕色脂肪 FDG 摄取。脂肪组织分为棕色脂肪组织（brown adipose tissue，BAT）和白色脂肪组织，BAT 因丰富的血红蛋白与细胞色素使其呈棕褐色而得名，胞质内因含多而小的脂滴，又名"多空泡性脂肪组织"，以区别于胞质内通常只有一个大脂滴的白色脂肪组织。BAT 在婴儿体内广泛分布，成年人在颈部、锁骨上区域、肋间、大血管间隙、肾周和肾上腺附近等部位仍可存在。BAT 是成年动物冷适应、非战栗性产热的主要来源，对维持动物的体温和能量平衡起重要作用，寒冷刺激是激活 BAT代谢活性的重要诱发因素之一。当寒冷刺激时交感神经释放大量去甲肾上腺素，而去甲肾上腺素与棕色脂肪表面的 β3 受体结合，从而特异性激动 β3 受体，加速脂肪分解，在脂质氧化分解过程中糖消耗增加。嗜铬细胞瘤和副神经节瘤大部分患者去甲肾上腺素分泌增高，可以激活 BAT，故在 PET/CT 检查中可表现为广泛棕色脂肪对 FDG 的高摄取，其发生率约为 27.4%，并且多见于年轻患者，而当肿瘤切除后，棕色脂肪的 FDG 摄取会随之消失（病例图 24-3）。

　　本例患者以颈部占位就诊，临床上表现为高血压，血儿茶酚胺及其代谢物升高，FDG PET/CT 检查发现颈部肿物呈明显 FDG 高摄取，同时见与去甲肾上腺素升高相关的广泛棕色脂肪 FDG 摄取，均符合副神经节瘤表现。但由于棕色脂肪摄取的干扰，颈部淋巴结转移未被检出。这也提示我们，对于临床怀疑嗜铬细胞瘤和副神经节瘤的年轻患者，在行 FDG PET/CT 检查前应采取必要的干预措施抑制棕色脂肪摄取，如使用 β 受体阻滞剂，以保证准确的临床分期（病例图 24-4）。

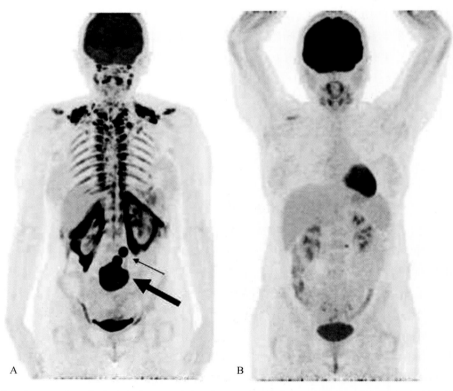

病例图 24-3　患者女性，32 岁。临床诊断多中心副神经节瘤。术前 PET/CT 示腹主动脉旁多发 FDG 摄取增高灶，同时见广泛棕色脂肪 FDG 高摄取（**A**），术后棕色脂肪 FDG 摄取消失，腹主动脉旁另可见一术前由于棕色脂肪干扰未被检出的病灶（**B**）

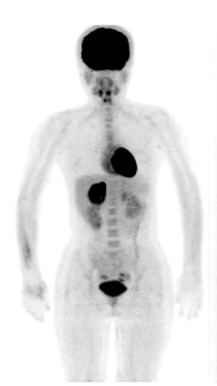
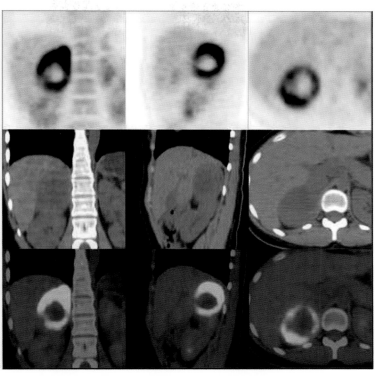

病例图 24-4 19 岁女性嗜铬细胞瘤患者，发现血压升高半月余，血儿茶酚胺及其代谢物测定提示去甲肾上腺素及甲氧基去甲肾上腺素明显升高，多巴胺轻度升高，使用 β 受体阻滞剂控制血压。FDG PET/CT 示右侧肾上腺 FDG 代谢不均匀增高肿物，未见棕色脂肪摄取

参考文献

［1］席云，张敏，郭睿，等 . 18F-FDG PET/CT 显像 SUVmax 与嗜铬细胞瘤恶性程度的相关性探讨［J］. 中华核医学与分子影像杂志，2012，32（4）：259-264.

［2］Ansquer C，Drui D，E Mirallié，et al. Usefulness of FDG-PET/CT-Based Radiomics for the Characterization and Genetic Orientation of Pheochromocytomas Before Surgery［J］. Cancers，2020，12（9）：2424.

（郝科技　王茜）

病例 25　MIBG 显像和 MIBI 显像诊断多发性内分泌瘤病

病史及检查目的

患者女性 25 岁，主因"心悸、头痛 10 年，加重 20 天"就诊。患者 10 年前感冒后出现阵发性心悸、头痛、乏力，于当地医院就诊，腹部 CT 发现右侧肾上腺肿物，行右肾上腺肿物切除，病理诊断为嗜铬细胞瘤，术后症状好转。1 年前劳累后上述症状再次出现，未予重视，20 天前出现夜间阵发性心悸、头痛，伴上腹痛、憋气及胸闷，持续约 10 min，测血压为 150/80 mmHg，为进一步诊治就诊。家族史：患者母亲曾行肾上腺手术，具体不详；一弟 1 年前因双侧肾上腺嗜铬细胞瘤行手术切除。体格检查：血压 120/80 mmHg；左叶甲状腺触诊结节感；右季肋部有一长约 20 cm 的陈旧性手术瘢痕。实验室检查：肿瘤标志物 CEA 13.6 ng/ml；降钙素 159.59 pg/ml；PTH 446.4 pg/ml；血钙 2.6 mmol/L，血磷 1.0 mmol/l；去甲肾上腺素 293.495 pg/ml，肾上腺素 196.677 pg/ml，多巴胺 51.595 pg/ml。上腹部 CT

检查发现双侧肾上腺区分别可见一形态欠规整混杂密度肿块，左侧 7.0 cm×4.3 cm，右侧 7.0 cm×3.1 cm，肿物边界清晰，其内见多发囊变区，呈明显不均匀强化（病例图 25-1），考虑嗜铬细胞瘤可能性大。为进一步明确肿物性质行 ^{131}I-MIBG 显像。

^{131}I-MIBG 显像

检查方法：静脉注射 ^{131}I-MIBG 后 24 h 行全身前、后位平面显像，并根据平面显像结果加做局部 SPECT/CT（病例图 25-2）。

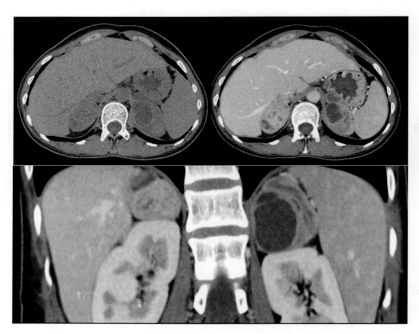

病例图 25-1　腹部 CT 平扫（左上）与增强（右上和下）图像

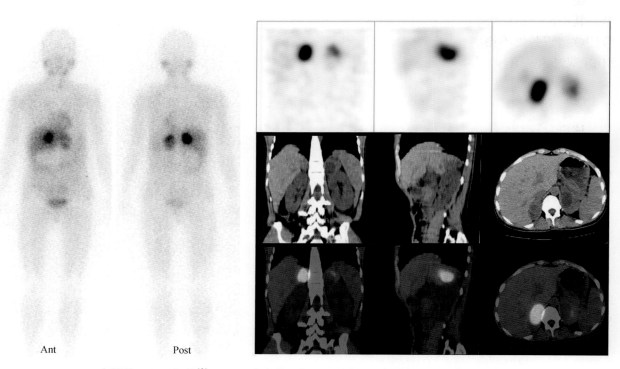

Ant　　　　　　Post

病例图 25-2　患者 ^{131}I-MIBG 全身前后位平面显像及局部 SPECT/CT 断层图像

影像所见： 平面像见双侧上腹部区域可见两个类圆形放射性浓聚灶，以左侧为著。局部 SPECT/CT 示浓聚灶分别位于双侧肾上腺区。此外，左叶甲状腺区可见一小片状轻度放射性浓聚灶，加做局部 SPECT/CT 后（病例图 25-3），见双叶甲状腺内多发低密度结节，其中大者位于左叶甲状腺中部，约 1.1 cm×0.9 cm×0.8 cm，内见放射性浓聚；另右叶甲状腺背侧可见一长椭圆形软组织影，约 3.7 cm×1.7 cm×1.7 cm，无明显放射性浓聚。扫描野内其余部位除生理性摄取外未见明显异常放射性分布。

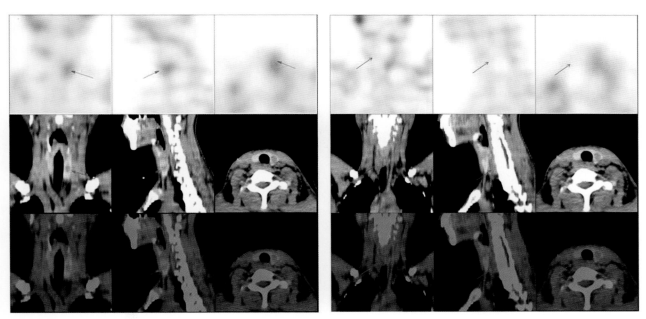

病例图 25-3 局部 SPECT/CT 示：左叶甲状腺中部结节可见显像剂浓聚（左图）；右叶甲状腺背侧占位性病变不摄取显像剂（右图）

检查意见： 双侧肾上腺区肿物呈 MIBG 高摄取，符合嗜铬细胞瘤表现；双叶甲状腺多发低密度结节，其中左叶最大结节见 MIBG 摄取，结合血降钙素升高，考虑甲状腺髓样癌可能性大，右叶甲状腺背侧软组织肿物不摄取 MIBG，结合血 PTH 升高，考虑甲状旁腺病变可能性大，建议进一步行 99mTc-MIBI 双时相显像。

临床随访结果

该患者行 99mTc-MIBI 双时相显像，结果示早期像见双叶甲状腺显影清晰，右叶形态饱满，双叶未见明显局灶性异常放射性分布；延迟显像见左叶甲状腺影像明显减淡，右叶仍呈放射性浓聚状态。延迟相加做 SPECT/CT 后，见右叶甲状腺区放射性浓聚位于腺体背侧的软组织肿物内（病例图 25-4），考虑符合甲状旁腺腺瘤表现。

患者随后行双侧肾上腺肿物切除、双叶甲状腺部分切除及右侧甲状旁腺腺瘤切除术。术后病理诊断：①双侧肾上腺肿瘤呈结节状，细胞较大，圆形或多角形，胞质丰富，可见嗜酸性颗粒，免疫组化染色结果：CD34（血管＋），CK（－），CgA（＋），Syn（＋），Ki-67（1%＋），S-100（＋），符合嗜铬细胞瘤。②双侧甲状腺肿瘤呈巢、梁状及束状排列，肿瘤间质可见均一红染淀粉样物质，肿瘤周围纤维结缔组织增生，符合髓样癌；右甲状旁腺肿物符合甲状旁腺腺瘤。免疫组化染色结果：CEA（＋），S-100（＋），CgA（＋＋），Syn（＋＋），Ki-67（2%＋），TTF-1（＋＋），TG（灶＋），降钙素（＋），刚果红（＋）。最终临床诊断：多发性内分泌瘤病 2A 型（即 Sipple 综合征）。

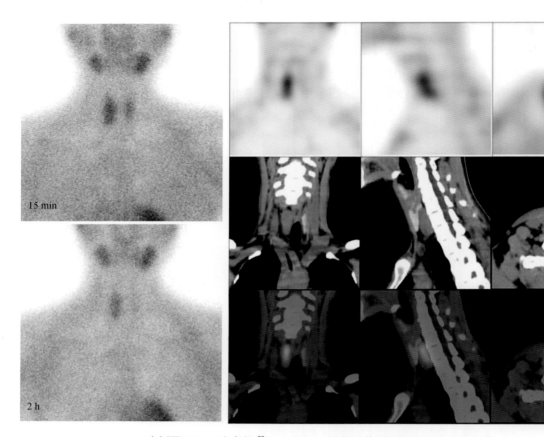

15 min

2 h

病例图 25-4　患者的 ^{99m}Tc-MIBI 双时相显像平面及 SPECT/CT 图像

病例相关知识及解析

多发性内分泌瘤病（multipleendocrine neoplasia，MEN）是一组先后或同时发生 2 个以上不同的内分泌腺体肿瘤或增生，以功能亢进为主要表现的遗传性疾病。其遗传性强，外显率高，呈家族性分布及聚集性。起病多在 18 ～ 25 岁，男女比例接近。通常将 MEN 分为 MEN1 和 MEN2 两大类型。MEN1 又称 Wermer 综合征，临床上包括三个主要组分：甲状旁腺增生或腺瘤、垂体腺瘤及胰腺内分泌肿瘤，此外肾上腺病变，胃肠道、肺及胸腺神经内分泌肿瘤，脂肪瘤，皮肤胶原瘤，血管纤维瘤也可出现于 MEN1 中。MEN2 型又分为 MEN2A 和 MEN2B 两个亚型，其中的 MEN2A 型又称 Sipple 综合征，表现为甲状腺髓样癌合并嗜铬细胞瘤和甲状旁腺肿瘤；MEN2B 除甲状腺髓样癌和嗜铬细胞瘤外，还包括多发黏膜神经瘤，马方样体形，以及骨骼肌肉的改变，但很少出现甲状旁腺病变。

MIBG 是肾上腺素能神经元阻滞剂溴苄铵和胍乙啶的类似物，可被富含肾上腺素能受体的病变或组织特异性摄取。^{131}I-MIBG 显像对嗜铬细胞瘤的定位诊断作用已被临床认识，其特异度明显优于超声、CT 及 MR 等常规影像。甲状腺髓样癌来源于分泌降钙素的神经内分泌性甲状腺滤泡旁细胞，肿瘤可累及双侧腺体，表现多中心结节，实验室检查可发现血降钙素水平升高，另 CEA 也可作为甲状腺髓样癌的肿瘤标志物，由于肿瘤保留着摄取胺前体的机制，故 MIBG 显像亦可用于甲状腺髓样癌的检出，且特异度高达 95%[1]。而对于多个内分泌腺体同时发生病变的情况，^{131}I-MIBG 显像的优势则更加明显。早在 1984 年 Endo 等就曾报道过 MIBG 显像同时检出嗜铬细胞瘤和甲状腺髓样癌的 MEN2A 型病例[2]。

本例患者为青年女性，其临床症状、家族史和实验室检查（心悸发作时血儿茶酚胺水平升高，PTH、CEA 及降钙素升高）提示多个内分泌腺体功能障碍，应考虑到 MEN2A 型可能。在疾病的诊断过程中，^{131}I-MIBG 显像不仅检出了双侧肾上腺嗜铬细胞瘤，还帮助检出了甲状腺肿瘤性病变，并且检查过程中 SPECT/CT 技术的使用使得可以同时发现可能的甲状旁腺病变；而 ^{99m}Tc-MIBI 双时相显像则进一步证实了甲状旁腺病变的存在。这种临床与影像的相互印证可进一步提升临床医师的诊断信心。由此可见，内分泌系统核医学中的 ^{99m}Tc-MIBI 甲状旁腺显像、^{131}I-MIBG 肾上腺髓质显像对构成 MEN2A 型的甲状旁腺、肾上腺及甲状腺疾病的定位及定性诊断具有极高的特异性，在认识 MEN 的基础上认真观察靶器官，必要时可通过 SPECT/CT 提高图像的清晰度，不难做出诊断。

参考文献

［1］Rufini V，Salvatori M，Garganese MC，et al. Role of nuclear medicine inthe diagnosis and therapy of medullary thyroid carcinoma. Rays，2000，25：273e82.

［2］Endo K，Shiomi K，Kasagi K，et al. Imaging of medullary thyroid cancer with131I-MIBG［letter］. Lancet，1984，2：233.

（赵赟赟　王茜）

病例 26　马德龙病的 FDG PET/CT 影像表现

病史及检查目的

患者男性，43 岁，主因"全身多发包块十余年"就诊，患者十余年前开始出现无痛性软包块，后逐渐增多、增大，累及颈后部、背部、前胸部、腹部、腹股沟区，以颈后部肿物增大明显，近半年出现眩晕。既往使：酗酒多年，余无特殊。为进一步除外恶性病变，逐行 ^{18}F-FDG PET/CT 检查（病例图 26-1 和 26-2）。

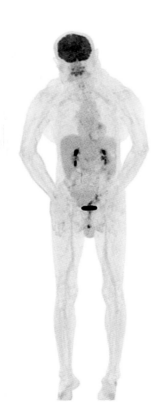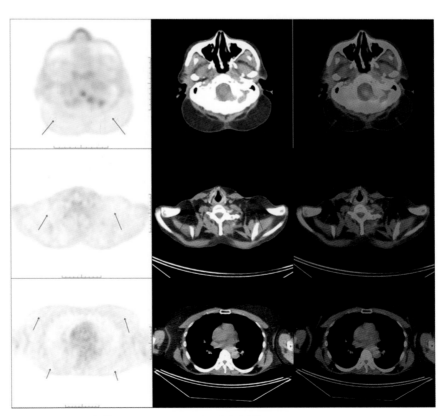

病例图 26-1　患者 ^{18}F-FDG PET/CT 颈、胸部图像

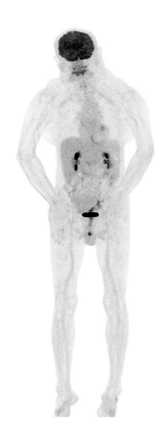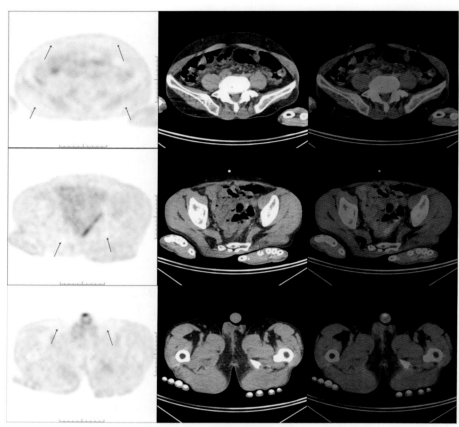

病例图 26-2 患者 ^{18}F-FDG PET/CT 腹、盆腔部位图像

^{18}F-FDG PET/CT 检查

检查所见：双侧枕后、颈后、锁骨上、胸骨上、肩部、胸壁、腹部、腰部、腹股沟、双侧背阔肌与前锯肌肌间、双侧臀肌间等处脂肪弥漫性增厚，呈对称性分布，最厚处约 6.1 cm，FDG 摄取未见明显异常；肝脏密度弥漫性减低，CT 值约 45 Hu，放射性摄取尚均匀。扫描野内其他组织、器官未见明显异常结构改变或 FDG 摄取。

诊断意见：全身多部位脂肪对称性弥漫性增厚，代谢活性未见增高，结合病史，可符合马德龙综合征表现。

最终临床诊断及随访

根据 PET/CT 影像提示，临床诊断为马德龙综合征。因患者目前无明显症状，嘱患者戒酒，不适随诊，未进行其他治疗。

病例相关知识及解析

马德龙病（Madelung's disease），又称为多发性对称性脂肪瘤病（multiple symmetrical lipomatosis，MSL）或良性对称性脂肪瘤病（benign symmetric lipomatosis，BSL），1846 年由 Brodie 首次报道，1888 年 Madelung 对 33 例患者进行了总结，1898 年 PE Lands 和 R Bensaude 对 65 例患者进行了归纳，因此该病也称为 Lanois-Bensaude 综合征。马德龙病是一种罕见的脂肪代谢障碍性疾病，发病率约为 1/25 000，患者多为中老年男性，至今国内外报道约 500 余例，地中海地区的发病率位居全球首位。该病进展缓慢，多认为属良性疾病，恶变罕见。

马德龙病的发病机制尚不明确，推测与酗酒、内分泌代谢紊乱和恶性肿瘤有关，可能有遗传倾向，与棕色脂肪组织相关。目前，认为长期酗酒是该病重要的诱发因素。可伴发尿酸、血脂及内分泌代谢紊乱，表现为高尿酸血症、高脂血症、脂肪肝、肥胖症、甲状腺功能减退、糖耐量异常、代谢综合征；因患者长期酗酒，可伴有酒精性肝病、肝功能损伤、肝硬化、脾功能亢进、腹水、食管静脉曲张、消化道出血；由于脂肪堆积的持续增加，压迫颈部时可伴发血液循环不畅、打鼾、睡眠呼吸暂停综合征、呼吸困难、慢性阻塞性肺疾病、吞咽困难、发音障碍，纵隔受累时会出现纵隔压迫综合征；还可合并神经系统异常，如四肢乏力，感觉异常等。

目前本病的分型尚存在争议，未达成统一，Enzi认为根据临床表现可以分为Ⅰ型和Ⅱ型[1]；Carlsen等认为应将以儿童为主要发病人群的作为Ⅲ型[2]。Ⅰ型是最常见的类型，主要发生于男性，表现为躯干上部对称性膨隆，脂肪组织弥漫性对称性分布于双侧颊部、枕部、颈部、锁骨上窝、胸骨上窝、肩部及上肢近端、上胸背部，呈现"仓鼠脸颊""牛颈圈""驼峰背""大力水手"特征性表现，而病变未受累区域的脂肪萎缩，该分型多无异议。Ⅱ型男女皆可发生，以女性为主，表现为脂肪组织弥漫性分布于整个体表，包括前胸壁、上背部、腹部、臀部、四肢近端、腹股沟区，纵隔常不受侵犯，外观类似于单纯性肥胖的脂肪分布。Ⅲ型是先天性，多发于儿童，目前报道仅见于女性，病变主要累及躯干，偶尔会扩散至腹膜后。此外，该病还可位于眼内、舌部、乳腺、阴囊等部位，表现为眼眶脂肪瘤、巨舌症、双侧巨大乳房、阴囊脂肪瘤等。

该病的诊断主要依据病史、临床表现及影像学检查而做出。患者有长年酗酒史，多部位弥漫性、对称性、无痛性、不可逆的脂肪堆积[3]。超声、CT、MRI是临床上常用的影像学检查方法。超声下主要表现为颈部、胸背部等部位皮下脂肪组织弥漫性、对称性增厚，无明显包膜，边界不清，回声均匀，其内可见纤维分隔。CT、MRI能进一步了解脂肪的分布情况，CT表现为受累区域呈脂肪密度影，增强扫描后无明显强化，内可见线状、网状纤维分隔，邻近组织受压变形，可伴肌肉萎缩。MRI的脂肪抑制序列具有特异性。该病的病理表现为大量无包膜的脂肪组织。

在^{18}F-FDG PET/CT影像上，该病表现为全身多部位对称性的脂肪弥漫性增厚，而FDG代谢未见异常，结合患者长期酗酒史，诊断具有一定特征性。PET/CT检查的优势在于：全身显像可以全面地显示病变的受累区域，更好地了解病变的累及范围、增生的脂肪组织的分布特征；此外，在鉴别诊断时能够提供更多的相关信息。本例患者^{18}F-FDG PET/CT检查表现为全身多部位对称性弥漫性脂肪组织增生，^{18}F-FDG代谢活性不高，结合患者长期酗酒，即可做出诊断。患者肝脏密度弥漫性减低，^{18}F-FDG代谢活性未见异常，这可能是长期酗酒导致的酒精性肝病的表现，也可能是由于脂质代谢紊乱导致的脂肪肝的表现，二者均与马德龙病相关。

该病应与下列疾病鉴别：①脂肪肉瘤：多为单发，常无痛感，表现为局部软组织肿块，CT增强扫描多有强化，PET/CT检查肿物的^{18}F-FDG代谢活性增高，明确诊断有赖于病理；②多发性脂肪瘤：表现为多发性脂肪包块，有包膜，边界清晰，呈非对称性，可位于颈部、肩部、胸背部及臀部等。PET/CT检查^{18}F-FDG代谢活性不高，病灶呈非对称性分布、有清晰的边界为鉴别点；③库欣综合征：表现为因糖皮质激素长期分泌过多引起的向心性肥胖，24 h游离皮质醇等实验室检查异常可加以鉴别。PET/CT检查除了能够提供脂肪组织分布的特征外，还可以显示单侧或双侧肾上腺的增生或占位、可定位促肾上腺皮质激素腺瘤及异位促肾上腺皮质激素分泌病灶；④单纯性肥胖症：表现为全身皮下脂肪的增厚，在此基础上，腰部、臀部脂肪增厚明显，分布较为均衡。

另外，有学者报道了一例确诊马德龙病的患者经过冷刺激后的PET/CT显像，^{18}F-FDG代谢活性不高，并且活检脂肪组织不表达解偶联蛋白1（特异性存在于棕色脂肪组织），即未检测到与冷刺激相关的棕色脂肪[4]，这对于该病的病因研究或有提示意义。

在治疗方面，无明显症状的患者建议保守治疗，主要是戒酒和防治并发症。其中，戒酒是最重要的措施之一，虽然不能使增生的脂肪组织减少，但能降低复发率，延缓病情进展。部分体积较大、影响功能的需要手术切除，目的是改善外形、解除压迫症状。有学者提出脂肪抽吸治疗，但效果有限、复发率高，适用于有手术禁忌证的患者。

参考文献

［1］Enzi G. Multiple symmetric lipomatosis：an updated clinical report. Medicine（Baltimore），1984，63（1）：56-64.

［2］Carlsen A，Thomsen M. Different clinical types of lipomatosis. Case report. Scand J Plast Reconstr Surg，1978，12（1）：75-79.

［3］任贝贝，邱涛，徐森，等 . Madelung's 病的诊治及研究进展［J］. 中国美容整形外科杂志，2016，10：626-628.

［4］Moonen MPB，Nascimento EBM，van Kroonenburgh MJPG，et al. Absence of ^{18}F-fluorodeoxyglucose uptake using Positron Emission Tomography/Computed Tomography in Madelung's disease：A case report. Clin Obes，2019，9（3）：e12302.

（韩洁　杨芳）

第二部分

血液系统疾病

一、FDG PET/CT 显像

（一）显像原理

同第一部分，此处不再赘述。

（二）显像方法

同第一部分，此处不再赘述。

（三）临床应用

目前 ^{18}F-FDG PET/CT 已成为血液系统疾病诊疗中最为广泛应用的核素显像技术。其临床应用涉及淋巴瘤、骨髓瘤、白血病等多种疾病，被广泛用于疾病的诊断与鉴别诊断，同时也被用于治疗前分期以及包括化疗、放疗以及骨髓移植或自体干细胞移植术后的疗效评估。

二、脾显像

（一）显像原理及方法 [1-2]

脾脏内存在着大量的巨噬细胞，具有吞噬胶体和变性红细胞的功能，当放射性核素标记的胶体颗粒（如 ^{99m}Tc- 植酸钠、^{99m}Tc- 硫胶体等）或变性红细胞经静脉注射入体内后，被单核巨噬细胞吞噬并滞留于脾脏，此时使用 SPECT 或 SPECT/CT 即可进行脾显像（spleen imaging）。脾显影中脾对显像剂的摄取情况与脾内所含单核细胞数量及细胞活跃程度相关。

1. 放射性胶体显像

^{99m}Tc- 植酸钠静脉注射后与血中的钙离子螯合成 ^{99m}Tc- 植酸胶体，生理情况下约 90% 被肝摄取，仅 2%～3% 进入脾，因此正常情况下只见肝显影，脾通常不显影；^{99m}Tc- 硫胶体颗粒较大，进入脾较多，约为 8%～10%，因此正常人可见脾显影。临床上可将 ^{99m}Tc- 植酸钠或 ^{99m}Tc- 硫胶体脾显像作为发现脾功能亢进及评估亢进程度的一种技术手段，当脾功能亢进时可表现脾显影或脾对显像剂摄取明显增高。

2. ^{99m}Tc- 热变性红细胞显像

将氯化亚锡焦磷酸盐生理盐水静脉注入受检者体内，30 min 后用肝素抗凝注射器抽取静脉血 5～5 ml，加入 ^{99m}TcO$_4^-$ 74～185 MBq（2～5 mCi），轻摇混匀后置温箱中 37℃恒温 15 min，再于 49～50℃保温 15～30 min。使用热变性红细胞作为显像剂时仅脾显影，临床可用于观察脾结构及病灶摄取情况。但由于操作过程繁复，目前临床已很少使用。

（二）显像方法

患者无需特殊准备。静脉注射显像剂 15～20 min 后即可开始显像。可采集前、后位平面像，必要时加做左侧、左前斜或左后斜位像。目前则提倡 SPECT/CT 断层图像采集。

（三）正常影像

以正常人 ^{99m}Tc- 硫胶体脾显像为例，脾位于左季肋部，形态可有较多变异，后位观脾多呈卵圆形或逗点状，也可呈三角形、半球形或分叶状，轮廓完整，脾内放射性分布均匀（图2-1）。需注意的是，正常人群中约20%可见副脾影像，其大小、数目不一，多位于脾门附近，但也有出现于盆腔者。

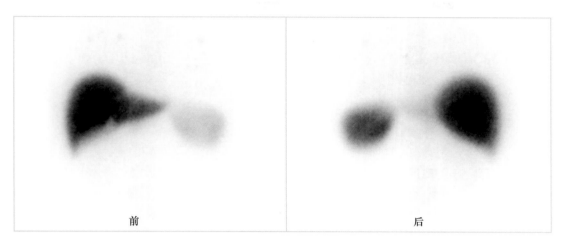

图 2-1 正常人 ^{99m}Tc- 硫胶体脾显像

（四）临床应用

脾显像可用于副脾及异位脾的诊断，尤其是在常规影像检查判断困难的情况下。此外，还可用于脾功能判断以及探查脾外伤、脾梗死等情况。

参考文献

［1］潘中允主编.实用核医学.第2版.北京：人民卫生出版社，2014：559-564.
［2］Abdelhamid H.Elgazzar. Orthopedic Nuclear Mwdicine. Berlin：Springer，2004.

（王茜）

临床应用篇

病史及检查目的

患者男性，69 岁。主因"腹痛、黑便伴盗汗 1 个月"就诊，胃镜检查示胃溃疡、慢性萎缩性胃炎；进一步肠镜检查发现回肠末端占位性病变，活检提示为大的、弥漫性生长的异常淋巴样细胞增生，淋巴结构破坏，免疫组化：CD（－）、CD20（＋）、pax-5（＋）、CD79a（＋）、CD10（－）、MUM（＋）、ki-67（＋90%）、CK（－）、Syn（－）、CgA（－）、CD56（－）、Bcl-6（小灶＋）。临床诊断为弥漫大 B 细胞淋巴瘤。为进一步评估肿瘤病变全身累及情况，行 ^{18}F-FDG PET/CT 检查（病例图 27-1）。

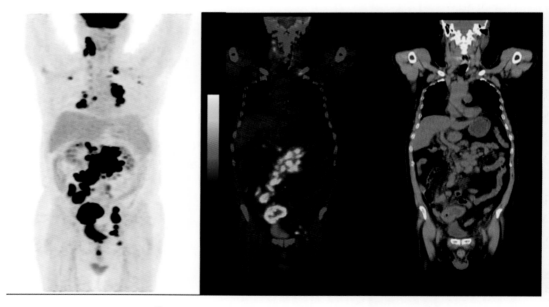

病例图 27-1　^{18}F-FDG PET/CT MIP 图、冠状位 PET/CT 融合图及 CT 图像

^{18}F-FDG PET/CT 检查

影像所见： 右侧颈部 Ⅱ 区、左锁骨下、双肺门及纵隔、左侧腋窝、肠系膜、腹膜后血管旁、左侧髂外血管旁、左侧腹股沟区可见多发 FDG 代谢增高的肿大淋巴结，短径 1.0 ～ 2.6 cm，SUVmax 3.2 ～ 23.79，其中最大者位于肠系膜，约 2.7 cm×2.6 cm，淋巴结内密度大多均匀，未见明显坏死征象；右侧盆腔内见回肠节段性肠壁明显增厚并 FDG 摄取明显升高，SUVmax 为 23.34，累及长度约 13 cm。此外，右肺尖段近胸膜处可见一直径约 0.7 cm 结节影，SUVmax 为 5.21（病例图 27-2）。

检查意见： 全身多发 FDG 代谢增高病灶累及膈上下多发淋巴结区，可符合弥漫大 B 细胞淋巴瘤（Ⅳ期）表现；右肺胸膜下 FDG 代谢增高磨玻璃影，不除外淋巴瘤肺受累。

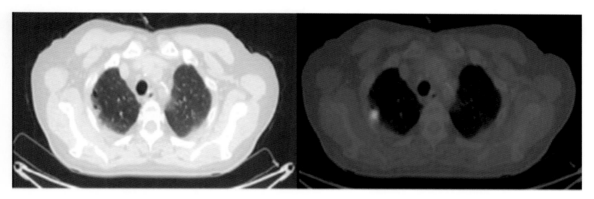

病例图 27-2 右肺尖段近胸膜处见 FDG 代谢增高的磨玻璃影

病例相关知识及解析

淋巴瘤是一组起源于淋巴造血系统的恶性肿瘤的总称，是中国常见恶性肿瘤之一。其主要表现为无痛性淋巴结肿大、发热、消瘦、贫血等，也可伴有淋巴结外器官受累引起的相应症状。根据肿瘤组织病理学改变，淋巴瘤分为霍奇金淋巴瘤（Hodgkin's lymphoma，HL）和非霍奇金淋巴瘤（non-hodgkin's lymphoma，NHL）两大类。HL 包括结节性富含淋巴细胞型和经典型；NHL 常见病理亚型则包括弥漫大 B 细胞淋巴瘤（diffuse large B-cell lymphoma，DLBCL）、边缘区淋巴瘤、滤泡性淋巴瘤、慢性淋巴细胞白血病、小 B 细胞性淋巴瘤、套细胞淋巴瘤、Burkitt 淋巴瘤、血管免疫母细胞性 T 细胞淋巴瘤、间变性大细胞淋巴瘤、外周 T 细胞淋巴瘤等多种，其中 DLBCL 是所有 NHL 中最常见类型。不同类型的淋巴瘤根据自然病程又可将其归为高度侵袭性、侵袭性和惰性淋巴瘤三大临床类型。淋巴瘤的诊断主要依靠临床表现、实验室检查、影像学检查、组织病理学和分子病理学检查。组织病理学和分子病理学诊断是决定治疗原则和判断预后的重要依据，是淋巴瘤诊断的金标准。在治疗方面，除放疗和化疗之外，单克隆抗体、小分子靶向治疗和免疫治疗等药物的应用可显著改善淋巴瘤患者的近期疗效和远期生存，对于复发或难治性患者还可联合自体干细胞移植，甚至异基因移植的治疗方案。

对确诊淋巴瘤的患者而言，治疗前准确的临床分期对后续治疗方案的确立非常重要。目前的临床分期主要依据 Ann Arbor 标准（病例表 27-1）。此外，Lugano 分期系统也被用于评估非霍奇金淋巴瘤（NHL）患者病情严重程度（病例表 27-2）。

病例表 27-1　淋巴瘤 Ann Arbor 分期

分期	侵犯范围
Ⅰ期	侵犯单个淋巴结区或淋巴样组织（如脾、韦氏环、胸腺）（Ⅰ），或单个结外器官 / 部位受累（ⅠE）
Ⅱ期	侵犯横膈一侧的 2 个或 2 个以上淋巴结区域（Ⅱ），或一个结外器官 / 部位局部延续性受累合并横膈同侧 1 个或多个区域淋巴结受累（ⅡE）
Ⅲ期	侵犯横膈两侧的淋巴结区域（Ⅲ），可合并局部结外器官 / 部位受累（ⅢE），或合并脾受累（ⅢS），或两者均受累（ⅢE＋S）
Ⅳ期	同时伴有远处一个或多个结外器官广泛受累

以下定义适用于各期：

A	无全身症状
B	有全身症状：6 个月内不明原因体重下降 > 10%，不明原因发热（38℃以上），盗汗。
E	连续性的结外部位受累，或淋巴结侵及邻近器官或组织。肝和骨髓受累除外（归入Ⅳ期）
S	脾受累

病例表 27-2　淋巴瘤 Lugano 分期系统

分期	侵犯范围
局限期	
Ⅰ期	仅侵及单一淋巴结区域（Ⅰ期），或侵及单一结外器官不伴有淋巴结受累（ⅠE 期）
Ⅱ期	侵及横膈一侧≥2 个淋巴结区域（Ⅱ期），可伴有同侧淋巴结引流区域的局限性结外器官受累（ⅡE 期）
Ⅱ期伴大包块	包块最大直径≥7.5 cm
进展期	
Ⅲ期	侵及横膈上下淋巴结区域，或横膈以上淋巴结区受累伴脾受累（ⅢS 期）
Ⅳ期	侵及淋巴结引流区域以外的结外器官

在淋巴瘤的诊疗过程中，^{18}F-FDG PET/CT 显像被推荐用于初始的分期、再分期、早期治疗反应及疗效评估、预后预测及随访。临床中对于淋巴瘤患者初始治疗方案的确定主要依据淋巴瘤的组织学分类、治疗前是否伴有危险因素以及准确的疾病分期等。大部分淋巴瘤，尤其是 HL 和高度恶性 NHL，为 FDG 高度亲和力肿瘤，在 FDG PET/CT 显像中病灶显示清晰，故其对病灶的检出具有很高的灵敏度（病例表 27-3），并且病灶对 FDG 的摄取程度与肿瘤的恶性度及预后相关。因此目前临床推荐将 FDG PET/CT 用于 FDG-avid 淋巴瘤的治疗前评估，尤其是对 HL 和 DLBCL。有学者认为，骨髓活检不再适用于霍奇金淋巴瘤和大多数弥漫大 B 细胞淋巴瘤的常规分期，而应首选 PET/CT 检查[1]。

病例表 27-3　FDG PET 探测各类型淋巴瘤病灶的敏感度

霍奇金淋巴瘤	97%～100%
弥漫大 B 细胞淋巴瘤	97%～100%
滤泡性淋巴瘤	91%～100%
套细胞淋巴瘤	100%
NK/T 细胞淋巴瘤	83%～100%
外周 T 细胞淋巴瘤	86%～98%
边缘区淋巴瘤	54%～81%
慢性淋巴细胞白血病	47%～83%

值得注意的是，^{18}F-FDG PET/CT 诊断中，淋巴瘤病变往往需要与恶性肿瘤淋巴结转移相鉴别。淋巴瘤患者的受累淋巴结形态多为肾形，密度较均匀，少见坏死和融合现象，病变分布区域不遵循淋巴引流途径；而转移性淋巴结具有沿原发肿瘤淋巴引流区域分布的特征，多可见门结构破坏，肿大淋巴结趋向球形或不规则形，内密度不均匀，易发生缺血坏死，并有融合趋势[2]。此外，NHL容易结外受累，受累器官组织的 FDG 摄取程度多与淋巴结相近；骨骼受累时多见于脊柱、骨盆和长骨的溶骨性骨质破坏，骨髓异常者少见。对于淋巴瘤肝及脾受累的评价尚没有明确的评价标准，通常认为肝及脾内的局灶性 FDG 摄取增高并且与全身其余病灶的摄取相当时考虑为淋巴瘤肝或脾受累。

参考文献

[1] Cheson BD, Fisher RI, Barrington SF, et al. Recommendations for initial evaluation, staging, and response assessment of Hodgkin and non-Hodgkin lymphoma: the Lugano classification. J Clin Oncol, 2014, 32 (27): 30593068.

[2] 刘青青，王振光，王楠，等.非霍奇金淋巴瘤与广泛淋巴结转移癌的18F-FDG PET/CT 淋巴结影像特征比较 [J].中华核医学与分子影像杂志，2016，36 (2)：142-145.

（武萍　梁梦　武志芳）

病例 28　FDG PET/CT 诊断黏膜相关淋巴组织边缘区淋巴瘤

病史及检查目的

患者男，64 岁。因发现双侧眼睑肿物 1 个月就诊。行双眼睑肿物切除，术后病理检查提示为结外黏膜相关淋巴组织边缘区淋巴瘤。进一步骨髓活检结果示：可见 2% 分类不明细胞；流式细胞检测分析为异常克隆 B 细胞。为观察肿瘤全身累及情况行 ^{18}F-FDG PET/CT 检查（病例图 28-1）。

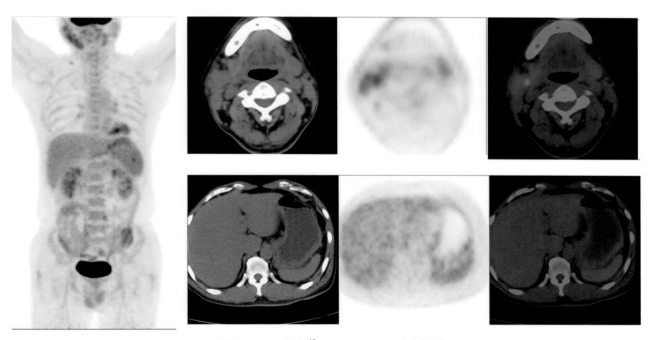

病例图 28-1　患者 ^{18}F-FDG PET/CT 检查结果

^{18}F-FDG PET/CT 检查

影像所见：双侧腮腺及颌下腺 FDG 摄取增高，以右侧为著（SUVmax 4.2），CT 示腺体内密度不均匀性增高；双侧颈动脉鞘周围及右锁骨上区可见多发 FDG 代谢增高的小淋巴结影（SUVmax 分布于 2.5 ～ 3.2）；纵隔及双侧肺门可见多个 FDG 摄取稍增高的小淋巴结影（SUVmax 分布于 1.6 ～ 2.4）；

胃充盈可，胃壁 FDG 摄取不均匀增高，胃底部为著（SUVmax 3.9），CT 示局部胃壁不均匀增厚；腹主动脉旁、脾胃间可见多个 FDG 摄取稍增高的小淋巴结影（SUVmax 分布于 2.2～3.8）。扫描野内其他脏器组织未见明显异常 FDG 摄取或结构改变。

检查意见： 胃壁、腮腺、颌下腺 FDG 代谢不均匀增高，颈部、纵隔及腹膜后等膈上下多个淋巴结区 FDG 代谢增高淋巴结，符合黏膜相关淋巴组织淋巴瘤表现。

病例相关知识及解析

边缘区淋巴瘤（marginal zone lymphomas，MZL）是一组起源于滤泡边缘区 B 细胞的恶性肿瘤，属非霍奇金淋巴瘤（NHL）的一个亚型（约占 NHL 的 10%）。临床表现因发生部位的不同而呈现多样性，总体发展较为缓慢，属于惰性淋巴瘤。按照起源部位的不同，分为结外黏膜相关淋巴组织（mucosa-associated lymphoid tissue，MALT）淋巴瘤、淋巴结边缘区淋巴瘤和脾 B 细胞边缘区淋巴瘤 3 种亚型。其中 MALT 淋巴瘤更为常见，约占 NHL 的 8%，可发生于具有黏膜组织或腺上皮的部位，如胃、小肠、唾液腺、眼附属器（结膜、泪腺、眼眶）、呼吸道（肺、咽喉、支气管）、皮肤、乳腺等。MLAT 淋巴瘤的诊断主要依据组织病理学检查，肿瘤细胞形态变异很大，可与滤泡中心中央细胞、小淋巴细胞或单核样 B 细胞相似，常见某种程度的浆细胞分化，有时候仅靠形态学特点很难做出诊断，结合免疫组化和 PCR 技术有助于诊断。

在 MALT 淋巴瘤中，胃肠道起源最常见。胃原发 MALT 淋巴瘤约占 MALT 淋巴瘤的 50% 左右，以成人多见，男女比例相近。胃原发 MALT 淋巴瘤可以通过内镜检查发现，病变主要发生在胃窦和胃体部位，胃内镜下可表现为弥漫型、溃疡型、结节型，若采用胃超声内镜可进一步提供胃壁浸润深度和胃周淋巴结转移的信息。胃原发 MALT 淋巴瘤中的幽门螺杆菌（Hp）感染率非常高，有研究显示当临床上清除 Hp 后部分胃 MALT 淋巴瘤可获得缓解，且多数 MALT 淋巴瘤患者通过抗幽门螺杆菌治疗、放疗、化疗及手术等可使疾病得到有效控制，其 5 年生存率约为 80%。对于多器官组织受累的患者，有人推测其为胃原发 MALT 淋巴瘤的Ⅳ期病例。此外，少部分 MALT 淋巴瘤会逐渐演变成侵袭性淋巴瘤，如弥漫大 B 细胞淋巴瘤。

目前 FDG PET/CT 被广泛用于淋巴瘤患者的治疗前分期、治疗后的疗效评估以及预后信息[1]。本例经病理证实的 MALT 淋巴瘤患者行 ^{18}F-FDG PET/CT 显像的主要目的是进行治疗前分期。从检查结果可以看出：该患者的病灶呈 FDG 摄取轻度增高表现，可符合惰性淋巴瘤；病变累及结外多器官和多个淋巴结区，可符合Ⅳ期表现。对于Ⅲ/Ⅳ期病灶广泛者，临床通常需行系统治疗（免疫联合化疗方案），因此，该患者的 PET/CT 检查不仅起到治疗前评估作用，同时也为后续的系统治疗效果的评估提供了基线影像资料。

值得注意的是，FDG PET/CT 对于原发性胃 MALT 淋巴瘤的诊断作用尚存有争议[2]，有人认为胃壁的生理性或炎性摄取可能掩盖病变，胃腔充盈程度、患者呼吸幅度、肿瘤形态、浸润范围、Ki-67 增殖指数等多种因素也会影响显像结果。然而，作为临床随访手段，PET/CT 可帮助检出 MALT 淋巴瘤向弥漫大 B 细胞淋巴瘤转化的情况（病例图 28-2），MALT 淋巴瘤会演变成侵袭性淋巴瘤时往往病灶对 FDG 的摄取程度明显增高，临床也可通过对明显高摄取病灶进行活检得到准确诊断。若证实 MALT 淋巴瘤转变成具有侵袭性的淋巴瘤时，临床往往需要对患者采取更加强效的化疗、免疫治疗等方案。

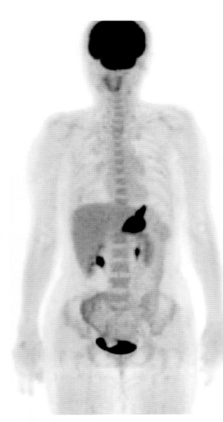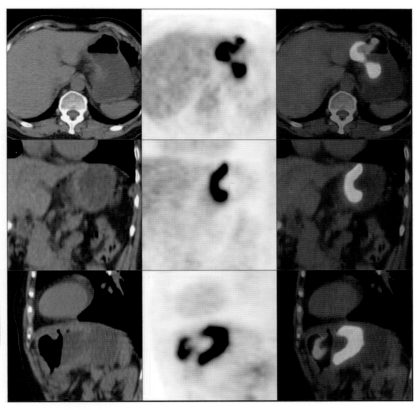

病例图 28-2 患者女，64 岁。1 年前因上腹部不适行胃肠镜检查，活检发现胃 MALT 淋巴瘤，HP 阳性；全身 CT 检查未见明显肝、脾、淋巴结肿大。后行 Hp 清除治疗，复查 Hp 转阴。近 20 余天来自觉上腹不适再度就诊，PET/CT 检查示胃部肿物呈 FDG 明显高摄取。复查胃镜见胃窦黏膜慢性炎症伴溃疡形成；病理检查见灶片状淋巴样细胞弥漫分布，细胞中等大小，部分细胞偏大；免疫组化 CD20 ＋，PAX-5 ＋，CD3 －，CD5 －，CD23 －，CD10 －，Bcl2 －，Bcl6 －，MUM1 ＋，C-myc －，Ki67（70%），EBER －。最终诊断为：非霍奇金淋巴瘤，B 细胞源性（弥漫大 B 细胞淋巴瘤，nGCB）

参考文献

［1］中华医学会核医学分会 . 淋巴瘤 ¹⁸F-FDG PET/CT 及 PET/MR 显像临床应用指南（2021 版）. 中华核医学与分子影像杂志，2021，41（3）：161-169.

［2］Sander CA，Flaig MJ，Jaffe ES. Cutaneous manifestations of lymphoma：a clinical guide based on the WHO classification. World Health Organization.Clin Lymphoma，2001，2（2）：86-100；discussion 101-2.

（邱李恒　王茜）

病例 29　FDG PET/CT 诊断原发性肺黏膜相关淋巴组织淋巴瘤

病史及检查目的

患者男性，59 岁。2 周前因胸部不适行冠脉 CTA 检查，结果提示冠状动脉粥样硬化；右肺炎性病变。抗感染治疗 12 天后复查胸部 CT 示肺部病灶未见明显变化。进一步实验室检查发现血清肿瘤标志物细胞角蛋白 19 片段 4.0 ng/ml（参考值：0 ～ 3.7 ng/ml），余无特殊发现。为进一步明确肺部病变性质，行全身 ¹⁸F-FDG PET/CT 检查（病例图 29-1）。

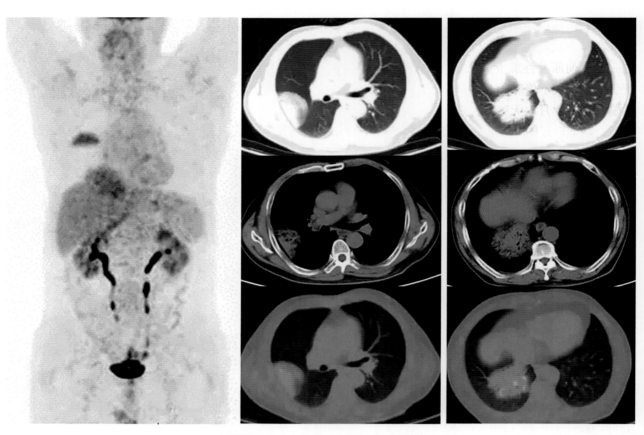

病例图 29-1 患者 ^{18}F-FDG PET/CT 图像

^{18}F-FDG PET/CT 检查

影像所见： 右肺上叶后段胸膜下及下叶基底段开口处各见一斑片状实变影，大小分别约 6.5 cm×4.5 cm 和 7.7 cm×6.2 cm，边界较清晰，密度欠均匀，其内可见支气管充气征，放射性摄取轻度不均匀增高，SUVmax 分别为 3.8 和 4.2，邻近胸膜增厚；左肺野、纵隔及双侧肺门淋巴结均未见异常放射性摄取灶。扫描野内其他区域组织、器官未见明显异常 FDG 摄取或结构改变。

检查意见： 右肺上叶后段胸膜下及下叶基底段开口处 FDG 代谢增高的斑片状实变影，考虑肺黏膜相关淋巴组织淋巴瘤。

临床诊断及随访

患者随后行 CT 引导下经皮肺穿刺活检，免疫组化示：CD20（＋），PaX-5（＋），CyclinD1（－），Bcl-2（＋），Bcl-6（－），Mum-1（－），背景细胞 CD3、CD5（＋），CD21、CD23 滤泡树突细胞（＋），Ki-67 约 5%（＋），CKpan 肺泡上皮（＋），病理诊断为肺黏膜相关淋巴组织结外边缘区淋巴瘤。最终临床诊断：肺黏膜相关淋巴组织结外边缘区淋巴瘤 I$_E$ 期 A。随后患者接受 R-CHOP 化疗方案 3 个疗程及 FC 化疗方案 6 个疗程后，复查胸部增强 CT 示，胸部病灶基本吸收消失，疗效达完全缓解（CR）。随访至今，未见肿瘤复发进展。

病例相关知识及解析

原发性肺淋巴瘤很少见，而原发性肺黏膜相关淋巴组织淋巴瘤［primary pulmonary mucosa-associated lymphoid tissue（MALT）lymphoma］是其中最常见的病理亚型，约占 70%～90%。该肿瘤多发于中老年人，病情进展缓慢，临床可无症状，部分患者可有咳嗽、发热、胸闷、气急等表现[1]，多为偶然发现，实验室检查可无明显异常。原发性肺 MALT 淋巴瘤的临床表现无特异性，这是临床易误诊的原因之一。目前原发性肺 MALT 淋巴瘤诊断标准为：①明确的组织病理学诊断；②单侧或者双侧肺、支气管受累，伴或不伴肺门或纵隔淋巴结侵犯；③无肺及气管外其他部位的淋巴瘤或淋巴细胞白血病的证据；④确诊后 3 个月内无肺和支气管外组织或器官淋巴瘤。有研究认为该病的发生与肺部慢性炎症反复刺激有关，与 NF-κB 的激活和细胞凋亡受抑使肿瘤细胞增殖或活化有关，且伴有自身免疫性疾病，如干燥综合征患者的发病风险明显增高[2]。

原发性肺 MALT 淋巴瘤无肺叶累及倾向性，可单发或多发，CT 表现上常呈斑片状致密影，可见实变影，内部常伴支气管充气征，可呈串珠样扩张，增强后多见血管造影征、三角形灌注征，这是由于该淋巴瘤沿支气管、肺泡、肺间质蔓延走行，侵犯支气管黏膜上皮，但由于其结构松散，并不破坏或阻塞支气管及血管，肺内支架结构完整，形成了支气管充气征及血管造影征[3]，对诊断原发性肺 MALT 淋巴瘤有很大的价值。大多病例不伴有胸腔积液、纵隔及肺门淋巴结肿大。在 PET 显像中病灶呈不同程度的 FDG 摄取增高，部分病灶可无 FDG 摄取，偶见肺门及纵隔淋巴结代谢增高[4-5]。原发性肺 MALT 淋巴瘤在 PET 表现上虽无明显特征性，但其往往因恶性程度较低、病程较长而发展成较大病灶，且能够覆盖全身的 PET/CT 检查可帮助鉴别原发性肺 MALT 淋巴瘤与其他类型淋巴瘤肺部受累的情况，如本例仅肺部病灶表现为轻度 FDG 高摄取，无纵隔、肺门淋巴结及其他部位病灶，提示符合原发性肺 MALT 淋巴瘤表现。

在影像学表现上，原发性肺 MALT 淋巴瘤尚需与以下几种疾病相鉴别：①肺癌：病灶常为结节、肿块，边缘多有毛刺，FDG 高度摄取，常侵犯支气管引起阻塞性肺炎或肺不张，纵隔及肺门淋巴结肿大且代谢摄取增高，少有支气管充气征。尤其需注意肺泡细胞癌及肺炎型肺癌，其虽有支气管充气征，但支气管多呈扭曲、狭窄状；而肺 MALT 淋巴瘤支气管多走行流畅，能走行至肺野边缘。②肺炎：对于肺炎，临床表现很有帮助，多有高热、咳铁锈色痰等特征性表现，抗感染治疗后病变于短期内吸收，而原发性肺 MALT 淋巴瘤临床症状与影像学表现不成比例，影像学病灶范围较大，而临床症状比较轻或无，且抗感染治疗后无吸收。③淋巴瘤样肉芽组织：实变少见，多以结节或肿块为主，病变常累及双肺下野，无支气管充气征。

本病例展示可以提醒阅片者，当再遇到此类胸部影像学改变时，不仅仅要考虑肺的炎症性疾病、肺癌，还需考虑原发性肺 MALT 淋巴瘤的可能性。需注意的是确诊仍要依靠病理检查和免疫组化明确诊断，以减少误诊。

参考文献

［1］李天女，丁重阳，黄庆娟，等．肺黏膜相关淋巴组织型淋巴瘤的影像表现［J］．中华放射学杂志，2011，45（2）：149-152．

［2］RaphaelBorie，Marie Wislez，Martine Antoine，et al. Pulmonary mucosa-associatedlymphoid tissue lymphoma revisited［J］．Eur Respir J，2016，30：1-17．

［3］李百周，王聪，李天女，等．综合影像学、组织学和免疫组织化学特点诊断肺 MALT 淋巴瘤［J］．中国癌症杂志，2007，17（10）：796-800．

［4］Wei-dong Zhang，Yu-bao Guan，Chuan-xing Li，et al. Pulmonary mucosa-associated lymphoid tissue lymphoma：computed tomography and18F fluorodeoxyglucose-positron emission tomography/computed tomography imaging findings and follow-up［J］．J Comput Assist Tomogr，2011，35：608-613．

［5］陈淮，曾庆思，伍筱梅，等．肺黏膜相关淋巴组织淋巴瘤的 CT 及 PET-CT 表现［J］．临床放射学杂志，2015，34（4）：548-551．

（高珂梦　丁重阳　李天女）

病史及检查目的

患者男性，50 岁。主因"血涕 1 年，加重伴发热 2 月余"就诊。1 年前开始反复出现鼻塞、流鼻涕症状，有时伴有血性分泌物，曾以"鼻窦炎"诊治，效果不佳。1 个月前症状加重，鼻腔有较多浓稠韧性血性分泌物，同时伴发热（体温最高 38℃），抗感染治疗效果不佳，遂行鼻咽镜检查。鼻咽镜检查中见左鼻黏膜糜烂，鼻腔黏膜活检提示 NK/T 细胞淋巴瘤。为进一步评估病变累及范围行 ^{18}F-FDG PET/CT 检查。

FDG PET/CT 检查

影像所见：鼻咽顶后壁可见一 FDG 摄取增高软组织结节影（SUVmax 7.49）；左侧中下部鼻腔黏膜增厚伴轻度 FDG 摄取增高，邻近骨质结构完整；左颈部 Ⅱ 区可见几枚淋巴结，无明显 FDG 摄取，较大一枚约 1.0 cm×0.6 cm，中心可见脂性低密度影。扫描野内其他脏器组织未见明显异常 FDG 摄取或结构改变（病例图 30-1）。

检查意见：结合活检病理，考虑 NK/T 细胞淋巴瘤累及左侧中下部鼻黏膜及鼻咽顶后壁；左颈部淋巴结受累待排。

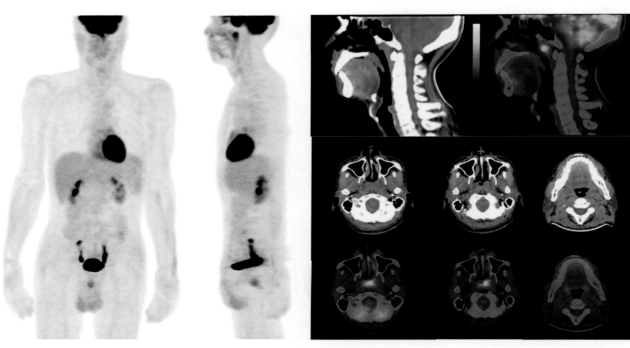

病例图 30-1　患者 FDG PET/CT 图像

病例相关知识及解析

NK/T 细胞淋巴瘤属于非霍奇金淋巴瘤的一种少见类型，占非霍奇金淋巴瘤的 2%～10%。其恶性细胞大部分来源于成熟的 NK 细胞，少部分来源于 NK 样的 T 细胞，因此它被称为 NK/T 细胞淋巴瘤。原发病灶常发生在鼻腔、鼻咽部，其他部位如鼻旁窦、扁桃体、韦氏环及口咽少见，故临床将其称为鼻型 NK/T 细胞淋巴瘤（ENTCL），在我国以南部省份较多见。NK/T 细胞淋巴瘤也可累及全身其他脏器，被称为鼻外 NK/T 细胞淋巴瘤。不同的学者根据不同的疗效或预后对 ENTCL 病灶分布进行不同的分型，

Kim 等将其分为上呼吸消化道（UAT）型和非上呼吸消化道（NUAT）型，UAT 型为常见类型，病灶包含 UAT 等面中线部位病灶，含或不含 NUAT 脏器的累及；NUAT 型则指病灶不累及鼻、咽等部位[1]。

　　ENTCL 患者常因鼻塞、鼻衄等鼻部症状就诊，鼻部病灶好发于鼻腔前部，并常弥漫性侵犯副鼻窦、眼眶、鼻翼、软腭等结构，其黏膜肿胀、糜烂坏死、溃疡或脓痂等，临床中常需要与鼻息肉、乳头状瘤、Wegener 肉芽肿等进行鉴别诊断。鉴别的主要方法是依靠组织病理学检查，但黏膜肿胀、糜烂坏死、溃疡或脓痂等可对活检取材造成干扰而影响病理诊断的准确性。尽管常规影像可显示肿瘤导致的组织结构改变，但识别肿瘤活性组织的分布较困难。FDG PET/CT 可反映具有活性的肿瘤组织的真实分布情况，从而为临床指示有效的活检部位，获得准确的病理诊断。此外，FDG PET/CT 还可同时观察肿瘤鼻外受累情况，帮助临床进行准确的分期。通常 ENTCL 肿瘤细胞对 FDG 摄取较高，所以 FDG PET/CT 对其病灶检出敏感度可高达 97.7%[2]。

　　NK/T 细胞淋巴瘤可以通过药物治疗、放射治疗、造血干细胞移植等方式进行治疗。早期患者经过合理的治疗预后相对较好，一般 5 年生存率达 60%～70%。有学者认为肿瘤在 PET/CT 显像中表现对 FDG 的高摄取往往与肿瘤的恶性度、预后等因素相关联[3]。而在肿瘤治疗过程中，PET/CT 能够准确观察到肿瘤对治疗的反应，初诊者在化疗中期（2～4 个疗程后）PET/CT 即可观察到良好的肿瘤缓解率，而复发者观察到的肿瘤缓解率要低于初诊者，且预后差。此外，噬血细胞综合征是 ENTCL 的一个重要并发症，合并噬血细胞综合征的 ENTCL 患者 SUVmax 值相对增高，预后较差。

　　综上，对于 ENTCL 患者 FDG PET/CT 能够较好地反映其全身肿瘤的分布，敏感、直观地监测全身病灶的发生、发展和转归，利于临床更深入地研究 ENTCL 的病程规律和治疗决策，对其诊断、分期、疗效判断、预后评估具有重要指导价值。

参考文献

［1］Kim TM，Heo DS. Extranodal NK/T-cell lymphoma，nasal type：new staging system and treatment strategies［J］. Cancer Sci，2009，100（12）：2242-2248.

［2］William BM，Armitage JO. International analysis of the frequency and outcomes of NK/T-cell lymphomas［J］. Best Pract Res Clin Haematol，2013，26（1）：23-32.

［3］宋建华，乔文礼，陈香，等. 18F-FDG PET/CT 对鼻型结外 NK/T 细胞淋巴瘤的影像表现及临床价值［J］. 南方医科大学学报，2016，36（8）：1123-1128.

（武萍　武志芳）

病例 31　FDG PET/CT 诊断皮下脂膜炎性 T 细胞淋巴瘤

病史及检查目的

　　患者女性，25 岁。主因皮肤红斑、皮下结节伴发热半年就诊。患者于 6 月前无明显诱因左上臂内侧出现拇指盖大小红斑，其下可触及境界清楚的结节，无压痛、瘙痒，后波及颈部、躯干，并出现发热（体温最高达 40℃），就诊于当地医院，予安痛定、地塞米松及补充电解质后热退、红斑颜色变淡，结节明显缩小后出院。后红斑反复发作，并逐渐发展至颜面、颈部、躯干及四肢，出现四肢及颜面部水肿，同时伴反复发热、寒战。自发病以来体重下降约 10 kg，无咳嗽、咳痰，无关节痛等。实验室检查：白细胞计数 1.08×10^9/L，中性粒细胞计数 0.83×10^9/L，红细胞计数 2.80×10^{12}/L，血红蛋白含量 81 g/L，血小板计数 121×10^9/L；D- 二聚体定量（INN）2.58 mg/L，凝血酶原时间 16.7 s，活化部分凝血活酶时间 58.3 s，纤维蛋白原定量 0.54 g/L；总胆红素 38.8 μmol/L，直接胆红素 35.7 μmol/L，白蛋白 15.4 g/L，谷丙转氨酶（丙氨酸氨基转移酶）99 U/L，谷草转氨酶（天冬氨酸氨基转移酶）360 U/L，甘油三酯 8.79 mmol/L，CRP 26.94 mg/L；铁蛋白＞2000 ng/ml；血清 IgG 16.50 g/L，血清 IgA 5.39 g/L；多项肿瘤标志物及自身抗体测定阴性。胸部 CT 平扫示左肺上叶下舌段纤维索条影及重度脂肪肝。为进一步明确诊断行 FDG PET/CT 检查（病例图 31-1 和病例图 31-2）。

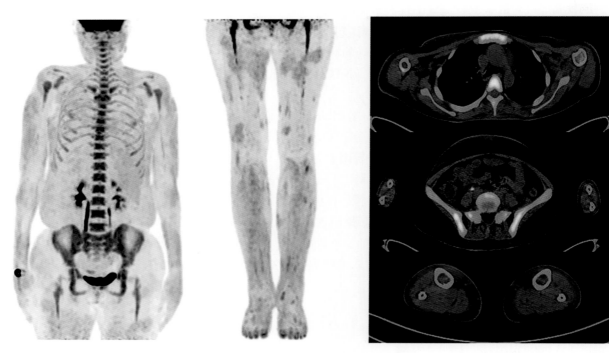

病例图 31-1　患者 ^{18}F-FDG PET/CT 图像

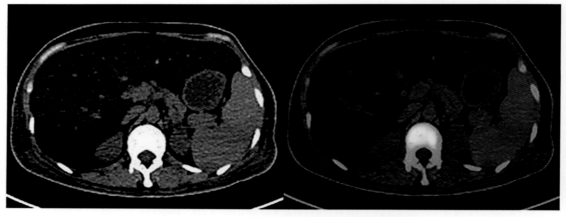

病例图 31-2　CT 示脾大，肝实质密度弥漫显著减低

FDG PET/CT 检查

影像所见： 全身皮肤弥漫增厚，皮下脂肪密度不均匀增高，呈渗出性改变，相应部位见结节状、团片状异常放射性浓聚影，以双下肢为著，SUVmax = 1.4；中轴骨和四肢骨近端骨髓见放射性摄取弥漫、均匀性增高，SUVmax = 6.1，CT 扫描相应部位骨质未见吸收破坏或软组织密度影；肝实质密度普遍显著减低，可见"血管造影征"，其内放射性分布弥漫性减低，脾大，密度及放射性分布均未见明显异常。

检查意见： 全身皮肤增厚伴皮下多发 FDG 代谢增高灶，全身骨髓代谢弥漫性增高，考虑皮肤淋巴瘤可能性大，建议皮肤穿刺活检。

最终临床诊断

经左大腿皮肤穿刺活检获得病理学诊断为：非霍奇金 T 细胞淋巴瘤；噬血细胞综合征。

病例相关知识及解析

2005 年世界卫生组织与欧洲癌症研究与治疗组织就皮肤淋巴瘤的分类达成共识，分为成熟 T 细胞和 NK 细胞肿瘤、成熟 B 细胞肿瘤、不成熟造血组织恶性肿瘤及霍奇金淋巴瘤四大类。囊括了所有原发和继发于皮肤的淋巴造血组织肿瘤，其中约 75% 为 T 细胞来源。

原发性皮肤淋巴瘤（primarycutaneous lymphoma，PCL）是指以皮肤损害为原发或主要表现的一组异质性的、表现复杂的恶性淋巴增殖性疾病，属结外非霍奇金淋巴瘤。PCL 病因及发病机制不明，遗传、感染、环境因素均与本病的发生、发展有关。近年来，随着患者就医意识和诊断水平的提高，PCL 发病率越来越高。PCL 患者的生存期差异明显，短者数月，长者可达数十年以上，因此 PCL 的正确诊断和分型对治疗方案的选择至关重要。由于皮肤淋巴瘤早期临床表现无特异性，仅根据皮肤特点常难以明确诊断，确诊主要依靠组织病理、免疫组化和基因技术。目前关于皮肤淋巴瘤的影像学研究很少，PET/CT 的主要价值在于皮肤受累程度的判定、临床分期、疗效观察及预后评价，并能有效指导临床穿刺活检部位。

皮下脂膜炎样 T 细胞淋巴瘤（subcutaneous penniculitis like T-cell lymphoma，SPTCL）是一种临床少见的原发于皮肤的 T 细胞淋巴瘤。主要表现为皮下多发性结节、斑块或皮下肿块，常伴有发热及消瘦等全身症状，并常累及皮下脂肪组织且与脂膜炎相似。虽然临床表现上缺乏特异性容易误诊，但具有相对特征性的组织病理学表现和免疫组织化学表型。SPTCL 是在 1991 年首次由 Gonzalez 等报道，将其命名为"累及皮下组织的 T 细胞淋巴瘤"，并认为该病与噬血细胞综合征相关。2001 年世界卫生组织对淋巴瘤进行分型中将本病确定为独立的 T 细胞淋巴瘤亚型，命名为 SPTCL，归类于"成熟（外周）T 细胞和天然杀伤细胞肿瘤"，且将其分为两型，即 αβT 细胞型及 γδT 细胞型。2005 年，欧洲癌症治疗研究组织在分类中将仅起源于 αβT 细胞型重新定义为 SPTCL。SPTCL 的病因及发病机制至今尚不清楚，有研究认为与 EB 病毒感染有关。SPTCL 的病理学特征主要有：皮下脂肪组织内见大小不一的肿瘤性 T 淋巴细胞增生浸润，低倍镜下显示，呈小叶性或全小叶性脂膜炎改变，并围绕单个脂肪细胞呈花边样排列，常见核分裂、脂肪组织坏死，明显发生组织细胞反应和肉芽肿形成，血管壁可见肿瘤性淋巴细胞浸润，继发血管壁坏死及血栓形成等。免疫组织化学表型常为 CD3、CD8 阳性，CD4、CD56 阴性，且表达细胞毒颗粒的相关蛋白[1-2]。

SPTCL 好发于儿童及中青年，临床上常表现为皮肤损害，可见单发或多发红斑，或皮下包块，无压痛。好发于肢体，其次躯干；部分病例伴有发热、消瘦等全身症状。大约 28% 的病例可出现噬血细胞综合征，表现为持续性高热和肝脾肿大，以及红细胞、粒细胞或血小板减少，甚至全血细胞减少，肝功能、凝血功能异常。噬血细胞综合征的出现可使病情急剧恶化。本例患者为青年女性，临床症状及实验室检查均可符合 SPTCL。PET/CT 图像表现为全身皮肤及皮下组织病变伴 FDG 代谢增高，首先应考虑皮肤相关疾病，如良性脂膜炎、皮肤淋巴瘤、皮肤结节病、结节性红斑、硬红斑等。除此以外，还需要考虑到某些风湿病累及皮肤，以皮肤损害为突出表现等可能，如皮肌炎、系统性红斑狼疮等。硬红斑、结节性红斑等皮肤良性病变有其特定的好发部位，如硬红斑好发于小腿屈侧，结节性红斑好发于小腿伸侧，全身症状较轻；结节病是一种可累及多系统的肉芽肿性疾病，病程发展较慢，且绝大多数患者可见双肺间质性病变及纵隔淋巴结肿大；风湿病是以皮肤、关节、血管及多系统损害为主的全身性疾病，常伴有自身抗体的阳性发现。由此可见该患者均不支持以上各种疾病诊断。然而，良性脂膜炎皮肤损害可以波及全身，严重者可伴有发热、多脏器的损害和实验室指标异常，需要与本病例进行鉴别，但良性脂膜炎的病理特征为成熟的淋巴细胞和良性组织细胞，无异性淋巴细胞的存在。需要注意的是，患者中轴骨和四肢骨近端骨髓代谢异常增高，及脾体积增大，均符合噬血细胞综合征表现，再结合全身广泛的皮肤病变，故应首先考虑为SPTCL。鉴于皮肤淋巴瘤分为原发和继发两种，本例患者全身各部位淋巴结和其他脏器均未受累，故认为本病应为皮肤原发淋巴瘤可能性大。

参考文献

［1］Willemze R，Jaffe ES，Burg G，et a1. WHO-EORTC classification for cutaneous lympomas［J］. Blood，2005，105（10）：3768-3785.

［2］Bradford PT，Devesa SS，Anderson WF，et al. Cutaneous lymphoma incidence patterns in the United States：a population-based study of 3884 cases. Blood，2009，113：5064-5073.

（郑婕铃　缪蔚冰　郑山）

病例 32　FDG PET/CT 评估淋巴瘤化疗效果

病史及检查目的

患者女，56岁，1年半前因出现活动后胸闷、气短就诊，被诊断为"冠心病"，行冠状动脉支架置入术；8个月前CT检查发现心包积液和胸腔积液，为进一步除外恶性病变，行FDG PET/CT检查，根据检查结果，考虑淋巴瘤可能（病例图32-1），后经胸腔纵隔淋巴结穿刺活检证实为弥漫大B细胞淋巴瘤。该患者随后行化疗8个周期，并在化疗结束后再次行FDG PET/CT检查以评估治疗效果（病例图32-2）。

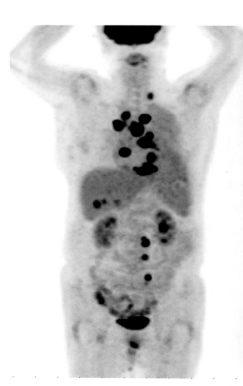
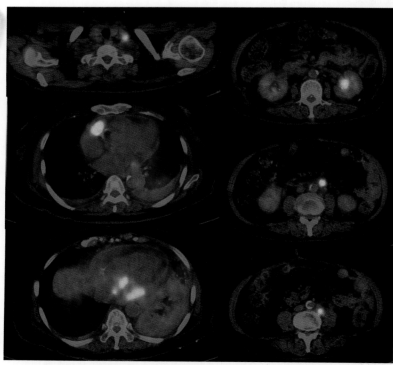

病例图 **32-1**　基线 FDG PET/CT 显像。左锁骨上、纵隔及腹主动脉旁淋巴结区域以及心包、肝右叶及左肾盂内见多发FDG 代谢明显增高的软组织密度肿物，同时伴双侧胸腔积液（左侧为著）和少量心包积液，左肺受压膨胀不全

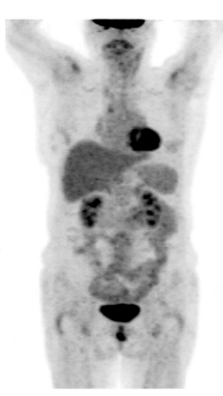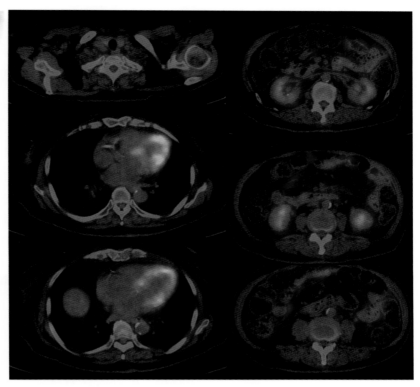

病例图 32-2　化疗后 FDG PET/CT 显像

化疗后 FDG PET/CT 检查

影像所见：与化疗前 PET/CT 影像比较，原左侧锁骨上、纵隔、腹主动脉旁、心包、肝脏、左侧肾盂多发 FDG 代谢增高软组织肿物均消失，相应部位 CT 均未见明显异常结构改变；双侧胸腔积液、心包积液吸收。扫描野内其他区域除生理性摄取及蓄积外，未见明显异常 FDG 摄取或结构改变。

检查意见：淋巴瘤化疗后，全身多发 FDG 代谢增高病灶本次均未显示，提示 CMR，D5PS 评分为 1 分。

病例相关知识和解析

FDG PET/CT 目前已成为淋巴瘤患者化疗疗效评估的常用技术手段。在 2009 年第一届 PET 淋巴瘤国际工作会议上法国的 Deauville 首先提出了采用 5 分量表（five-pointscale，5PS）（病例表 32-1）来表示淋巴瘤病灶摄取的不同等级，用于判读 PET/CT 扫描结果，即 Deauville 评分标准[1]，该标准经过临床实践在淋巴瘤治疗中期和治疗后的评估中得到了广泛应用。2014 年 Cheson 等基于 Deauville 评分和 Lugano 疗效评估标准，又提出了修订的疗效评估标准[2]，其中根据 PET/CT 结果，将其疗效分为完全代谢缓解（complete metabolic response，CMR）、部分代谢缓解（partial metabolic response，PMR）、疾病稳定（stable disease，SD）和疾病进展（progressive disease，PD）四种情况（病例表 32-2）。该标准详细说明了用于淋巴瘤治疗中期和治疗后 PET/CT 评估的判读方法，同时也修订了仅通过 CT 进行疗效评估的判读方法，适用于没有条件进行 PET/CT 检查或 FDG 摄取不高的淋巴瘤患者。

值得注意的是，采用 ^{18}F-FDG PET/CT 显像评估淋巴瘤患者的疗效时需在其治疗前、后分别进行扫描，并将治疗后的图像与基线扫描图像比较，以评估其治疗后效果，判断病情是否缓解或进展。基线扫描与治疗后扫描的基础条件等应保持一致，以避免其他因素对结果判读的影响，如患者准备、FDG 给药程序、PET/CT 图像采集、图像质量、数据分析、评估的标准化等。对于多次进行 PET/CT 显像结果对比分析的患者，目前广泛采用的方法有量表评分法与标准摄取值（standardized uptake value，SUV）对比定量评估等。

病例表 32-1　Deauville 评分标准

评分	PET/CT 扫描结果判读
1	病灶代谢摄取不超过本底
2	病灶代谢摄取≤纵隔血池摄取
3	纵隔血池摄取＜病灶≤肝血池摄取
4	病灶代谢摄取相对于肝血池适度增加
5	病灶代谢摄取明显高于肝血池和（或）出现新病灶
X	新出现的病灶有代谢摄取，但与淋巴瘤无关

病例表 32-2　修订的化疗反应评估标准

分类	以 PET/CT 为基础的标准
CMR	1、2 或 3 分（D5PS），无残余肿瘤，无骨髓受累
PMR	4 或 5 分（D5PS），与基线比较摄取减低，没有新病灶，骨髓残留摄取较基线减低
SD	4 或 5 分（D5PS），与基线比较摄取没有变化，没有新病灶，骨髓累及无变化
PD	4 或 5 分（D5PS），与基线比较摄取增加，有新病灶或淋巴结和骨髓有复发病灶

　　2014 年恶性淋巴瘤成像工作小组国际会议共识中推荐使用 Deauville 标准报告淋巴瘤患者 PET/CT 图像，并细化了 4 分和 5 分的定义中的适度浓聚（增加）和显著浓聚（明显高于）[3]：适度浓聚指病灶的最大标准摄取（SUV_{max}）大于正常肝脏的 SUV_{max}，显著浓聚则指病灶的 SUV_{max} 大于肝脏 SUV_{max} 的 2～3 倍。根据 Lugano 标准，在治疗中期和治疗后评估中，1 分和 2 分代表 CMR[4]。有文献指出，大多数治疗中期评估为 3 分的接受标准流程治疗的 HL、DLBCL 和滤泡性淋巴瘤（FL）患者在治疗结束后仍可以达到完全缓解，因此，3 分在接受标准流程治疗的中期评估中也可代表完全缓解。但该评判必须谨慎，在降阶梯治疗的临床试验中，3 分更倾向于不完全缓解，以避免治疗不足。4 分和 5 分的情况下，与基线扫描相比，如 FDG 摄取减少，在中期评估中代表部分代谢缓解，在治疗结束时则表示淋巴瘤残余病灶仍有代谢活性；而当 FDG 摄取无明显变化或增加时，提示治疗失败和（或）疾病进展。

　　在一些情况下，生理性或反应性 FDG 摄取可能大于肝脏和纵隔血池摄取，如 Waldeyer 环、消化道等部位存在生理性 FDG 高摄取，化疗及粒细胞集落刺激因子治疗会导致骨髓及脾弥漫性反应性 FDG 高摄取。这种情况下，需仔细鉴别高代谢部位为生理性摄取或反应性摄取。当生理性高摄取部位的病灶 FDG 摄取较基线明显降低，且不超过周围正常组织时可判断为 CMR。为避免反应性代谢摄取及化疗所致的炎症反应对 PET/CT 结果判读的影响，应选择合适的时间进行 PET/CT 检查。在治疗中期评估时，应在患者下一次化疗前，前次化疗结束后尽可能长的时间进行检查；在治疗结束进行评估时，则应在最后一次化疗疗程结束后至少 3 周进行检查，最佳时间为化疗后 6～8 周[5]，粒细胞集落刺激因子治疗后至少 2 周，放疗后至少 3 个月。

参考文献

[1] Meignan M，Gallamini A，Meignan M，et al. Report on the first international workshop on Interim-PET-Scan in lymphoma. Leuk Lymphoma，2009，50（8）：1257-1260.

［2］Cheson BD，Fisher RI，Barrington SF，et al. Recommendations for initial evaluation，staging，and response assessment of Hodgkin and non-Hodgkin lymphoma：the Lugano classification. J Clin Oncol，2014，32（27）：30593068.

［3］Barrington SF，Mikhaeel NG，Kostakoglu L，et al. Role of imaging in the staging and response assessment of lymphoma：consensus of the International Conference on Malignant Lymphomas Imaging Working Group. J Clin Oncol，2014，32（27）：3048-3058.

［4］Cheson BD，Fisher RI，Barrington SF，et al. Recommendations for initial evaluation，staging，and response assessment of Hodgkin and non-Hodgkin lymphoma：the Lugano classification. J Clin Oncol，2014，32（27）：30593068.

［5］Juweid ME，Stroobants S，Hoekstra OS，et al. Use of positron emission tomography for response assessment of lymphoma：consensus of the Imaging Subcommittee of International Harmonization Project in Lymphoma. J Clin Oncol，2007，25（5）：571-578.

（梁梦　武志芳）

病例 33　FDG PET/CT 用于经典型霍奇金淋巴瘤化疗中期评估

病史及检查目的

患者女性，28 岁。间断性咳嗽 1 年伴轻微胸痛，不伴发热。胸部 CT 检查发现前纵隔肿物。后行纵隔肿物活检，病理回报：（纵隔）穿刺纤维组织内见嗜酸性细胞、组织细胞、中性粒细胞及少量异性细胞，并见坏死。结合免疫组化考虑为霍奇金淋巴瘤。免疫组化结果：CD163（＋），CD1a（－），Ki-67（15%），CD5（个别细胞＋），CD45RO（＋），CD43（－），CD117（－）。提示为霍奇金淋巴瘤。逐行 FDG PET/CT 基线显像（病例图 33-1），并于化疗 4 个周期后应用 FDG PET/CT 进行化疗中期效果评估（病例图 33-2）。

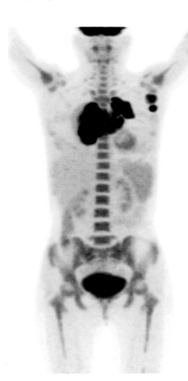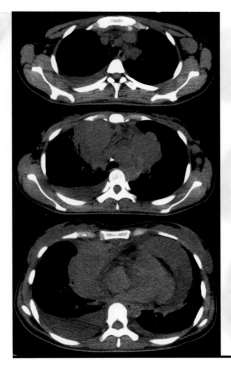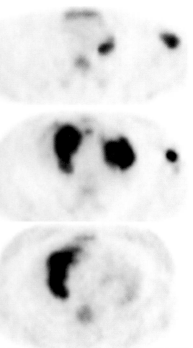

病例图 **33-1**　化疗前 FDG PET/CT 基线显像

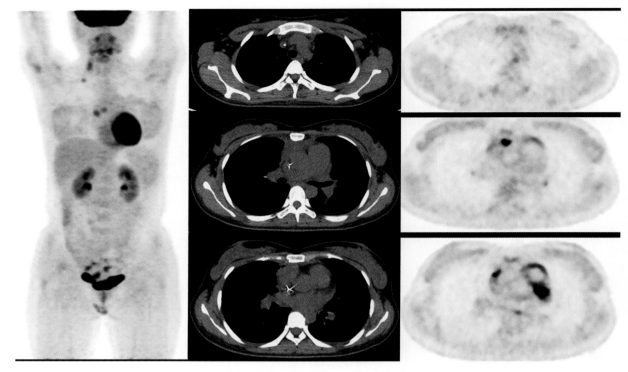

病例图 33-2　化疗中期 FDG PET/CT

FDG PET/CT 检查

检查方法：基线显像和化疗后显像均按以下方法进行。患者禁食 6 h 以上，测指尖血糖在正常范围。经上肢静脉注射 ^{18}F-FDG，静息 50 min 后行颅底至大腿中段 PET/CT 显像。

基线显像影像所见：于纵隔处可见形态不规整、FDG 摄取异常增高的巨大软组织密度肿块（SUVmax ＝ 9.75），横截面约 12.5 cm×7.3 cm，挤压邻近肺组织及心脏，同时双肺外压性部分肺不张、心包积液和双侧胸腔积液（右侧为著）；左侧腋窝可见多枚淋巴结代谢异常增高的肿大淋巴结，大者约 3.0 cm×2.2 cm，SUVmax ＝ 6.89。另可见脾脏代谢高于肝脏（脾脏 SUVmax ＝ 1.8）；全身富含红骨髓区域骨骼 FDG 摄取弥漫性增高（SUVmax ＝ 3.93），CT 未见骨质结构异常。考虑霍奇金淋巴瘤累及纵隔及左侧腋窝淋巴结（Ann Arbor 分期为 ⅡA 期），伴局部肺不张、心包积液及胸腔积液；脾脏及骨髓弥漫性代谢增高考虑为反应性改变。

化疗中期显像影像所见：化疗后纵隔 FDG 高摄取肿块明显缩小，仅见少许条斑片状软组织密度影残留，其中可见两处点状 FDG 摄取增高灶，大小分别为 1.5 cm 和 1.2 cm，SUVmax ＝ 3.36，其余部位未见异常 FDG 摄取；左侧腋窝肿大淋巴结亦明显缩小，最大一枚约 1.2 cm×1.0 cm，未见明显 FDG 摄取。脾脏及骨髓未见异常 FDG 摄取。提示霍奇金淋巴瘤化疗后 5PS 评分为 4 分，考虑 PMR。

病例相关知识及解析

目前 FDG PET/CT 已被推荐用于摄取 FDG 的淋巴瘤初始评估、分期及治疗疗效评价。欧洲临床肿瘤学会临床实践指南中推荐在 HL 及 DLBCL 治疗 2 ～ 4 个疗程后以 PET 显像监测患者的早期治疗反应，根据其结果可及时评价疗效，调整治疗方案，中断无效的治疗，减少和避免药物毒性和不良反应。病灶 FDG 摄取减少或消失是治疗有效的标志，但在治疗中期 PET 检测显示代谢缓解时仅提示淋巴瘤对化疗方案敏感，并不能说明体内的肿瘤细胞已被完全消灭，只是难以被 PET/CT 检测到[1]，此时患者仍需要完成全部计划疗程；而当检测结果显示有疾病进展的明确证据时则需要考虑调整治疗方案。然而，有关根据治疗中期 PET 检测结果调整治疗方案能为患者带来更好预后的证据尚不充分，仍有待大量临床试验加以验证。

Adams 等[2]对 10 项包括共 1389 例 HL 患者的研究进行了系统性回顾和 meta 分析得出的结果是，治疗中期 PET 对预测治疗失败人群的敏感度、特异度、阳性预测值和阴性预测值分别为 0～81.5%、72.2%～96.6%、0～86.0% 和 84.4%～98.6%，曲线下面积为 0.877，合并灵敏度和特异度分别为 70.8% 和 89.9%，提示中期 PET 在 HL 患者中确实能比较好地识别治疗失败的人群。最近又有多项大样本多中心的前瞻性研究探讨了 PET/CT 在 I / II 期及 III/IV 期 HL 治疗后再分期及指导治疗上的意义。一项随机试验表明[3]，在 ABVD 化疗 2 个周期后进行 PET/CT 检查的患者中，81.2% 阴性患者继续进行 ABVD 治疗，18.8% 阳性患者进行剂量递增的博来霉素、依托泊苷、多柔比星、环磷酰胺、长春新碱、甲基苄肼、泼尼松（eBEACOPP）化疗及受累野的放射治疗，研究组的 5 年无进展生存率（progression-free survival，PFS）为 90.6%，而对照组标准 ABVD 方案联合放疗的 5 年 PFS 则为 77.4%。有研究显示在进展期淋巴瘤患者治疗 2 个疗程后的 PET 显像中，有 82% 的患者阴性，他们继续进行了 4 个周期的 ABVD 治疗，另 18% 表现 PET 阳性的患者随后接受了 6 个周期的 eBEACOPP 治疗方案，而这些 PET 阳性患者的 2 年 PFS 为 64%，超过了目标方案中预期的 48%[4]。通常对接受 ABVD 初始治疗的 III/IV 期 HL 患者来说治疗失败的风险较高，通过治疗中期 PET/CT 影像评估，对阳性患者进行自体移植等早期强化治疗，可改善此类患者的预后，使其 2 年 PFS 提高并接近于中期显像阴性的患者[5]。因此，目前在 HL 治疗领域中已达成共识：通过 PET/CT 对 ABVD 治疗 HL 患者进行中期效果评估以及对阳性患者的再分期和后续治疗方案的调整均可使患者获益。

参考文献

［1］Barrington SF，Mikhaeel NG，Kostakoglu L，et al. Role of imaging in the staging and response assessment of lymphoma：consensus of the International Conference on Malignant Lymphomas Imaging Working Group［J］. J Clin Oncol，2014，32（27）：3048-3058.

［2］Dupuis J，Berriolo-Riedinger A，Julian A，et al. Impact of［（18）F］fluorodeoxyglucose positron emission tomography response evaluation in patients with high-tumor burden follicular lymphoma treated with immunochemotherapy：a prospective study from the Groupe d'Etudes des Lymphomes de l'Adulte and GOELAMS［J］. J Clin Oncol，2012，30（35）：4317-4322.

［3］Juweid ME，Stroobants S，Hoekstra OS，et al. Use of positron emission tomography for response assessment of lymphoma：consensus of the Imaging Subcommittee of International Harmonization Project in Lymphoma［J］. J Clin Oncol，2007，25（5）：571-578.

［4］Boellaard R，Delgado-Bolton R，Oyen WJ，et al. FDG PET/CT：EANM procedure guidelines for tumour imaging：version 2.0［J］. J Clin Oncol，2007，25（5）：571-578.

［5］Itti E，Lin C，Dupuis J，et al. Prognostic value of interim 18F-FDG PET in patients with diffuse large B-Cell lymphoma：SUV-based assessment at 4 cycles of chemotherapy［J］. J Nucl Med，2009，50（4）：527-533.

（梁梦　武志芳）

病例 34　FDG PET/CT 用于惰性淋巴瘤的治疗指导

病史及检查目的

患者男性，45 岁，发现双侧腹股沟肿物 1 个月，诊断滤泡性淋巴瘤 20 天。患者于 1 个月前无意中发现双侧腹股沟多发无痛性肿物，于我院行左侧腹股沟淋巴结切除活检，病理检查结果提示：淋巴结正常结构不清楚，淋巴组织增生活跃，呈结节状，结节大小不等，细胞小至中等大小；免疫组化染色 CD20（＋），PAX-5（＋），CD3（－），CD5（－），CD23（FDC＋），Cyclin D1（－），BcL-2（结节＋），Bcl-6（结节＋），CD10（＋），CD21（FDC＋），Ki-67（10%＋），原位杂交 EBER（－），诊断为非霍奇金淋巴瘤，B 细胞源性（滤泡性淋巴瘤，1～2级）。随后该患者行骨髓穿刺活检，病理提示滤泡性淋巴瘤累及骨髓。实验室检查：白细胞 20.34×10⁹/L［参考值:（3.50～9.50）×10⁹/L］；血小板 170×10⁹/L［参考值:（125～350）×10⁹/L］；血红蛋白 132 g/L（参考值：130～175 g/L）；乳酸脱氢酶 276 U/L（参考值：109～245 U/L）；β2 微球蛋白 4.77 mg/L（参考值：1.00～3.00 mg/L）。患者治疗前为评估全身病变情况，行 FDG PET/CT 检查（病例图 34-1）。

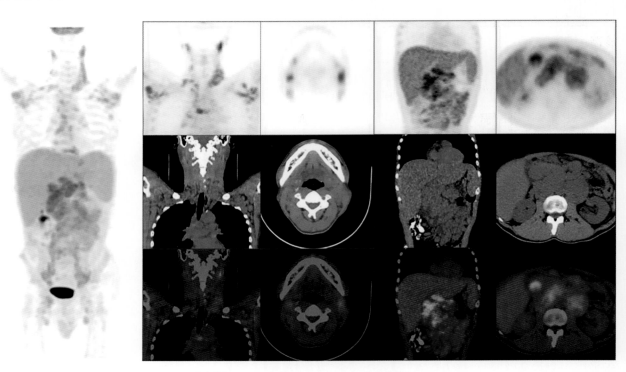

病例图 34-1　患者 FDG PET/CT 检查结果

FDG PET/CT 检查

影像所见：双侧颈部、锁骨上下、腋窝、纵隔、心膈角、腹腔内、腹膜后、双侧髂血管旁及腹股沟区可见多发 FDG 摄取增高的肿大淋巴结影（SUVmax 分布于 2.5～6.1），部分融合成团，大者位于腹腔内，范围约 14.4 cm×9.6 cm；肝脏明显增大，下极达右肾下极水平，FDG 摄取弥漫性增高（SUVmax 3.0）；脾脏增大，大小为 15.9 cm×6.5 cm×15.4 cm，密度及放射性分布基本均匀，FDG 摄取与肝脏相当；扫描范围内诸骨放射性分布基本均匀，未见明确骨质破坏或异常 FDG 摄取。

检查意见：全身多发 FDG 代谢增高肿大淋巴结累及膈上下，腹部最大病灶≥ 7 cm，可符合滤泡性淋巴瘤表现；肝、脾受累不除外。

临床诊疗过程

患者病理诊断为滤泡性淋巴瘤 1～2级，临床分期属于Ⅳ期。考虑患者肿瘤负荷较高，具有治疗指征，行 R-CHOP 方案化疗，之后病情缓解；2 年后疾病复发，更换方案化疗，目前患者一般情况可，仍在随访中。

病例相关知识及解析

滤泡性淋巴瘤（follicular lymphoma，FL）是非霍奇金淋巴瘤（non-Hodgkin's lymphoma，NHL）中仅次于弥漫大 B 细胞淋巴瘤（diffuse large B cell lymphoma，DLBCL）的常见亚型。FL 的生物学行为相对惰性，生长缓慢，恶性度低，其肿瘤细胞增殖和糖酵解率均低于侵袭性淋巴瘤，因此在 PET/CT 检查中病灶 FDG 摄取通常低于侵袭性淋巴瘤。虽然 FL 患者中骨髓受累常见，但 PET/CT 检出率相对较低。本例患者 PET/CT 检查前已通过淋巴结及骨髓的组织病理学检查获得明确诊断和准确分期，PET/CT 检查虽然可显示肿大淋巴结，但其 FDG 摄取程度并不是很高，且骨髓表现为假阴性，那么 FDG PET/CT 在 FL 的诊疗过程中都有哪些意义？这要从 FL 的分期与治疗谈起，因为淋巴瘤的病理分级和临床分期与治疗方案的选择关系密切。

滤泡性淋巴瘤是一组来源于生发中心 B 细胞的异质性疾病，其病理学特征有着很大差异。病理学诊断中根据中心母细胞的数量可将 FL 分为 3 级（见病例表 34-1），通常认为 1 ~ 3a 级为惰性病程，但部分可发生大细胞转化，最常见转化为 DLBCL。这里主要介绍 FDG PET/CT 在该类惰性淋巴瘤中的临床应用，而 3b 级 FL 属于侵袭性淋巴瘤，不在本文讨论范围之内。

病例表 34-1　滤泡性淋巴瘤 WHO 分级

WHO 分级		描述	NHL 中占比
惰性	1 级	≤ 5 个中心母细胞 / 高倍镜视野	20% ~ 25%
	2 级	6 ~ 15 个中心母细胞 / 高倍镜视野	5% ~ 10%
	3a 级	> 15 个中心母细胞 / 高倍镜视野，仍保留少数中心细胞	5%
侵袭性	3b 级	> 15 个中心母细胞 / 高倍镜视野，中心母细胞成片浸润，不见中心细胞	5%

滤泡性淋巴瘤的临床分期仍遵循 Ann Arbor 分期系统，但近年来在淋巴瘤治疗中又强调区分局限期（localized stage）与进展期（advanced stage）[1]。局限期指 Ann Arbor 分期 I 和 II 期无大病灶者，进展期则指 III ~ IV 期，对于 II 期有大病灶者被视为局限期还是进展期则需根据组织学和预后因素决定（见病例表 34-2），对于 FL，通常将 > 6 cm 的病灶视为大病灶。目前对于 I 和 II 期无大病灶的局限性 FL 主张采用积极的局部放疗，通过放疗，大约有 40% ~ 50% 患者可以达到无病生存状态；而对于 III ~ IV 期或 II 期有大病灶的 FL，普遍认为尚不可治愈，但由于大部分患者病情进展缓慢，相当长时间不接受治

病例表 34-2　原发于淋巴结的淋巴瘤的改良版分期

分期	淋巴结累及	结外累及（E）
局限期		
I 期	累及单一淋巴结或单一淋巴结区	单一结外器官病变不伴淋巴结受累
II 期	累及膈肌同侧 ≥ 2 个淋巴结区	I 期或 II 期淋巴结病灶伴直接的局限性结外器官受累
III 期大包块 *	II 期伴大包块	
进展期		
III 期	累及膈肌上下淋巴结区域，或膈上淋巴结 + 脾脏	
IV 期	累及淋巴结引流区域之外的结外器官	

说明：对于 FDG 亲和性淋巴瘤亚型用 PET/CT 评估，对 FDG 非亲和性淋巴瘤亚型用 CT 评估。扁桃体、Waldeyer 环及脾被定义为淋巴结组织

* II 期大包块患者，根据病理类型及其是否为不良预后因素，决定其采用局限期或进展期治疗方案

疗亦可保持良好的生活质量，且早期治疗并不能改善患者总体生存状况，所以除非肿瘤负荷较大或出现临床症状时才给予治疗[2]。有关 FL 的治疗指征可参照滤泡性淋巴瘤研究组对瘤负荷的评价，满足其中任意一条，便可开始化疗：受累淋巴结累及区域 ≥ 3 个，且每个区域的淋巴结直径 ≥ 3 cm；任何淋巴结或结外肿块直径 ≥ 7 cm；B 症状；脾大；胸腔积液或腹水；血细胞减少［白细胞 < $1.0×10^9$/L 和（或）血小板 < $100×10^9$/L］；白血病表现（恶性细胞 > $5.0×10^9$/L）。

　　FDG PET/CT 在 FL 的诊疗中首先可通过全身观察获得准确的临床分期，同时明确提示肿瘤负荷情况，以方便临床医师判断有无治疗指征。然而，PET/CT 检查的另一个更重要的作用是帮助临床医生判断惰性淋巴瘤有无大细胞转化。每年约 2% ～ 3% 的 FL 患者会转化为 DLBCL，发生转化后的肿瘤便具有侵袭性特征，且预后较差，需要积极实施化疗甚至干细胞移植。通常发生大细胞转化的患者临床上会表现血清乳酸脱氢酶水平进行性升高，个别病灶不成比例地增大，出现结外病变等[3]。此时 PET/CT 检查应特别注意观察病灶的异质性，当发现病灶 FDG 摄取程度明显增高时，应考虑 FL 向大细胞转化的问题，并向临床提示组织病理活检部位。病例图 34-2 为一 FL 伴大细胞转化的病例。患者为 48 岁女性，因右侧扁桃体肿大行手术切除，术后病理示"滤泡性淋巴瘤，1 级"。而术后随访 FDG PET/CT 示膈上、下多发肿大淋巴结呈轻度 FDG 代谢增高，符合滤泡性淋巴瘤表现，但其中右颈部代谢明显增高的淋巴结，应考虑 FL 伴大细胞转化可能，故建议临床进一步组织病理学检查。经右侧颈部淋巴结活检证实，该病变淋巴结为"弥漫大 B 细胞淋巴瘤，生发中心来源，由滤泡性淋巴瘤转化而来"。治疗方案采取大剂量化疗＋自体干细胞移植，随访至今情况良好。

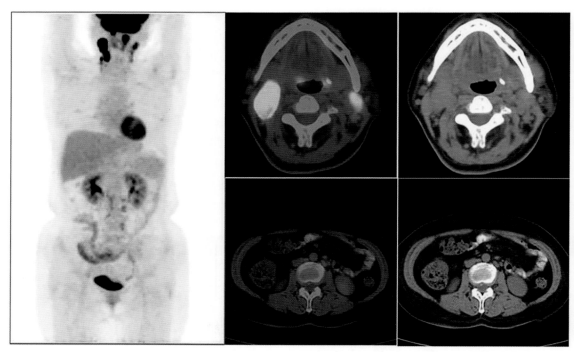

病例图 34-2　另一 FL 患者的 FDGPET/CT 图像。膈上、下多发 FDG 摄取增高淋巴结，其中右颈部淋巴结明显 FDG 高摄取。

参考文献

［1］Cheson BD，Fisher RI，Barrington SF，et al. Recommendations for initial evaluation，staging，and response assessment of Hodgkin and non-Hodgkin lymphoma：the Lugano classification. J Clin Oncol，2014，32：3059-3068.

［2］Kahl BS，Yang DT. Follicular lymphoma：evolving therapeutic strategies. Blood，2016，127（17）：2055-2063.

［3］NCCN Clinical Practice Guidelines in Oncology（NCCN Guidelines）. B-Cell Lymphomas. Version 2. 2024.

（邱李恒　李河北　王茜）

病例 35　FDG PET/CT 诊断原发性肾上腺淋巴瘤

病史及检查目的

患者男性，62 岁，主因腹痛伴发热半个月就诊。患者于半月前无明显诱因出现右下腹疼痛，呈阵发性发作，期间伴有发热、出汗。腹部增强 CT 检查发现双侧肾上腺占位，局部与下腔静脉分界不清。行左侧肾上腺肿物活检，结合 HE 染色、免疫组化及原位杂交结果，最终病理诊断为弥漫大 B 细胞淋巴瘤。为进一步明确肿瘤侵犯范围，行 ^{18}F-FDG PET/CT 显像（病例图 35-1）。

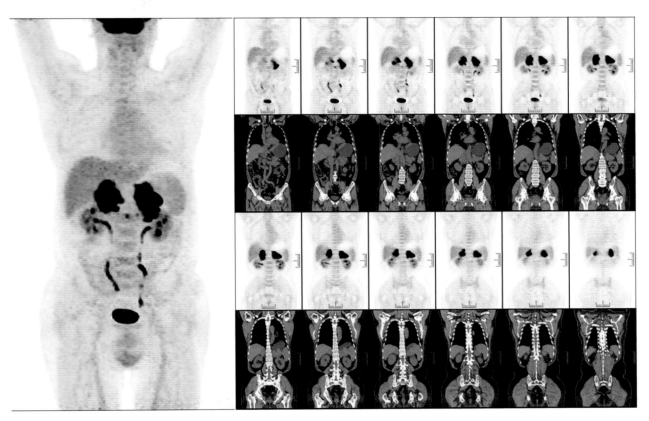

病例图 35-1　患者 FDG PET/CT 显像

FDG PET/CT 检查

影像所见： 双侧肾上腺区分别可见一形态不规则软组织肿块，放射性摄取异常增高，右侧肿物大小 108.38 mm×43.63 mm×89.40 mm；左侧肿物 63.45 mm×105.55 mm×56.39 mm；肿物最高 SUVmax 为 21.93。另腹主动脉旁可见多发 FDG 代谢增高的肿大淋巴结，大者大小约 9.54 mm×7.32 mm，SUVmax 4.76。扫描野内其他脏器、组织未见明显异常结构改变或 FDG 摄取。

诊断意见：双侧肾上腺 FDG 代谢增高组织肿物符合原发性肾上腺淋巴瘤表现，腹主动脉旁多发 FDG 代谢增高肿大淋巴结，亦考虑淋巴瘤浸润。

临床随访结果

患者行 4 周期 R-CHOP 方案化疗后再次行 ^{18}F-FDG PET/CT 检查（病例图 35-2），结果示：双侧肾上腺病灶较前显著减小、代谢减低，前次腹膜后高代谢淋巴结未见显示，Deauville 评分（2 分），考虑治疗后完全代谢缓解（CMR）。

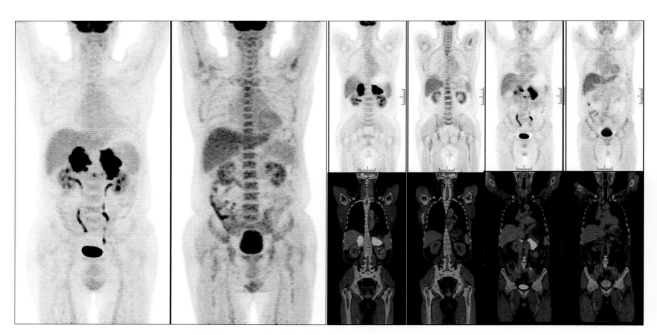

病例图 35-2　患者化疗前、后 FDG PET/CT 显像对照

病例相关知识及解析

本例患者以腹痛和发热就诊，影像检查偶然发现肾上腺区域占位。通过组织病理学检查进一步证实为淋巴瘤。实际临床中对于发生于肾上腺的肿瘤，根据是否有激素过度分泌状态将其分为功能性肿瘤和非功能性肿瘤，其中无功能性占 70% 以上；按照肿瘤起源分为肾上腺皮质肿瘤、肾上腺髓质肿瘤、转移瘤等；按肿瘤的组织分化又分为良性肿瘤和恶性肿瘤。对于肾上腺肿瘤的定性诊断，实验室检查相关激素测定可提供是否为功能性肿瘤的诊断依据；^{131}I-MIBG 和（或）生长抑素受体显像可显示肾上腺肿瘤的起源及功能状态；而 FDG PET/CT 常被用于肿瘤良恶性鉴别、恶性肿瘤的分期及治疗疗效评估等。

实际临床中发生于肾上腺的肿瘤大多数为良性，恶性肿瘤约占 10%，如肾上腺皮质癌、嗜铬细胞瘤等。而原发性肾上腺淋巴瘤（primary adrenal lymphoma，PAL）是一种非常罕见的情况，发病率不足恶性肿瘤的 0.9%，以弥漫大 B 细胞淋巴瘤最常见[1]。原发性肾上腺淋巴瘤多发生于中老年男性，可为单侧，也可为双侧。临床可表现腹痛、发热、盗汗、体重减轻等，部分患者发现时可无明显临床症状。因为肾上腺发生淋巴瘤时可能出现功能损伤，部分患者可出现胃肠道功能紊乱、疲劳等肾上腺功能不全的表现。有研究提示腹痛可能为原发性肾上腺淋巴瘤最常见和典型的临床表现[2-4]。

常规影像检查对肾上腺占位的诊断具有重要价值。原发性肾上腺淋巴瘤在 CT 及 MRI 成像上有典型的影像学特征，大多数情况下能够正确诊断。CT 平扫中肾上腺淋巴瘤多表现为略低于肌肉组织的稍低密度改变，多数病例病灶多无钙化，密度大致均匀或稍欠均匀；增强扫描的动脉期和实质期，病灶多包绕血管，表现为轻度均匀或稍欠均匀强化增强[5]。MRI 平扫显示 T1 加权图像信号不均匀，T2 加权图像呈略高信号，多呈中度增强或不均匀增强[2]。在 FDG PET/CT 显像中，恶性肿瘤多呈 FDG 高摄取（若肾上腺病灶 SUVmax 与肝脏 SUVmax 比值小于 1.5 则提示可能为良性病变）[6]，而当肾上腺区发现高度摄取 FDG 的肿物并具有上述形态学特征时应考虑到原发性肾上腺淋巴瘤的可能。

本病例患者表现为双侧肾上腺高代谢占位并伴有腹主动脉旁淋巴结受累，结合患者为老年男性，无肾上腺相关激素过度分泌的相关表现，却有腹痛和发热等全身症状，这些不难使人想到侵袭性淋巴瘤的可能。本中心的另一原发性肾上腺淋巴瘤患者也表现出类似的临床和影像特征（病例图 35-3）。由此可见，当 FDG PET/CT 显像发现肾上腺占位性病变时，应注意结合患者的临床表现、实验室检查、解剖影像和功能影像进行综合判断。

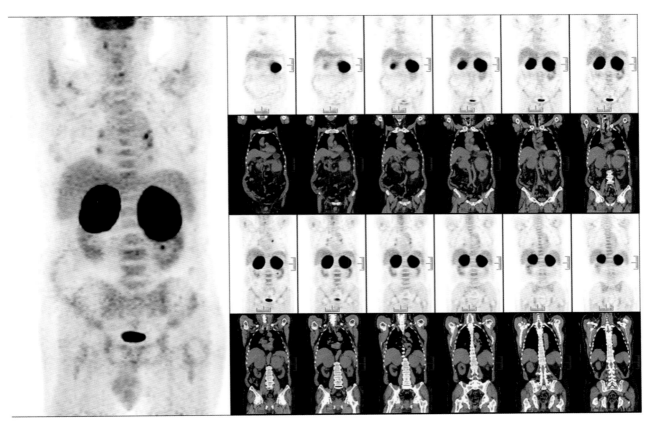

病例图 35-3 患者男，78 岁，1 周前无明显诱因出现阵发性下腹部疼痛，发作持续时间约 1 h，伴出汗。肾上腺活检病理证实为弥漫大 B 细胞淋巴瘤

参考文献

［1］Evangelista L，Crimi F，Visentin A，et al.［18F］FDG PET/CT and PET/MR in patients with adrenal lymphoma：a systematic review of literature and a collection of cases. Curr Oncol，2022，29（10）：7887-7899.

［2］Wang Y，Ren Y，Ma L，et al. Clinical features of 50 patients with primary adrenal lymphoma. Front Endocrinol（Lausanne），2020，11：595.

［3］Li S，Wang Z，Wu Z，et al. Clinical characteristics and outcomes of primary adrenal diffuse large B cell lymphoma in a large contemporary cohort：a SEER-based analysis. Ann Hematol，2019，98（9）：2111-2119.

［4］Zhang J，Sun J，Feng J，et al. Primary adrenal diffuse large B cell lymphoma：a clinicopathological and molecular study from China. Virchows Arch，2018，473（1）：95-103.

［5］Yang L，Zhang M，Zhao S，et al. Correlations between MDCT features and clinicopathological findings of primary adrenal lymphoma. Eur J Radiol，2019，113：110-115.

［6］Guerin C，Pattou F，Brunaud L，et al. Performance of 18F-FDG PET/CT in the characterization of adrenal masses in noncancer patients：a prospective study. J Clin Endocrinol Metab，2017，102（7）：2465-2472.

（卢霞）

病例 36　PET/MRI 诊断中枢神经系统淋巴瘤

病史及检查目的

患者女性，64 岁，主因"头部胀痛伴行走不稳 13 个月，加重 1 月余"就诊。患者 13 个月前无明显诱因出现头部胀痛，疼痛位置位于枕后，伴行走不稳，无视物模糊、恶心呕吐及癫痫发作等，经影像学检查发现颅内占位，进一步行活检，病理回报未见肿瘤病灶，临床诊断考虑脱髓鞘病变，给予激素治疗 3 个月后症状好转。1 个月前患者出现头部胀痛加重，并伴有理解力变差、行走不稳、活动障碍及大小便失禁。复查头部 MRI 示颅内占位较前增大。既往史：高血压病史 10 余年，余无特殊。为进一步明确诊断行脑部 PET/MRI 检查（病例图 36-1 至 36-4）。

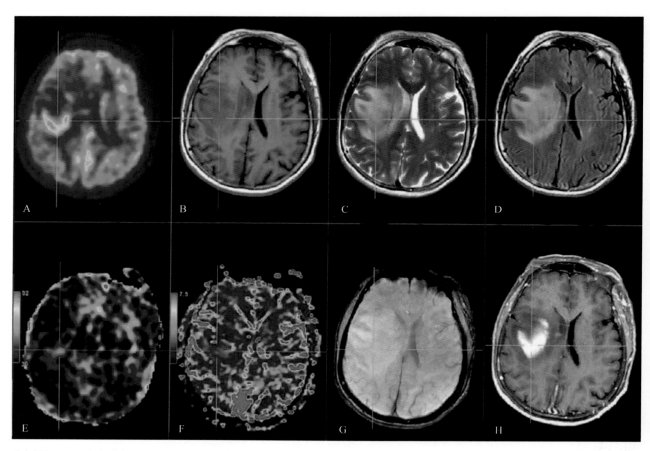

病例图 36-1　患者脑部 FDG PET/MR 图像。**A.** PET；**B.** T1WI；**C.** T2WI；**D.** T2FLAIR；**E.** CBF；**F.** rCBV；**G.** DWI；**H.** T1 增强

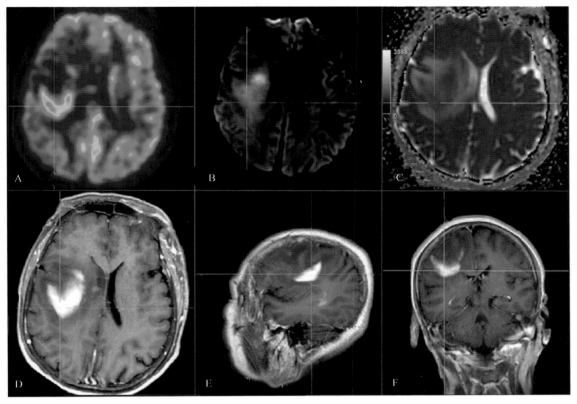

病例图 36-2　**A.** PET；**B.** DWI；**C.** ADC；**D.** T1 增强轴位；**E.** T1 增强矢状位；**F.** T1 增强冠状位

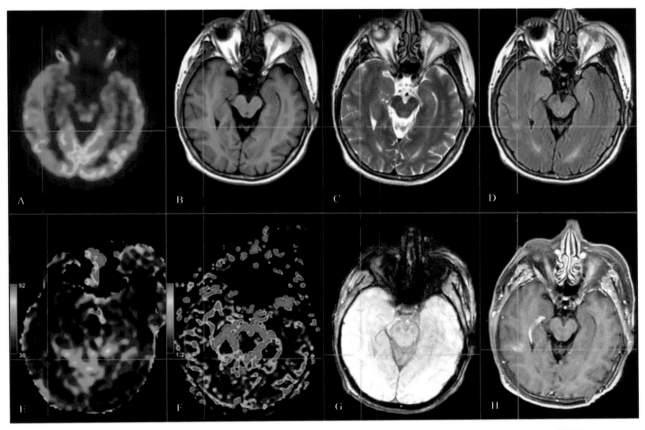

病例图 36-3　**A.** PET；**B.** T1WI；**C.** T2WI；**D.** T2FLAIR；**E.** CBF；**F.** rCBV；**G.** DWI；**H.** T1 增强

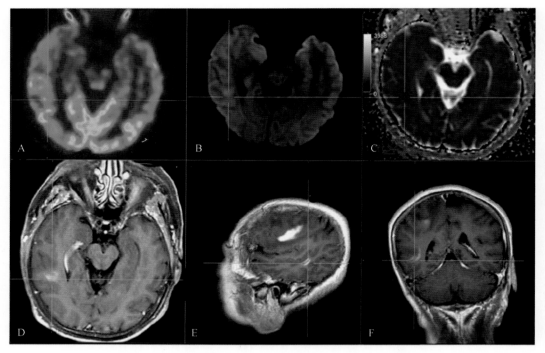

病例图 36-4 **A.** PET；**B.** DWI；**C.** ADC；**D.** T1 增强轴位；**E.** T1 增强矢状位；**F.** T1 增强冠状位

脑 FDG PET/MRI

影像所见： 右侧额岛叶可见团片状长 T1 长 T2 信号，累及右侧胼胝体体部，最大截面范围约 5.6 cm×4.3 cm，Flair 像呈高信号，信号欠均匀，DWI/ADC 图部分病灶可见轻度弥散受限，相应脑血流量（CBF）及 rCBV 示血流灌注增加，SWAN 序列未见异常信号，MRS 提示 Cho 峰增加，NAA 峰下降，Cho/NAA = 1.43（参考值 0.7），静脉注射造影剂后呈"开环状"强化，可见 FDG 摄取增高（SUV_{max}：13.0），周围可见水肿信号影，右侧侧脑室受压、变形。右侧颞叶皮质下可见斑片状长 T1 长 T2 信号影，Flair 像呈高信号，DWI/ADC 图部分病灶未见弥散受限，相应 CBF 及 rCBV 示未见血流灌注增加，静脉注射造影剂后呈斑片状强化，未见 FDG 摄取增高。半卵圆中心、左侧放射冠及左侧侧脑室前角旁多发斑点状长 T1 长 T2 信号影。余大脑皮质、皮质下核团、小脑和其余部位未见明确放射性分布异常。

检查意见： 右侧额岛叶及右侧颞叶异常信号影，其中右侧额岛叶病灶血流灌注增高，FDG 代谢增高，考虑淋巴瘤可能性大，脱髓鞘病变不除外；脑内散在缺血性白质病变。

最终临床诊断

随后对患者颅内病变行二次活检，病理检查结果示：（右额）弥漫大 B 细胞淋巴瘤，非生发中心 B 细胞起源。免疫组化结果：C-myc（少量弱＋）、CD4（少量＋）、P53（个别弱＋）、CD30（个别＋）、Bcl-2（＋90%）、Ki-67（＋85%）、CD20（＋）、CD19（＋）、CD22（＋）、Bcl-6（＋）、MUM-1（＋）、CD3（－）、CD5（－）、CD21（－）、CD23（－）、CD10（－）、CYCLIND1（－）、CD15（－）、TdT（－）、CD138（－）、Olig-2（－）、NF（－）、GFAP（－）。特殊染色结果：LFB（－）。原位杂交结果：EBER（－）。注：Bcl-2 高表达。

病例相关知识及解析

原发性中枢神经系统淋巴瘤（primary central nervous system lymphoma，PCNSL）是一种罕见的结

外淋巴瘤，约占原发性脑肿瘤的 3%～4%[1]。PCNSL 多为霍奇金淋巴瘤，且多为 B 细胞淋巴瘤，至少 70%～80% 是中高级恶性肿瘤，大多数在组织学上与系统性弥漫大 B 细胞淋巴瘤（DLBCL）相同。PCNSL 好发于 60 岁以上的患者，可发生于中枢神经系统的任何部位，好发于深部脑白质，以幕上多见，且单发病变常见。许多 PCNSL 病例发生在免疫抑制的情况下，由获得性免疫缺陷综合征（AIDS）或其他获得性或先天性原因引起，有证据表明免疫抑制患者的发病机制与 Epstein-Barr 病毒（EBV）感染有关，但免疫功能正常的患者的发病机制仍不清楚，在免疫功能正常的患者中，男性比女性更常见。PCNSL 临床表现复杂多样，常见头晕、头痛伴恶心呕吐、肢体无力及语言障碍伴或不伴全身症状。此病早期误诊率较高，绝大部分需手术切除病变组织或立体定向活检才能够确诊。PCNSL 预后较差，未经治疗总生存期仅为 1.5 个月，经过治疗的患者 5 年生存率为 15%～30%[2]。

头部增强 MRI 是目前 PCNSL 诊断和疗效评估最为常用的影像检查手段，其典型表现为局灶性边缘不规则的颅内病灶，病灶周围存在明显的水肿带，T1WI 呈等或稍低信号，T2WI 呈稍低 / 等或高信号，由于肿瘤破坏了血-脑屏障，在血管周围间隙呈浸润性生长，增强扫描中常见"握拳样"或"团块样"明显强化。但本例患者的影像学表现为不典型的"开环样"（open ring sign）明显强化。"开环征"是由 Masdeu 等提出的一种特殊强化方式，指静脉注射对比剂后病灶中心不强化，外围出现非闭合性环形强化，又称"C 型强化"，开口指向皮质或基底节区的灰质（病例图 35-5），被认为是不典型脑脱髓鞘的特异性表现[3]。

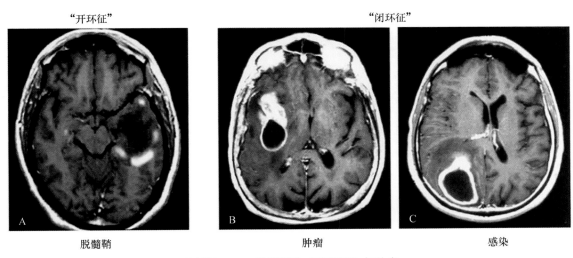

"开环征"   "闭环征"

脱髓鞘   肿瘤   感染

病例图 36-5 脱髓鞘的"开环征"与肿瘤

近年来有研究报道肿瘤样脱髓鞘病变（tumefactive demyelinating lesions，TDL）影像学表现为"开环征"，且具有占位效应及水肿，极易与中枢神经系统脑肿瘤相混淆[4]。而临床上对于 TDL 和 PCNSL 的治疗方法不同：前者一般多采用激素治疗；后者对放化疗敏感，对激素治疗虽然敏感但疗效不持久，极易复发，激素治疗容易造成 PCNSL 穿刺活检的检查阳性率降低，造成诊断偏差，因此，治疗前的多模态影像鉴别诊断显得尤为重要[5]。PCNSL 多单发，常位于中线深部脑组织，一般伴有轻度周围水肿，具有一定占位效应；与 PCNSL 相比 TDL 占位效应不明显。PCNSL 肿瘤核质比大及肿瘤细胞密集，DWI 呈高信号，ADC 图呈低信号。本病例虽呈不典型"开环征"强化，但强化部分较厚且不均匀，和 Dong Zhang 等在文章中提出的"开环征"具有相似的表现[6]，然而实性部分可见明显 FDG 高代谢，更倾向于肿瘤病变。PWI 可准确反映肿瘤血管生成的程度，PCNSL 是一类缺乏血管的肿瘤，浸润性强，血脑屏障破坏，对比剂外溢，PWI 相对脑血容量（rCBV）比值较低。TDL 一般不出现高灌注。

PET/MR 可以为非典型的 PCNSL 诊断提供多模态的辅助诊断，在具有"开环征"的 PCNSL 与

TDL 鉴别诊断中，能够提供较为全面的多模态诊断信息，并可为不均质病变的穿刺活检提供依据。近年来，有很多有关 PET/CT 对 PCNSL 及胶质瘤的鉴别诊断，如 Kai Wang 等使用 PET/CT 半定量参数（SUVmax 及 T/N 比值）对多中心胶质瘤与多发性颅内弥漫大 B 细胞淋巴瘤的鉴别[6]，对于非典型 PCNSL 与 TDL 的 PET 报道还很少，随着 PCNSL 发病率逐年上升，也出现一些不典型表现的 PCNSL 需要与非肿瘤性病变进行鉴别，多模态影像检查 PET/MRI 可以助力诊疗。

参考文献

［1］沈娟，杨道华，林军，等 . 原发性中枢神经系统淋巴瘤 26 例的临床病理分析 . 临床与病理杂志，2022，42：1775-1782.

［2］Kasenda B，Ferreri AJ，Marturano E，et al. First-line treatment and outcome of elderly patients with primary cental nervous system lymphoma（PCNSL）-a systematic review and individual patient data metaanalysis［J］. Ann Onaol，2015，26（7）：1305-1313.

［3］M.J. Masdeu JC，Trasi S，Visintainer P，et al. The open ring a new imaging sign in demyelinating disease，J Neuroimag，1996，6：104-107.

［4］李武 . 刘建国，中枢神经系统瘤样脱髓鞘病的发病机制与临床研究进展 . 中国神经免疫学和神经病学杂志，2022，1：57-61.

［5］戴瑶，扬琴 . 肿瘤样脱髓鞘病变的诊治进展 . 中华神经外科杂志，2015，2：136-138.

［6］K. Wang，X. Zhao，Q. Chen，et al. A new diagnostic marker for differentiating multicentric gliomas from multiple intracranial diffuse large B-cell lymphomas on 18F-FDG PET images. Medicine（Baltimore），2017，96：e7756.

（王鑫　乔真　艾林）

病例 37　疑似腹盆腔脓肿的淋巴瘤腹膜受累 FDG PET/CT 表现

病史及检查目的

患者男性，40 岁。2 个月前无明显诱因出腰背部肌肉酸胀，伴左下肢不适；18 天前于当地医院行腹部超声发现腹腔包块，未处理；9 天前出现腹部胀痛，持续数小时，排尿后下腹部疼痛明显，无发热、寒战；5 天前因腹痛加重，急诊腹部 CT 提示消化道穿孔可能，收入院治疗。患者发病以来饮食、睡眠差，间断乏力。入院后实验室检查：白细胞 15.67×10⁹/L ［参考值：（3.50 ～ 9.50）×10⁹/L］，血小板计数 430×10⁹/L ［参考值：（125 ～ 350）×10⁹/L］，快速 C- 反应蛋白 7.51 mg/L（参考值≤ 10.00 mg/L）。患者口服碘海醇后行腹盆部 CT 平扫，结果示腹盆腔可见多发囊性灶，未见肠管内造影剂外漏，部分小肠梗阻性改变，腹膜后多发肿大淋巴结（病例图 37-1）。为进一步评估病变性质，并观察病灶的全身分布情况，行 ¹⁸F-FDG PET/CT 显像（病例图 37-2）。

FDG PET/CT 显像

检查所见：双侧颈部、左侧锁骨上区、纵隔、膈脚、腹主动脉旁、双侧髂血管旁及左侧股骨上段肌间可见多发 FDG 摄取增高的肿大淋巴结，直径分布在 0.5 ～ 2.6 cm，最大病灶处 SUVmax：21.3；左侧髂骨及股骨上段可见不均匀性 FDG 摄取增高灶（SUVmax：20.4），局部骨质密度略增高；腹盆腔肠系膜可见多发囊性病灶，其内可见散在气体密度影，病变边缘可见环形 FDG 摄取轻度增高以及结节状 FDG 代谢增高灶，内部囊性密度区 FDG 代谢未见明显 FDG 摄取。

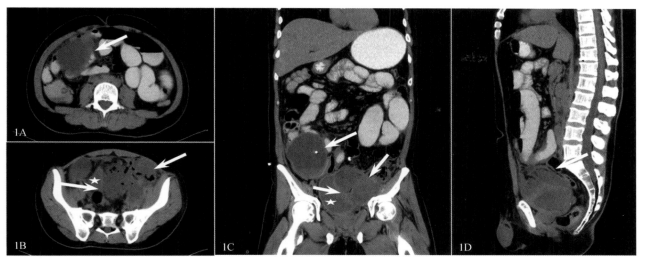

病例图 37-1 患者腹盆部 CT 示多发囊性占位，内可见气体密度影（长箭头），星号处为充盈欠佳的膀胱

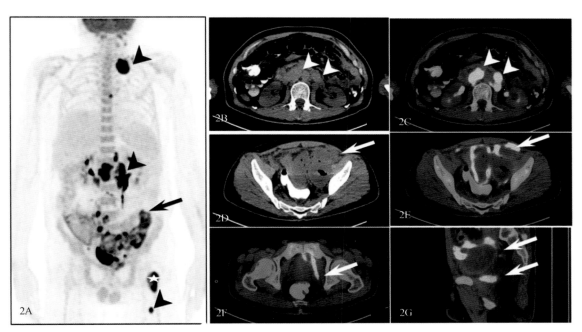

病例图 37-2 患者的 ^{18}F-FDG PET/CT 显像结果

检查意见： 膈上下多发 FDG 代谢增高肿大淋巴结，左髂骨及股骨 FDG 代谢增高灶，考虑恶性病变，淋巴瘤可能性大；腹盆腔肠系膜多发囊性病灶，考虑感染性病变，脓肿可能性大。

治疗经过及随访

PET/CT 检查后患者接受超声引导下左颈部淋巴结穿刺，病理提示"符合弥漫大 B 细胞淋巴瘤"。对腹盆腔囊实性病灶行穿刺引流术，引流出黄色脓液，取脓液培养未发现致病菌。后行剖腹探查术，术中发现盆腔粘连，松解粘连后查小肠、结肠均无穿孔；盆底腹膜有一处破溃，内有大量坏死组织及黄色黏稠物质流出，进入腔隙内探查发现膀胱前方偏左侧及左侧腹膜后髂窝处各有一腔隙，内有大量"奶酪样"物质，分别置管引流。送检腹膜后坏死组织病理结果示，广泛坏死，局灶见少量异型细胞，结合免疫组化，倾向侵袭性 B 细胞淋巴瘤，弥漫大 B 细胞淋巴瘤可能性大；另见脂肪坏死伴大量泡沫样组织细胞、少量多核巨细胞及浆细胞浸润。之后患者于外院行规律性淋巴瘤化疗，评效为完全缓解。

病例相关知识及解析

FDG PET/CT 在淋巴瘤诊疗中的应用已被临床所认识。本例患者在 PET/CT 影像中表现膈上、下多发 FDG 代谢明显增高的肿大淋巴结及骨骼病变均符合淋巴瘤,并且经颈部淋巴结穿刺病理结果证实,诊断明确。然而,对于该患者就诊的主要原因"腹痛及腹部包块"的诊断却较为困难。PET/CT 检查中发现腹盆腔多发边缘 FDG 代谢增高的囊性含气包块,与其余病变的形态、密度和 FDG 代谢情况差别较大,由于囊变坏死及气体在淋巴瘤病灶很少发生,再加上患者有腹痛症状且实验室检查示血白细胞明显升高,这使人们不得不考虑感染性病变及脓肿形成的可能性大。但最终经剖腹探查明确为淋巴瘤累及盆底腹膜,局部破溃形成瘘口并伴有脂肪坏死等。

淋巴瘤累及腹膜并不少见,尤其是弥漫大 B 细胞淋巴瘤累及腹膜更为常见[1]。腹膜受累通常表现为腹膜增厚和 FDG 代谢增高,也可形成结节及肿块,有时很难与腹膜转移癌、结核等鉴别[2-3]。PET/CT 显像大视野成像可发现除腹膜以外的淋巴结、骨骼及脾脏等病变,有助于淋巴瘤的诊断和分期[4-5]。但本病例患者腹膜病变虽然广泛,却未形成明显的结节或肿块;其多发囊性及含气体的影像表现在淋巴瘤中并不常见,且由于引流不畅,开腹探查可能难以避免。

我们平时看到的侵袭性淋巴瘤多表现为密度均匀的软组织肿物,同时伴 FDG 摄取明显增高。出现囊变坏死者较为少见,而囊变坏死的同时又出现气体密度者更为少见,这也是本病例误诊的主要原因。但在查阅文献后发现,以往曾有人报道过弥漫大 B 细胞淋巴瘤坏死发生率为 20.4%,且脾脏和腹膜后肿物中均可见囊变坏死[6];而与本病例腹盆腔病灶类似表现的淋巴瘤,被临床误诊为肺脓肿、扁桃体周围脓肿等情况也可见个案报道[7-9]。然而,本例患者病变中结节状 FDG 代谢明显增高的病灶可视为真正的淋巴瘤病灶,而那些带有环形 FDG 代谢轻度增高包膜的囊性病灶,不除外包裹坏死组织的包膜被周边肿瘤细胞浸润的可能。影像的复杂性增加了诊断的难度,需要我们不断加深对于淋巴瘤这一常见病的认识。

参考文献

[1] Karaosmanoglu D, Karcaaltincaba M, Oguz B, et al. CT findings of lymphoma with peritoneal, omental and mesenteric involvement: peritoneal lymphomatosis. Eur J Radiol, 2009, 71 (2): 313-317.

[2] Kaneko K, Masunari S, Yoshida T, et al. FDG-PET/CT findings of peritoneal lymphomatosis. Clin Nucl Med, 2012, 37 (11): 1117-1119.

[3] 王玉梅, 吴玉刚, 宁巴根那. 腹腔恶性淋巴瘤误诊为结核性腹膜炎四例分析. 中华内科杂志, 1992, 31 (2): 118.

[4] Yılmaz F, Önner H. A rare involvement of diffuse large B-cell lymphoma: Peritoneal lymphomatosis with a peritoneal super-scan appearance on (18) F-FDG PET/CT. Hell J Nucl Med, 2022, 25 (1): 103-105.

[5] Yapar AF, Reyhan M. 18F-FDG uptake in diffuse peritoneal lymphomatosis. Clin Nucl Med, 2012, 37 (7): e176-177.

[6] Adams HJA, De Klerk JMH, Fijnheer R, et al. Tumor necrosis at FDG-PET is an independent predictor of outcome in diffuse large B-cell lymphoma. Eur J Radiol, 2016, 85 (1): 304-309.

[7] Foderaro AE, Reagan JL. Hodgkin lymphoma mimicking lung abscess. Blood, 2016, 128 (25): 3011.

[8] Wang LJ, Wu HB, Zhang Y, et al. A rare case of neutrophil-rich, ALK-negative anaplastic large cell lymphoma in the lung mimicking a pulmonary abscess on 18F-FDG PET/CT. Clin Nucl Med, 2019, 44 (3): 234-237.

[9] 王艳, 史金萍, 张杰, 等. 弥漫大 B 细胞淋巴瘤误诊为扁桃体周围脓肿 1 例. 中华耳鼻咽喉头颈外科杂志, 2022, 57 (5): 629-631.

(袁婷婷 申强 陈伟达 王荣福)

病例 38　白血病骨髓浸润的 FDG PET/CT 表现

病史及检查目的

患者男性，26 岁，主因"腰背痛 1 个月，发热 3 周"就诊。患者 1 个月前无明显诱因出现阵发性腰背部疼痛及左侧腹股沟胀痛，反复发作；3 周前出现发热（最高体温 38.2℃）伴畏寒，每次发热持续约 1 h 后自行退热。实验室检查：血常规示白细胞 2.96×10^9/L［参考值：$(3.5 \sim 9.5) \times 10^9$/L］，血红蛋白 81 g/L（参考值：130 ~ 175 g/L），血小板 29×10^9/L［参考值：$(125 \sim 350) \times 10^9$/L］；血碱性磷酸酶 209 U/L（参考值：45 ~ 125 U/L）；乳酸脱氢酶 2330.4 U/L（参考值：109 ~ 245 U/L）。胸椎正侧位、腹部 CT 及双侧骶髂关节 CT 均未见明显异常。予以泰能、万古霉素抗感染，甲泼尼龙治疗 10 天后，患者未再次发热。为进一步明确发热病因行 ^{18}F-FDG PET/CT 检查（病例图 38-1）。

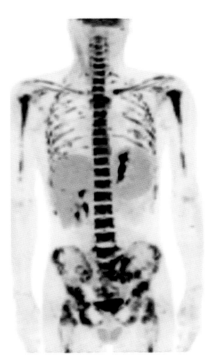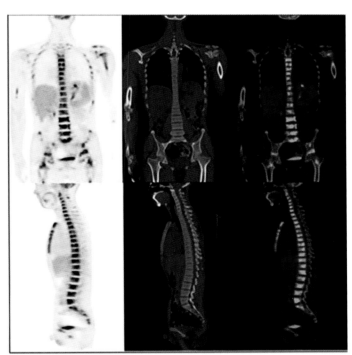

病例图 38-1　患者的 FDG PET/CT 图像

FDG PET/CT 检查

检查所见：胸骨、肋骨、脊柱、骨盆、双侧锁骨、肩胛骨、肱骨及股骨近端 FDG 摄取呈显著不均匀性增高，最高 SUVmax 为 8.3，同机 CT 观察诸骨骨质密度均未见明显异常。此外，肝脏、脾脏外形增大，但 FDG 摄取及实质密度均未见明显异常。全身余部位未见明显异常结构改变或 FDG 摄取。

检查意见：全身多骨 FDG 代谢明显不均匀增高，符合白血病骨髓浸润表现；肝脾增大不除外白血病浸润所致可能。

最终临床诊断及后续治疗

患者在 FDG PET/CT 检查后行骨髓穿刺活检，病理及免疫分型提示急性淋巴细胞白血病（Ph ＋）。行规律化疗后缓解。

病例相关知识及解析

急性白血病是造血干细胞的恶性克隆性疾病，发病时骨髓中异常的原始细胞及幼稚细胞大量增殖，蓄积于骨髓并抑制正常造血。根据受累的细胞类型分为急性淋巴细胞白血病（acute lymphoblastic leukemia，ALL）和急性髓系白血病（acute myeloid leukemia，AML）。急性白血病常见的临床表现为贫血、出血、发热、感染及白血病细胞浸润症状，如肝、脾、淋巴结肿大，胸骨压痛等，实验室检查多可见外周血中白细胞增高（但也有患者白细胞不增高），涂片中可见数量不等的原始或幼稚细胞，大多数患者伴有不同程度的贫血和血小板减少。骨髓中原始细胞比例明显增多，根据细胞免疫表型可确定白血病细胞的来源。半数以上患者有细胞遗传学和分子生物学染色体异常，成人 ALL 中最常见的是 Ph 染色体[1]。因此，急性白血病的诊断依据临床表现、外周血象和骨髓细胞学的检查，并通过细胞遗传学、细胞免疫学和分子生物学的检查做出更为精确的诊断，以综合判断患者的预后，进行危险度分层，并制订相应的治疗方案。

实际临床中当白血病的病变局限于骨髓时，其诊断、疗效评价及随访等主要依靠骨髓活检，但是当骨髓活检结果不典型时，FDG PET/CT 可以为诊疗提供帮助，如通过 PET/CT 显像提示更恰当的骨髓活检部位。此外，由于白血病的复发率较高，既可以髓内复发，也可以髓外复发，或者二者均复发，以 FDG PET/CT 帮助评估复发情况，对于治疗方法选择和患者预后评价均有重要意义。

正常情况下骨髓 FDG 摄取程度低于肝脏，急性白血病患者骨髓 FDG 摄取通常是增高的，既可以是多发局灶性增高，也可以是弥漫性增高（病例图 38-2）。多发局灶性 FDG 摄取增高对于骨髓浸润的诊断意义较大[2]，通过 PET/CT 不仅可观察病变及范围，同时可提示适宜的活检部位，这样可避免由于取材部位不当而造成骨髓活检的假阴性。弥漫性增高对于骨髓浸润的诊断价值尚有待于进一步研究，因为骨髓弥漫性高摄取可以是白血病弥漫性骨髓浸润所致，也可以见于贫血、发热或升白药物使用等情况。本例患者虽然表现为骨髓弥漫性摄取，但摄取程度不均匀，可见部分局限性更高摄取灶存在，因此诊断白血病骨髓浸润的把握较大。

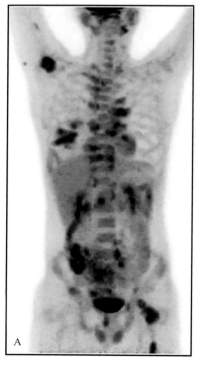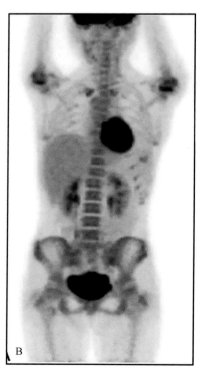

病例图 38-2 白血病多发局灶性（**A**）与弥漫性（**B**）骨髓浸润 FDG PET/CT 图像

参考文献

［1］沈悌，赵永强.血液病诊断及疗效标准（第4版）.北京：科学出版社，2018：128-129.

［2］李河北，王茜，赵赟赟，等.^{18}F-FDG PET/CT对急性白血病髓内及髓外复发的诊断［J］.中国医学影像学杂志，2018，26（2）：140-143，147.

（李河北）

病例 39　FDG PET/CT 诊断白血病髓外浸润

病史及检查目的

患者男性，59岁。9年前被诊断为急性早幼粒细胞白血病，3年前诊断中枢神经系统白血病，期间多次化疗，病情缓解。本次就诊主因出现胃疼1个月，腹泻水样便伴躯干部皮肤红色丘疹2周，及双下肢水肿5天。CT检查示：胃壁可疑增厚；脾脏体积缩小；心包积液及腹水。实验室检查：肿瘤标志物CA125升高（76.45 U/ml），余无特殊发现。为进一步了解全身有无白血病髓外浸润情况，行FDG PET/CT检查（病例图39-1）。

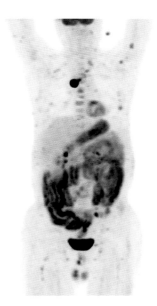
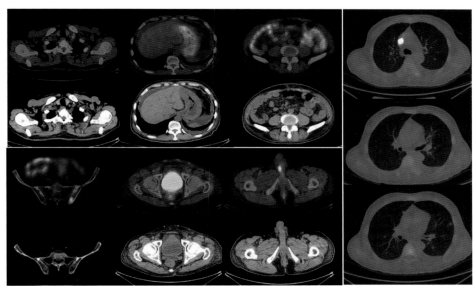

病例图 39-1　患者的 FDG PET/CT 检查结果

FDG PET/CT 检查

检查所见：左锁骨下、肠系膜内见多发FDG摄取增高的肿大淋巴结，最大者约1.6 cm×0.8 cm，SUVmax为2.73；双肺内见多发微结节影，均未见明显FDG摄取；前上纵隔右侧见一直径约2.0 cm的软组织密度结节，呈FDG摄取增高表现，SUVmax＝2.71；胃壁、小肠肠壁弥漫性增厚，同时伴FDG摄取增高，SUVmax＝5.03；阴茎右侧海绵体见点状FDG摄取增高，SUVmax＝4.04；扫描范围内中轴骨、四肢骨骼内广泛分布点状FDGF摄取增高影，SUVmax＝5.36，对应CT大部分骨质未见异常，部分见点状密度增高影；双侧胸腔、心包、腹盆腔少量积液；全身皮下广泛分布软组织密度结节可见FDG摄取增高表现。

检查意见：全身多发FDG代谢增高病灶考虑急性白血病复发并累及双肺、左锁骨下及肠系膜淋巴结、前上纵隔、胃肠壁、阴茎、骨骼及皮下组织。

病理检查结果

患者随后行皮肤病变处组织活检，病理检查结果及免疫组化：符合急性髓系白血病侵犯皮肤，CD20－，CD3－，Muml－，ki-67 约 30%，bcl-6－，MPO＋。

病例相关知识及解析

急性白血病是造血系统恶性肿瘤，根据受累细胞类型分为急性淋巴细胞白血病（acute lymphoblastic leukemia，ALL）和急性髓系白血病（acute myeloid leukemia，AML）两大类。白血病细胞除抑制骨髓正常造血外，还可以广泛浸润肝、脾、淋巴结等髓外器官。^{18}F-FDG PET/CT 在白血病中的应用报道较少，这与其诊断主要依赖于骨髓活检而少依赖于影像学检查有关。文献报道了白血病髓内浸润的 PET/CT 表现，可以表现为多灶性的 FDG 摄取，也可以表现为弥漫性不同程度 FDG 摄取，两者有重叠，但多灶性[1]及超级弥漫 FDG 摄取[2]对于诊断髓内浸润具有重要意义，而低中度的弥漫摄取提示浸润的诊断价值不大，此外，一些医源性原因会干扰骨髓浸润的判断，如发热、近期集落刺激因子的使用、合并其他骨髓病变等。然而，当白血病累及髓外组织器官时，FDG PET/CT 显像可以发挥全局检测的重要作用。

FDG PET/CT 对髓外浸润的诊断价值已经得到临床认可，常常能发现其他影像学检查无法发现的病灶，了解髓外浸润的部位、范围，准确评价肿瘤负荷，如本例患者的淋巴结、皮下、胃肠道、阴茎等的浸润可通过一次大视野成像全面显示。对于中枢神经系统髓外浸润，尽管脑实质或脑膜病变常掩盖在本底较高的脑质中而可能表现为假阴性，但本底较低的脊髓和中枢性神经的浸润 PET/CT 常可探测到。文献报道 FDG PET/CT 对于白血病髓外复发的诊断敏感度、特异度及准确度均高于 90%[1]。因此，在白血病复发诊断方面，特别是怀疑有髓外复发的情况时，临床往往送检 PET/CT。核医学科医师应注意在观察髓外浸润病灶的同时，对于骨髓浸润情况也进行客观评价，以给予临床提供更多的诊断信息，准确的检查报告有时可以使患者避免不必要的骨髓活检（病例图 39-2）。

此外，在接受常规或大剂量化疗或自体干细胞移植的 NHL 患者中约有 10% 患者在治疗后 10 年内发生 t- 急性髓系白血病（AML）/ 骨髓增生异常综合征（MDS），并认为与细胞毒性药物的使用有关。

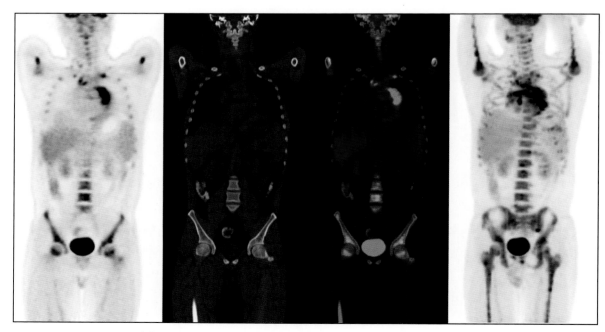

病例图 39-2　白血病患者髓内及髓外均复发的 FDG PET/CT 图像

MDS 患者的骨髓 FDG 摄取一般不高，但若表现为弥漫摄取增高，则提示可能转化为 t-AML[3]，故认为对于这部分患者疾病转化的监测，FDG PET/CT 也具有一定价值，但尚需大样本临床研究证实。

参考文献

[1] Alam MS, Fu L, Ren YY, et al. 18F-FDG super bone marrow uptake: a highly potent indicator for the malignant infiltration.Medicine（Baltimore），2016，95（52）：e5579.

[2] 李河北，王茜，赵赟赟，等.（18）F-FDG PET/CT 对急性白血病髓内及髓外复发的诊断［J］.中国医学影像学杂志，2018，26（02）：140-143＋147.

[3] 刘怡茜，仇红霞，李建勇，等.非霍奇金淋巴瘤治疗后继发急性髓系白血病［J］.中国实验血液学杂志，2009，17（3）：756-759.

（武萍　武志芳　李河北）

病例 40　孤立性浆细胞瘤的 FDG PET/CT

病史及检查目的

患者女性，63 岁。3 个月前无明显诱因出现视物不清、视物重影伴头晕、恶心、呕吐、视物旋转、耳鸣、肢体活动障碍等症状。外院行眼部专科检查提示右眼外展活动受限；颅脑 CT 提示斜坡略高密度软组织肿物伴溶骨性骨质破坏，缺乏骨硬化和骨膜反应；颅脑 MRI 提示斜坡占位呈等 T1、稍低 T2 信号，肿瘤内增强扫描后均匀强化。实验室检查示 CA72-4：14.13 U/ml，SCC：3.24 ng/ml，余无特殊发现；骨髓活检未见异常。后患者行斜坡占位切除术，术后标本病理镜下所见：组织内异型浆细胞弥漫性增生，巢状密集排列。免疫组化：cKappa（＋），CD19（－），CD38（＋），CD138（＋），免疫分型为 IgAκ 型（DS 分期 Ⅰ 期 A 组，ISS 分期 Ⅰ 期）。病理及免疫分型结果支持浆细胞瘤。为一步评估全身病变情况行 18F-FDG PET/CT 显像（病例图 40-1）。

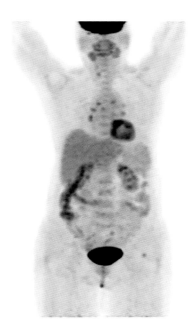
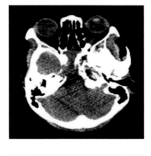
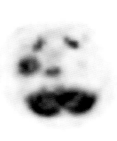
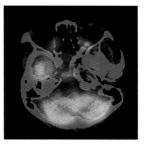
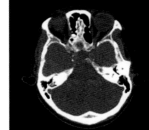
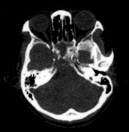
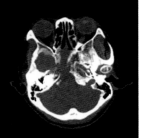

病例图 40-1　患者 18F-FDG PET/CT 图像

FDG PET/CT 检查

检查所见：斜坡浆细胞瘤术后，头部 PET/CT 见斜坡、右侧岩骨尖部见骨质破坏、缺损，同时术区可见局灶性 FDG 摄取增高的软组织密度影（SUVmax 7.15），边界不甚清晰，范围约 1.8 cm×1.6 cm×2.3 cm；鞍内见脑脊液填充；双侧脑室体旁白质密度斑片减低，余双侧大脑半球、纹状体、背侧丘脑、小脑、脑干见 FDG 生理性摄取，CT 显示上述部位形态、密度未见异常，脑室、脑沟池未见增宽。体部扫描野内除双侧肺门可见多发、对称性分布的 FDG 代谢增高的小淋巴结影，其他区域未见明显异常 FDG 摄取或结构改变。

检查意见：斜坡浆细胞瘤术后，术区见骨质破坏伴 FDG 代谢增高性软组织密度影，需鉴别术后改变与残余肿瘤，建议随访观察；全身其他区域未见肿瘤侵犯征象；双肺门所发 FDG 代谢增高淋巴结考虑加龄改变。

病例相关知识及解析

浆细胞瘤（plasmacytoma）是起源于骨髓造血组织的一种原发性全身性肿瘤，包括三种类型：骨的孤立性浆细胞瘤（solitary bone plasmacytoma，SPB）、髓外浆细胞瘤（extramedullary plasmacytoma，EMP）和多发性骨髓瘤（multiple myeloma，MM）[1]。临床所说的孤立性浆细胞瘤实际上包括了 SPB 和 EMP，其中 SPB 约占 70%，成人多见，平均发病年龄为 55 岁，男女比例约为 2：1，中轴骨及扁骨是最常见的好发部位，颅底受累者少见（一般发于眼眶、蝶窦及鞍背）；EMP 则可发生于全身任何髓外的组织和器官，其中 80% 发生于头颈部，发生于鼻腔、鼻窦和鼻咽者约占 3/4，喉、口咽、颅底、斜坡、岩锥、中耳等其他部位亦可发生。孤立性浆细胞瘤通常病变生长较缓慢，早期症状不典型，出现症状时表现为病变部位的疼痛、麻木、活动受限及肢体无力等，严重时可出现瘫痪。本例孤立性浆细胞瘤患者病变部位为蝶鞍斜坡，CT 表现为斜坡软组织占位，并蝶鞍区骨质破坏，此部位病变常表现为外展及动眼神经的麻痹，可出现视物模糊、复视、头痛等症状。目前临床诊断孤立性浆细胞瘤需满足下述 4 条标准[2]：①在放射学检查仅见单个溶骨性病变；②肿瘤组织病理证实为浆细胞瘤；③多部位骨髓穿刺均为正常骨髓象；④无全身受累表现。

影像学检查在孤立性浆细胞瘤诊断过程中不可或缺。CT 检查中可见孤立性病变呈均匀稍高密度影，病灶处骨质发生穿凿样溶骨性、膨胀性、虫噬样骨质破坏，边界清晰，骨皮质不完整，内可见残存骨质，多无明显骨膜反应，可伴发病理性骨折。MRI 检查中病变可呈等或低 T1WI 信号，等、低或高 T2WI 信号，肿瘤内增强扫描后均匀强化。FDG PET/CT 显像中孤立性病变表现为 FDG 代谢增高的软组织肿块，伴邻近骨质溶骨性破坏，边界大多清楚，部分可有少许轻度硬化缘。

当孤立性浆细胞瘤发生于斜坡时，应注意与以下疾病进行鉴别：①脊索瘤：为斜坡区最常见肿瘤，CT 表现为软组织肿块伴周边溶骨性或膨胀性骨质破坏，肿块与正常骨分界不清，病灶内可见残存的骨质及斑片状钙化灶，少数可见反应性骨硬化；MRI 显像中呈 T1WI 等、低信号，但因瘤体内富含较大的空泡状黏液细胞，故 T2WI 呈极高信号，增强扫描呈不均匀强化。②颅底肉瘤：为局部侵袭性低度恶性肿瘤，好发于蝶筛、蝶枕和颞枕骨等骨缝连接处，发生于斜坡者多累及斜坡侧面，常见钙化（发生率约为 55%），多以成熟钙化为主且形态多样。③垂体腺瘤：为颅内较为常见的起源于垂体前叶的良性肿瘤，多呈膨胀性生长，可压迫邻近组织结构，少数可呈侵袭性生长，患者多以头痛、视力受损等为主要症状；CT 可见垂体增大，蝶鞍扩大，部分鞍底下陷、海绵窦受累，肿瘤压迫邻近结构，视交叉受压最常见，部分肿瘤突破鞍隔进入鞍上池，局部形成狭颈，呈"腰征"表现；MRI 中 T1WI 呈低或等信号，T2WI 上呈等或稍高信号，部分瘤内伴囊变、出血，增强扫描实性部分明显强化。④脑膜瘤：发生于颅底者常见沟通性脑膜瘤，肿瘤起自颅内并从颅底正常解剖孔道或间隙向颅外生长，早期常无明显症状。CT 常见瘤组织呈均匀等或高密度软组织影，MRI 多表现为等 T1 和 T2 信号，内部可不均匀，周围可见长 T1、长 T2 水肿带，增强呈明显均匀强化，肿瘤邻近区可见脑膜尾征。

孤立性浆细胞瘤是一种临床少见的恶性肿瘤，发展比较缓慢。部分孤立性浆细胞瘤治疗经过及时且正规的治疗后可得到临床治愈，但孤立性浆细胞瘤可发展为多发性骨髓瘤，其治疗及预后均会发生变化，因此，早期诊断十分重要。孤立性浆细胞瘤的影像学表现具有一定的特征性，当中年患者 CT 表现为代谢增高的软组织肿块，邻近孤立性穿凿样溶骨性、膨胀性、虫噬样骨质破坏，内见残存骨质，无骨膜反应，增强明显强化，应考虑到孤立性浆细胞瘤可能。FDG PET/CT 不仅可用于孤立性病灶的检出，全身大视野观察可帮助准确判断病变累及范围，从而帮助临床确立适宜的治疗方案。

参考文献

[1] Rozen WM, Ashton MW, Pan WR, et al. Anatomical variations in the harvest of anterolateral thigh ap perforators: a cadaveric and clinical study [J]. Microsurgery, 2009, 29 (1): 16-23.

[2] Sweeney AD, Hunter JB, Rajkumar SV, et al. Plasmacytoma ofthe temporal bone, a great imitator: report of seven cases and comprehensive review of the literature [J]. Otol Neurotol, 2017, 38 (3): 400-407.

（李莉　武志芳）

病例 41　FDG PET/CT 评估多发性骨髓瘤

病史及检查目的

患者女性，34 岁，因"左侧鼻堵伴耳闷、嗅觉消失 9 个月，前胸部疼痛 2 个月"入院。患者 9 月前无明显诱因出现左侧鼻堵伴耳闷、嗅觉消失，行 2 次骨膜穿刺均未见异常，2 个月前逐渐出现前胸部、双肋部隐痛，体重减少约 3 kg。实验室检查血常规、凝血分析、肿瘤标志物均未见明显异常；头颅 MRI 检查见左侧翼腭窝区可见一肿物影累及中颅底，同时双侧上颌骨颧突多发骨质异常伴软组织肿物影（病例图 41-1）；胸部 CT 提示胸骨、胸腰椎、双侧锁骨、肩胛骨、肋骨多发骨破坏，部分伴软组织密度肿物形成（病例图 41-2）。临床考虑恶性病变可能，为协助诊断行 ^{18}F-FDG PET/CT 检查（病例图 41-3）。

FDG PET/CT 检查

影像所见：左侧翼腭窝增宽，其内可见 FDG 摄取不均匀增高的不规则软组织肿物影（SUVmax：5.64），大小约 5.6 cm×5.4 cm×3.3 cm，边界尚清，其内密度欠均匀，病变向前内突向左侧后鼻孔区，向外侧推挤翼外肌，向前压迫上颌窦后壁，向内侧累及左侧咽旁间隙，鼻咽及口咽左侧壁受压、变形、移位，向下达口咽水平，向上累及左侧中颅底、突入左蝶窦。左侧泪腺区另可见 FDG 摄取增高的不规则软组织影（SUVmax：4.03），大小约 0.9 cm×0.9 cm×0.6 cm。左眼眶外侧壁、左侧部分上颌骨、双侧蝶骨、双侧颧骨、胸骨、多个椎体及附件、双侧锁骨、双侧肩胛骨、双侧肋骨、盆骨诸骨、双股骨近段可见多发 FDG 摄取不均匀增高灶（最高 SUVmax：4.71），相应部位 CT 示局部骨质或髓腔密度减低，部分可见骨质破坏及软组织肿物影。扫描野内其余部位未见明确异常 FDG 摄取或结构改变。

检查意见：全身多发 FDG 代谢增高病变，累及多骨及左侧翼腭窝和泪腺，考虑血液系统恶性肿瘤可能性大（多发性骨髓瘤伴髓外浸润？），建议进一步组织病理学检查（活检部位：左鼻腔肿物）。

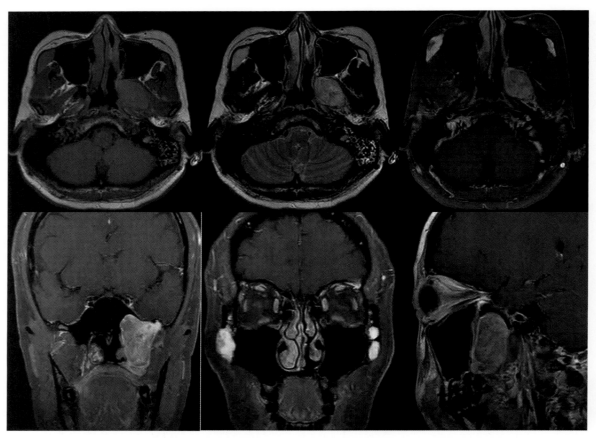

病例图 41-1 头颅 MRI 示左侧翼腭窝肿物及双侧上颌骨多发骨质异常伴软组织肿物影

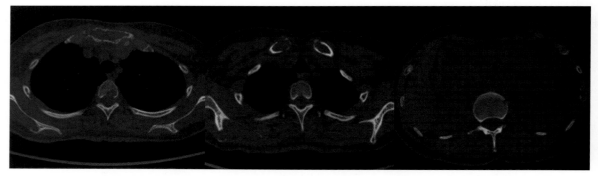

病例图 41-2 胸部 CT 检查见胸骨、胸腰椎、双侧锁骨、肩胛骨、肋骨多发骨破坏

最终临床诊断

患者进行了左鼻腔肿物活检，病理结果提示浆细胞瘤，结合临床有多骨改变，考虑为多发性骨髓瘤累及可能。免疫组化染色及原位杂交结果瘤细胞：CD38（＋）、CD138（＋）、κ（＋）。随后患者又行骨髓穿刺活检，病理结果提示疑似异常浆细胞占 4.5%，免疫组化染色瘤细胞：CD38（＋）、CD138（＋）、κ（＋）。血清免疫固定电泳提示 KAP 型 M 蛋白阳性。最终临床确诊为多发性骨髓瘤。

病例相关知识及解析

多发性骨髓瘤（multiple myeloma，MM）是一种克隆性浆细胞异常增殖的恶性疾病，占所有恶性肿瘤的 1%，占血液系统肿瘤的 10%～20%，男女性别比为 2.4∶1，好发于中老年，目前尚无法治愈。MM

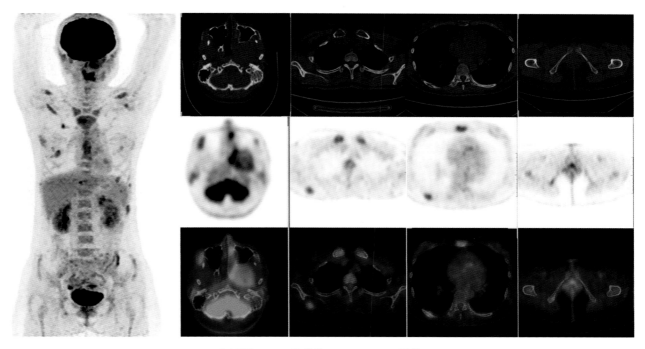

病例图 41-3 患者的 FDG PET/CT 图像

常见的症状包括骨髓瘤相关器官功能损伤表现，即"CRAB"症状——血钙增高（calcium elevation）、肾功能损害（renal insufficiency）、贫血（anemia）和骨骼病变（bone disease），以及淀粉样变性导致的靶器官损害等相关表现。MM 好发于中轴骨，以肋骨、脊柱和骨盆，但在 MM 的病程中病变可浸润生长在骨及骨旁组织，也可以生长在骨外软组织及其他器官。骨髓瘤的髓外病变包括有单纯骨旁髓外病变和非单纯骨旁髓外病变。单纯骨旁髓外病变可能与肿瘤负荷较大有关，而非单纯骨旁髓外病变表明骨髓瘤细胞生物学行为发生改变，如克隆演变、轻链逃逸或呈血行播散进展为浆细胞白血病[1]。据统计，新诊断时的髓外病变发生率为 2.4% ～ 4.5%，自体移植后 5 年内累计发生率为 3.4% ～ 7.2%，整个 MM 进程中有 10% ～ 30% 患者发生髓外病变[2]。髓外病变是评判多发性骨髓瘤预后的独立危险因素，并且在治疗过程中髓外病变缓解率要低于髓内缓解率，多提示预后不良[3]。

有关 MM 髓外浸润的机制目前尚不明确，也没有标准的治疗手段，并且有时发病隐匿，尽早发现髓外病变直接影响着临床治疗方案的选择，因此，在首次确诊多发性骨髓瘤时，需对患者进行准确的分期和分型。PET/CT 或 MRI 检查有助于早期发现是否存在髓外病变，其中 MRI 被认为是检测骨髓瘤的金标准，尤其是脊椎和骨盆部位。PET/CT 对髓外病灶的检出也十分敏感，特别是有助于检测代谢活跃而骨质尚未破坏的病灶。近年来 PET/CT 在骨髓瘤中的应用逐渐增多，CT 与 FDG PET 的结合，不仅能发现小的溶骨性病灶，还能发现骨破坏出现之前存在的骨髓内克隆性浆细胞的聚集以及髓外软组织侵犯，因此国内、外一些指南将其推荐用于 MM 的诊疗评估[4-5]。通常 MM 在 FDG PET/CT 上表现为全身多发、弥漫性骨破坏，并伴有 FDG 摄取不同程度增高，而当发生髓外浸润时，PET/CT 可在相应的病变部位检出 FDG 代谢增高的软组织肿物。本例患者以头颈部髓外受累所表现出的鼻堵伴耳闷为首发症状，局部影像检查尽管发现了占位性病变，但难以准确评估病变性质及累及范围。通过 FDG PET/CT 观察全身病变分布情况，使我们很容易想到 MM 伴髓外浸润的可能，使患者更及时地得到正确的诊断和适宜的治疗。

参考文献

[1] Rasche L，Bernard C，Topp MS，et al. Features of extramedullary myeloma relapse：high proliferation，minimal marrow involvement，adverse cytogenetics：a retrospective single-center study of 24 cases [J]．Ann Hematol，

2012，91（7）：1031-1037.

［2］Kuang LF，Li J，Huang BH，et al. Therapeutic effect of sequential autologous hematopoietic stem cell transplantation in the treatment of multiple myeloma with extramedullary myopia at the time of initial diagnosis［J］. J Clin Hematol，2016，29（1）：24-28.

［3］Qu X，Chen L，Qiu H，et al. Extramedullary manifestation in muitiple myeloma bears high incidence of poor cytogenetic aberration and novel agents resistance［J］. Biomed Res Int，2015，2015（4）：787-809.

［4］Usmani SZ，Mitchell A，Waheed S，et al. Prognostic implications of serial 18-fluoro-deoxyglucose emission tomography in multiple myeloma treated with total therapy 3［J］.Blood，2013，121（10）：1819-1823.

［5］中国医师协会血液科医师分会，中华医学会血液学分会，中国医师协会多发性骨髓瘤专业委员会 . 中国多发性骨髓瘤诊治指南（2017 年修订）［J］. 中华内科杂志，2017，56（11）：866-870.

（张娟　李眉）

病例 42　多发性骨髓瘤伴骨关节淀粉样变性 FDG PET/CT 表现

病史与检查目的

患者男性，76 岁，主因"腰痛伴乏力 2 年，诊断多发性骨髓瘤 1 周"就诊。患者近 2 年无明显诱因出现腰痛伴乏力，逐渐加重并出现全身多发骨痛，伴纳差及体重减轻。实验室检查：HGB 90 g/L（130 ～ 175 g/L）、血钙 2.35 mmol/L（2.11 ～ 2.52 mmol/L）、肌酐 89 μmol/L（57 ～ 111 μmol/L）、血 KAP 轻链 /LAM 轻链（血）3.8（1.47 ～ 2.95）、KAP 轻链（尿）567 mg/dl（＜ 1.85 mg/dl）；血、尿免疫固定电泳均可见轻链 κ 单克隆条带；骨髓穿刺提示单克隆浆细胞占 16.5%，诊断为多发性骨髓瘤。既往：肺结核病史 60 年，余无特殊。为治疗前评估全身病变情况行 FDG PET/CT 检查（病例图 42-1 和 42-2）。

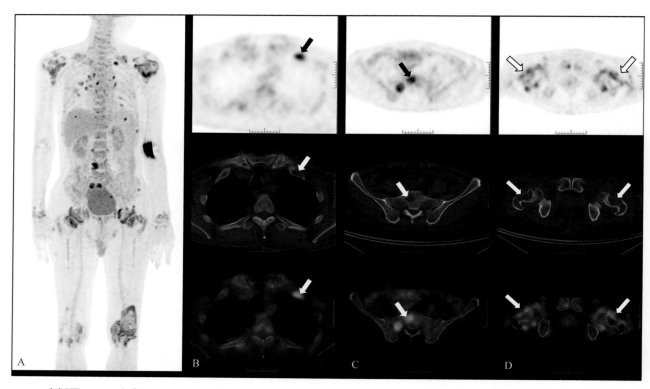

病例图 42-1　患者 FDG PET/CT 图。**A** 为 PET MIP 图，**B ～ D** 示全身多发溶骨性骨质破坏伴 FDG 摄取增高

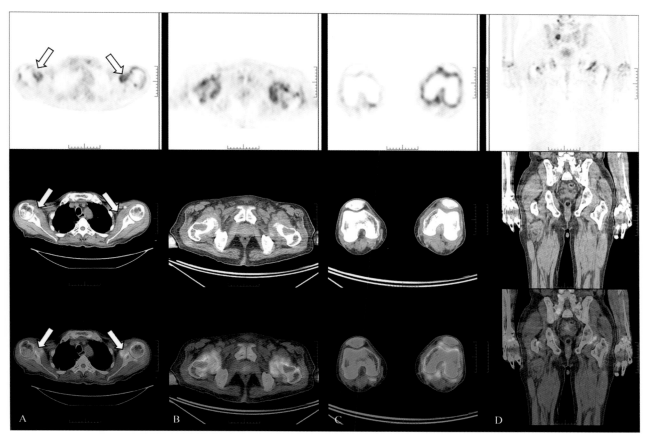

病例图 42-2　A ～ D 示全身多关节周围软组织肿胀伴 FDG 摄取增高

FDG PET/CT 检查

影像所见：双侧锁骨、双侧肱骨近端、胸骨、双侧多根肋骨、脊柱胸腰椎多椎体及附件、骶骨、骨盆诸骨见多发溶骨性骨质破坏伴局部软组织密度肿物形成，且病变区呈 FDG 摄取增高表现（SUVmax：13.4）；双股骨近端见对称性溶骨性骨质破坏，边缘稍硬化，伴 FDG 摄取增高（SUVmax：6.5）；双股骨上段髓腔内 FDG 摄取增高（SUVmax：3.4），密度未见明显异常；双肩、双腕、双膝及双髋关节周围见不规则软组织增厚，同时伴 FDG 摄取不均匀增高（SUVmax：14.4）；双侧肩胛下肌及肱二头肌近端肿胀，内见局灶性密度减低，伴 FDG 摄取增高（SUVmax：10.2）；双侧前锯肌密度稍减低，伴 FDG 摄取增高（SUVmax：8.5）。

检查意见：全身多骨多发溶骨性骨质破坏伴 FDG 代谢增高，可符合多发性骨髓瘤表现；多关节周围软组织肿胀伴 FDG 代谢不均匀增高，考虑同时合并风湿免疫性疾病（类风湿关节炎？）可能，建议临床进一步检查。

临床随访结果

该患者诊断为多发性骨髓瘤 κ 轻链型 Ⅲ 期 A（DS 分期）Ⅲ 期（ISS 分期）Ⅱ 期（RISS 分期）。予 IRD 方案化疗 2 个疗程后疾病进展，调整为 DVD 方案治疗 4 个疗程，临床症状逐渐缓解。患者于治疗 7 个月后在行走中突发左髋剧烈疼痛，X 线平片检查示左股骨颈骨折；增强 CT 及双髋 MRI 提示双股骨近端溶骨性骨质破坏局部伴病理性骨折（病例图 42-3）。临床考虑多发性骨髓瘤骨质破坏累及双髋并伴有左股骨颈病理性骨折，先后行双髋病灶切除＋人工髋关节置换术。术后病理（右股骨近端）：送检骨组织内可见淀粉样物质沉积，未见残存肿瘤细胞。免疫组化结果：刚果红（＋）。（左股骨近端）送检宿

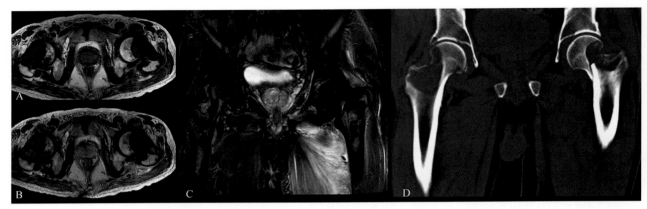

病例图 42-3　双髋 MRI 示双股骨近端 T1WI 呈低信号（**A**），T2WI 呈等–低信号（**B**），STIR 信号不均，以等–高信号为主，左股骨近端形态失常（**C**）；CT 示双股骨近端溶骨性骨质破坏局部伴病理性骨折（**D**）

主骨及滑膜组织，可见大量组织细胞反应及淀粉样物质沉积，散在个别肿瘤细胞。免疫组化结果：刚果红（＋）。回顾患者之前 PET/CT 所提示的全身多关节及周围软组织病变，考虑符合多发性骨髓瘤合并淀粉样变性。

病例相关知识及解析

系统性淀粉样变性是由于淀粉样蛋白在全身细胞外组织间隙中沉积，从而破坏细胞和器官功能的疾病，其中以免疫球蛋白轻链淀粉样变性（immunoglobulin light chain amyloidosis，AL）最为常见。AL 型淀粉样变性是由浆细胞单克隆增殖产生的与内脏器官具有亲和力的 M 蛋白，以 β 片层结构纤维物质折叠的形式沉积在组织器官（心脏、肾脏、肝脏、消化系统及神经系统受累常见），引起终末器官功能障碍的疾病。由于 AL 型淀粉样变性本质上来源于骨髓内单克隆浆细胞产生的免疫球蛋白轻链，其发病机制与浆细胞增殖及骨髓有关。因此，AL 型淀粉样变性与多发性骨髓瘤（multiple myeloma，MM）密切相关，文献报道，30% 的 AL 淀粉样变性患者可发展为 MM，而 13%～26% 的 MM 患者可出现 AL 淀粉样变性。

当 MM 与 AL 淀粉样变性诊断同时确立后，即可确诊为 MM 合并 AL 型淀粉样变性。有关 MM 的诊断标准可参考美国国立综合癌症网络（National Comprehensive Cancer Network，NCCN）及国际骨髓瘤工作小组（International Myeloma Working Group，IMWG）的指南或《中国多发性骨髓瘤诊治指南》，在其他分册病例中已有介绍，此处不再赘述。而 AL 淀粉样变性是以单克隆 Ig 轻链升高为特征，以组织病理学检查见浆细胞克隆、淀粉样蛋白沉积为金标准，其典型病理特征为皮下脂肪、骨髓或受累器官的病理学检查显示刚果红染色呈阳性，或偏振光显微镜下呈特征性苹果绿双折光。MM 合并 AL 型淀粉样变性的患者通常预后差，平均生存期仅为 12～15 个月[1]。

MM 合并 AL 淀粉样变性可累及多个组织器官，最常见的受累脏器为肾脏、心脏和肝脏，也有一些个案报道了脾脏、胰腺甚至肠系膜受累的情况[2-3]，而骨关节及软组织受累的情况属临床罕见。有报道指出，骨关节、软组织受累的患者临床表现可类似类风湿关节炎、风湿性多肌痛或更罕见的 RS3PE 综合征[4]，而实际上所产生的症状是由关节滑膜、肌腱和邻近软组织中的淀粉样蛋白沉积引起的[5]。有关 AL 型淀粉样变性在 FDG PET/CT 显像中表现淀粉样物质沉积部位呈 FDG 高代谢状态已有报道，并认为可能与单克隆浆细胞聚集或淀粉样蛋白沉积继发的炎性细胞聚集有关，当淀粉样变性累及骨关节及软组织时，PET/CT 可多见关节及关节周围软组织 FDG 代谢增高，常见于肩、腕、髋及膝关节，部分病灶 CT 表现为局限性溶骨性病变，可伴有硬化[6]（病例图 42-4）。

本例患者因腰痛伴乏力就诊，临床明确诊断为轻链型多发性骨髓瘤，PET/CT 检查发现了全身多发 FDG 代谢增高的骨髓瘤病灶，为评估病变范围提供了依据。同时 PET/CT 还发现了多关节病变，但由于

病例图 42-4 患者男性，76 岁，AL 型淀粉样变性累及关节及周围软组织

这些病变基本呈对称性分布，被误判为风湿免疫性疾病的关节炎性病变。后患者因局部病理性骨折行手术治疗，同期病理学检查证实为淀粉样变性。本病例提示我们，对于 MM 患者，当 PET/CT 提示其他器官异常或者骨关节、软组织 FDG 代谢增高时，需要警惕淀粉样变性的可能，可通过提示适宜的活检部位获得病理学诊断，以帮助临床确定合理的治疗方案。

参考文献

［1］ Gertz，M.A.，R. Comenzo，R.H. Falk，et al. Definition of organ involvement and treatment response in immunoglobulin light chain amyloidosis（AL）: a consensus opinion from the 10th International Symposium on Amyloid and Amyloidosis，Tours，France，18-22 April 2004. Am J Hematol，2005，79（4）: 319-328.

［2］ Mishra SB，Azim A，Mukherjee A. Multiple myeloma presenting as acute pancreatitis. Am J Emerg Med，2017，35（9）: 1385.e1-1385.e2.

［3］ Asadi M. Mesenteric amyloid deposition as the initial presentation of multiple myeloma . BMJ Case Rep，2011，2011: 520102977.

［4］ Magy N，Michel F，Auge B，et al. Amyloid arthropathy revealed by RS3PE syndrome. Joint Bone Spine，2000，67（5）: 475-477.

［5］ Costantino F，Loeuille D，Dintinger H，et al. Fixed digital contractures revealing light-chain amyloidosis. Joint Bone Spine，2009，76（5）: 553-555.

［6］ Mekinian A，Ghrenassia E，Pop G，et al. Visualization of amyloid arthropathy in light-chain systemic amyloidosis on F-18 FDG PET/CT scan. Clin Nucl Med，2011，36（1）: 52-53.

（陈紫薇 杨芳）

病例 43 Castleman 病的 FDG PET/CT 表现

病史及检查目的

患者男性，27 岁，因"乏力、纳差 1 月余，间断发热 1 个月，腹胀半月余"入院。患者 1 个月

前无明显诱因出现乏力、纳差，之后间断发热，体温波动在 37～38℃，午后及夜间为著，半月前开始出现腹胀、尿少伴双下肢水肿，抗感染治疗效果不佳。体格检查：左颈部及双侧腹股沟区可触及数枚肿大淋巴结，左侧腹股沟区淋巴结最大者直径约 2.0 cm，质软，无压痛。超声检查示双侧颈部、腋窝及腹股沟可见多发肿大淋巴结，皮髓质结构尚清，未见明显异常彩色血流信号。实验室检查：红细胞 3.13×10^{12}/L，血红蛋白 86 g/L，血小板 73×10^{9}/L，白蛋白 31.8 g/L，尿素 7.90 mmol/L，肌酐 148 μmol/L，白细胞介素 6 14.0 pg/ml（参考值：0～7 pg/ml），狼疮 5 项、抗 dsDNA 抗体及多项肿瘤标志物均为阴性，腹水普通细菌涂片及染色及浓缩查结核杆菌均阴性。为进一步除外恶性病变行 ^{18}F-FDG PET/CT 显像（病例图 43-1）。

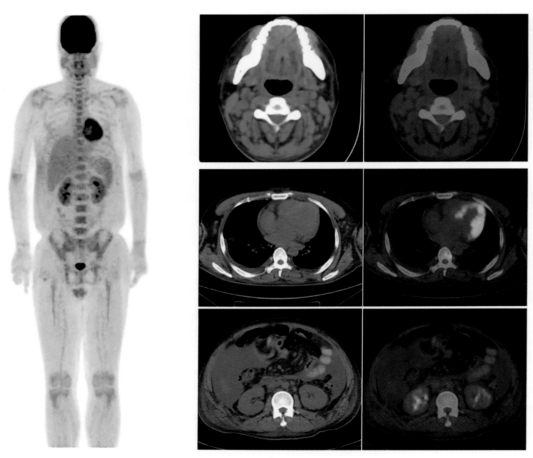

病例图 43-1 患者 FDG PET/CT MIP 图

FDG PET/CT 检查

影像所见：双侧颈部、腋窝、腹主动脉周围及腹股沟可见多发小 FDG 轻度代谢增高的小淋巴结影，较大者短径约 1.3 cm，部分形态较圆，FDG 摄取最高处位于左肾中下部水平腹主动脉周围，SUVmax：3.2。双侧胸腔、心包、腹盆腔见水样密度影，以腹盆腔为著，未见明显 FDG 摄取；脾脏略增大，FGD 摄取略高于肝脏（SUVmax：3.3）；扫描范围内富含红骨髓区域骨 FDG 摄取普遍增强（脊柱 SUVmax：4.3），同机 CT 骨质形态及密度均未见明显异常；扫描范围皮下脂肪组织密度增高，内见较多索条影，以腹盆部为著，FDG 摄取略增高，SUVmax：1.3；全身余部位未见明显异常结构改变或 FDG 摄取。

检查意见：FDG PET/CT 显像未见恶性病变及局灶性感染征象；全身多发 FDG 代谢轻度增高小淋巴结伴多浆膜腔积液，可符合多中心型 Castleman 病表现；富含红骨髓区域骨骼 FDG 代谢增高，考虑与贫血及发热有关。

临床最终诊断及随访

患者行左侧腹股沟淋巴结活检，病理学检查示：Castleman 病（透明血管型）。结合 PET/CT 及淋巴结组织病理学结果，临床最终考虑为多中心 Castleman 病（透明血管型）。患者随后行 6 疗程 CHOP 方案化疗，临床症状随之好转，复查 FDG PET/CT，结果示初次显像所示病变均消失（病例图 43-2）。

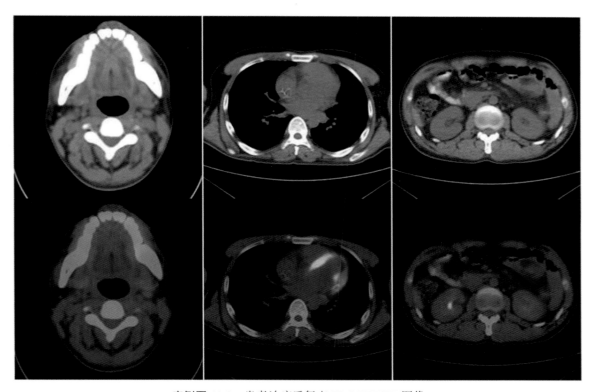

病例图 43-2 患者治疗后复查 FDG PET/CT 图像

病例相关知识及解析

Castleman 病（Castleman disease，CD）是一种少见的以不明原因淋巴结肿大为特征的慢性淋巴组织增生性疾病，亦称巨大淋巴结增生症或血管淋巴滤泡组织增生症，由 Castleman 和 Towne 于 1954 年首次报道。目前 CD 病因和发病机制尚不清楚，可能与病毒感染（如 EB 病毒，人疱疹病毒 8 型）、血管增生、细胞因子调节异常（如白细胞介素 6 表达增加）等有关。CD 可以发生于身体任何部位的淋巴结，多见于纵隔和颈部，腹部次之，而累及淋巴结外器官较罕见，可以发生于肾上腺、四肢和躯干的皮下组织等。根据淋巴结组织病理学形态特点可将 CD 分为透明血管型、浆细胞型和混合型；同时根据肿大淋巴结分布和器官受累情况又可将 CD 分为单中心型和多中心型。

临床上 CD 以单中心型多见（约占 75%），好发于青壮年，仅累及单个淋巴结区域，多无明显临床症状或症状轻微，其病理类型以透明血管型多见（约占 90%），手术切除为主要治疗方法，术后大多预后良好，很少需要辅以放化疗。多中心型则多见于中老年人，累及多个淋巴结区域，以浆细胞型和混合型为主，常伴有全身炎性反应症状，如发热、贫血、消瘦、肝脾大、多浆膜腔积液等。约 50% 的多中心型 CD 患者与人疱疹病毒 8 型（HHV-8）感染相关，而无病毒感染者被视为特发性。特发性多中心型 CD 有时因伴有某些特殊的临床表现又被定义为一些特殊的综合征，如 POEMS 综合征、TAFRO 综合征（以血小板减少、全身性水肿、骨髓纤维化、肾功能异常、器官肿大为主要临床特征的系统性炎症疾病）等。对于多中心型 CD 需进行个体化治疗，往往需辅以化疗和（或）放疗，预后较差，易复发。尽管大多数 CD 病例为良性，但仍有少数病例，特别是多中心型 CD 在病程发展中会转化为其他类型的恶性肿瘤，如淋巴瘤、浆细胞瘤、树突状网织细胞肉瘤、卡波西肉瘤等，且一旦发生转化，患者的预后往往很差。

由于 CD 临床表现多样，无特征性，仅靠临床症状、影像及实验室检查难以确诊，需切除病灶进行组织病理学检查才能明确诊断。通常肉眼观病变组织呈大小不等的圆形或椭圆形结节，表面光滑，边界清。镜下透明血管型 CD 的特征性表现为生发中心异常并伴有血管玻璃样变，淋巴结中一个反应性淋巴滤泡内可见多个生发中心，滤泡间带的血管增生，可见一个或几个小静脉穿透滤泡产生"棒棒糖样"外观；另一个特征性表现为套区淋巴细胞增生，呈同心圆状或"洋葱皮样"包绕着一个或多个退行性转化的生发中心。镜下浆细胞型特征性表现为滤泡间弥漫性浆细胞增生，可见 Russell 小体，滤泡间小血管增生及血管壁玻璃样变不明显；混合型则兼具透明血管型和浆细胞型两者组织学特点，但均不典型[1]。

根据以往报道，FDG PET/CT 检查中不管是单中心 CD 还是多中心 CD，病灶对 FDG 的摄取程度变化较大[2-3]。尽管有人提出多个病灶中若出现局部病灶更高的 FDG 摄取往往提示恶性变，但尚未见到有关病灶 FDG 摄取与病理类型相关的研究。因此，CD 的 PET/CT 早期诊断主要涉及与以下疾病的鉴别：①淋巴瘤：常表现为多部位淋巴结肿大，病灶体积往往较大，有融合趋势，FDG 代谢程度较高，而钙化、囊变及坏死少见；②结节病：常表现为双侧肺门对称性淋巴结肿大，可累及双肺，表现为肺内多发小结节，淋巴结 FDG 代谢较高；③淋巴结结核：典型表现为淋巴结肿大，密度不均，其内可见坏死或钙化，活动性淋巴结结核 FDG 代谢程度常较高，中心坏死区呈 FDG 代谢减低区；④结缔组织病：多种结缔组织病可见全身多发淋巴结肿大，但多呈对称性分布，淋巴结体积相对较小，FDG 代谢轻-中度增高，一些患者可见与相应疾病特征相对应的影像学表现（如关节、肌肉、皮肤等病变处 FDG 高代谢）。

参考文献

［1］Piris MA，Aguirregoicoa E，Montes-Moreno S，et al. Castleman disease and Rosai-Dorfman disease. Seminars in Diagnostic Pathology，2018，35：44-53.

［2］Ding Q，Zhang J，Yang L.（18）F-FDG PET/CT in multicentric Castleman disease：a case report.Ann Transl Med，2016，4（3）：58. doi：10.3978/j.

［3］丁重阳，王聪，李天女.Castleman 病的 18F-FDG PET/CT 显像特点［J］.中华核医学与分子影像杂志，2015，35（1）：14-17.

（郝科技　王茜）

病例 44　FDG PET/CT 诊断 POEMS 综合征

病史及检查目的

患者男，50 岁，因"双下肢无力半年，并双上肢无力 1 个月"就诊。患者半年前开始出现双下肢无力、水肿、麻木，呈进行性加重，1 个月前进展至无法行走，并出现双上肢无力。与此同时皮肤出现多发结节，曾经外院超声检查诊断为"血管瘤"。近期胸腹部 CT 检查发现胸骨及脊柱椎体多发高密度影；全身磁共振检查示多发骨质及软组织异常信号，硬化性骨髓瘤待排除（病例图 44-1）。实验室检查：红细胞 $5.86×10^{12}/L$［参考值：$(4.3 \sim 5.8)×10^{12}/L$］，血小板 $482×10^9/L$［参考值：$(125 \sim 350)×10^9/L$］；肿瘤标志物神经元特异性烯醇化酶 22.15 ng/ml（参考值：$0 \sim 16.3$ ng/ml）；甲状腺相关激素测定 FT3 1.96 pg/ml（参考值：$2.3 \sim 4.2$ pg/ml），TT3 0.49 ng/ml（参考值：$0.60 \sim 1.81$ ng/ml），TSH 5.97 μIU/ml（参考值：$0.55 \sim 4.78$ μIU/ml）。查体：双上肢肌力 4 级，双下肢肌力 2＋级，四肢腱反射减弱，深浅感觉未见明显异常，病理征阴性；双下肢水肿。为进一步明确诊断行 ^{18}F-FDG PET/CT 显像。

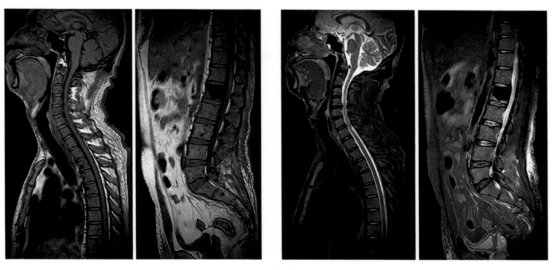

病例图 44-1　脊柱 MRI 见骨多发圆形、类圆形 T1 和 T2 均呈低信号的病变

FDG PET/CT 检查

影像所见：L1 椎体及其右侧附件见大片致密影，相应部位呈放射性分布稀疏区，对应层面椎管变窄，另全身骨可见多发斑点状、小环状、结节状致密影，FDG 摄取均未见增高（病例图 44-2）；双侧乳腺发育伴轻度 FDG 高摄取（SUVmax1.7）；肝脏形态饱满，脾脏增大，肝、脾实质内未见明显异常密度灶或异常放射性分布；所见全身皮下软组织广泛轻度水肿，可见条片影，FDG 摄取轻度增高，SUVmax1.4（病例图 44-3）；扫描野内全身其他部位未见明确异常结构改变及异常 FDG 摄取。

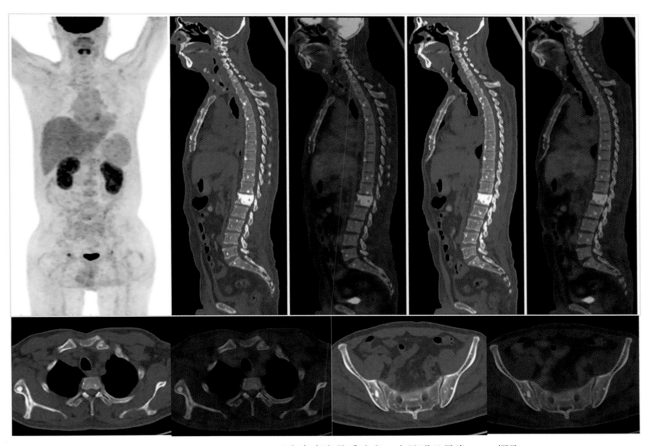

病例图 44-2　FDG PET/CT 示全身多发骨质改变，未见明显异常 FDG 摄取

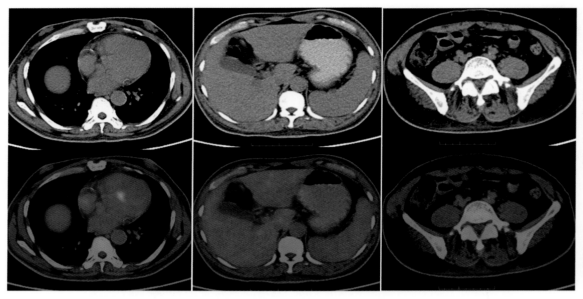

病例图 44-3　FDG PET/CT 示双侧乳腺发育伴轻度 FDG 高摄取，肝、脾增大，皮下水肿

　　检查意见：全身多发骨硬化灶；肝脾肿大；全身皮下软组织水肿；男性双侧乳腺发育伴 FDG 代谢增高；综合考虑 POEMS 综合征可能性大，建议 L1 椎体活检。

临床诊疗过程

　　后续患者查血清、尿免疫球蛋白及电泳、轻链蛋白均未见异常。肌电图：双腓总神经、双胫神经 CMAP 未测出；双腓肠神经、双腓浅神经 SNAP 未测出；双胫神经 H 反射未测出。L1 椎体穿刺活检：骨小梁增粗硬化，小梁间质淀粉样物质沉积并见浆细胞增生，免疫组化染色提示 λ 轻链限制性表达，符合浆细胞肿瘤伴骨硬化。临床最终诊断：多发性骨髓瘤（λ 型）Ⅲ期（ISS 分期），合并 POEMS 综合征。予 DRD 方案化疗。

病例相关知识及解析

　　POEMS 综合征（polyneuropathy，organomegaly，endocrinopathy，monoclonal immunoglobul，skin changes syndrome）是一种与浆细胞病有关的多系统疾病，临床上以多发性周围神经病（polyneuropathy）、脏器肿大（organomegaly）、内分泌障碍（endocrinopathy）、单克隆免疫球蛋白血症（monoclonal immunoglobul）和皮肤病变（skin changes）为特征，其病因尚不清楚，曾被称为骨硬化性骨髓瘤、Crow-Fukase 综合征、PEP 综合征（浆细胞病、内分泌病、多发性神经病）或 Takatsuki 综合征，但促炎症因子和其他细胞因子（如 VEGF）长期过度生成似乎是该病的主要特征。该病可引起微血管病、水肿、积液、血管通透性增加、新生血管形成、多发性神经病、肺高压、白细胞增多和血小板增多等后果。POEMS 综合征通常发生于 40 ～ 60 岁，中位发病年龄为 51 岁，63% 为男性患者[1]。

　　临床诊断 POEMS 综合征的主要标准包括：多发周围神经病变、克隆性浆细胞紊乱、骨硬化病变、血管内皮生长因子升高和存在 Castleman 病；次要标准包括：器官肿大、内分泌病变、特征性皮肤改变、丘疹水肿、血管外容量过载（外周水肿、胸腔积液、腹水及心包积液）和血小板增多。符合主要标准中的 3 项及以上（其中必须包括多发周围神经病变和单克隆浆细胞增殖性疾病），同时满足次要标准中的至少 1 项，即可诊断 POEMS 综合征[2]。由此诊断标准可以看出，POEMS 综合征的确诊依赖于临床表现、影像学及实验室检查多方面的信息。本例患者病史长达 8 年，符合 5 条主要标准中的 4 条（除了血管内皮生长因子未检测）以及 6 条次要标准中的 5 条（除了无内分泌病变），可明确诊断 POEMS 综合征。

POEMS 综合征是一组临床表现多样的疾病，诊断需结合临床、实验室、影像学及病理检查。影像学检查是 POEMS 综合征的重要辅助诊断工具。¹⁸F-FDG PET/CT 作为一项全身性影像学检查手段，可以同时发现多系统病变，如骨病变、淋巴结增生、器官肿大、皮下水肿、多浆膜腔积液等表现，因此对疾病的诊断具有重要意义。上述单独或少许几个上述征象可能不具有特异性，但当多种病变表现共同存在时，结合临床表现和实验室检查，做出肯定性诊断并不难。值得注意的是，影像检查中 POEMS 综合征突出的表现为骨骼损害，以脊柱、肋骨、骨盆损害为主，可表现为单发或多发的骨病变，以硬化性骨病变最常见，也为溶骨性和混合性骨质改变。通常溶骨性骨病变对 FDG 的摄取最高（病例图 44-4），其次为混合性，硬化性病变则几乎不摄取 FDG[3-4]。

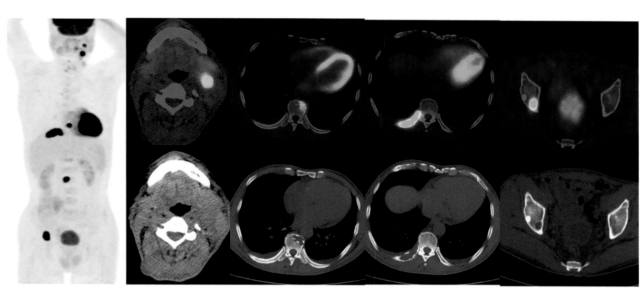

病例图 44-4　另一 POEMS 综合征患者的骨病变以溶骨性改变为主，同时伴双侧胸腔积液和心包积液

国内外有报道 POEMS 综合征合并骨髓瘤的情况，但 POEMS 综合征的临床表现发生一般较多发性骨髓瘤早，因此对于 POEMS 综合征伴骨质破坏的患者应及时行病理活检检查，若能早期诊断并控制 POEMS 综合征可能阻止骨髓瘤的发生。FDG PET/CT 可以为临床选择合适的或组织检查病灶提供指导，提高病检检出率。此外，对于 POEMS 综合征患者治疗后的监测亦具有重要意义，可帮助临床制订适当的放疗或系统性化疗方案[2]。

参考文献

[1] Dispenzieri A，Kyle RA，Lacy MQ，et al. POEMS syndrome：definitions and long-term outcome. Blood，2003，101：2496.

[2] Dispenzieri A. Poems syndrome：2017 Update on diagnosis，risk stratifcation，and management [J]. American Journal of Hematology，2014，89（2）：213-223. DOI：10.1002/ajh.23644.

[3] Pan Q，Li J，Li F，et al. Characterizing POEMS syndrome with ¹⁸F-FDG PET/CT [J]. Journal of Nuclear Medicine，2015，56（9）：1334. DOI：10.2967/jnumed.115.160507.

[4] 姜阳，董楚宁，吕鑫，等 . 18F-FDG PET/CT 在 POEMS 综合征中的应用价值 . 临床放射学杂志，2019，38（12）：2375-2380.

（武萍　武志芳　母昌洁　赵梅莘　张卫方）

病史及检查目的

患者女性，46 岁。因"急性 B 淋巴细胞白血病治疗后腹胀 1 周"就诊。患者 11 个月前因胸骨压痛就诊，胸部 CT 发现 T8-10 椎体两侧多发类椭圆形软组织肿物，边界清晰，增强扫描轻度强化（病例图 45-1）；实验室检查：WBC $3.0×10^9/L$，Hb 70 g/L，PLT $84×10^9/L$，骨髓穿刺活检：骨髓增生Ⅲ级，可见幼稚淋巴细胞占 68%，免疫分型及病理考虑为急性 B 淋巴细胞白血病。行 3 个疗程化疗后胸椎旁肿物未见明显缩小，遂行胸腔镜活检，病理结果示：纤维脂肪组织中可见片状增生的骨髓成分，可见三系成分，灶状淋巴细胞，未见明确肿瘤成分，考虑髓外造血可能。术后继续规律化疗，并于 2 个月前行异基因造血干细胞移植。1 周前出现腹胀，体格检查示肝肋下 4.0 cm，脾肋下 8.0 cm。既往史：半岁时即发现贫血、脾大，诊断为遗传性球形红细胞增多症，未治疗。1 周前因粒细胞减低皮下注射重组人粒细胞刺激因子。此次为进一步评估治疗效果行 ^{18}F-FDG PET/CT 显像。

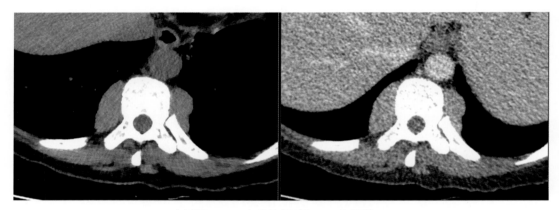

病例图 45-1　患者胸部平扫 CT 和增强 CT

FDG PET/CT 检查

影像所见：肝脏增大，密度及 FDG 分布未见异常；脾脏明显增大，未见异常 FDG 摄取，密度与肝脏相当；T8-10 椎体两侧可见多个近圆形或梭形的软组织密度影，基本呈对称性排列分布，大者约 2.6 cm×1.8 cm×3.3 cm，肿物边界清晰，密度基本均匀，FDG 摄取与肝、脾相近（SUV_{max} 2.5），其邻近椎体骨质形态及密度均未见异常；扫描范围内诸骨 FDG 摄取弥漫性增高（SUV_{max} 3.4），相应部位骨质形态及密度未见异常；全身各淋巴结区未见明显肿大淋巴结显示。扫描野内其他脏器组织未见明显异常结构改变或 FDG 摄取（病例图 45-2）。

检查意见：急性 B 淋巴细胞白血病治疗后未见明确髓外复发征象；T8-T10 椎体两侧轻度 FDG 代谢增高软组织影并肝、脾肿大，符合髓外造血表现；骨髓 FDG 代谢弥漫性增高，不除外与近期升白药使用相关。

最终临床诊断及随访

患者最终临床排除白血病髓外复发，至今异基因造血干细胞移植后已 4 年余，期间也未针对遗传性球形红细胞增多症进行治疗，定期随诊复查，血常规及骨髓等各项指标维持正常，近期胸部 CT 示 T8-10 椎体两侧病变大小基本同前，但密度明显减低，并可见脂肪密度影，肝、脾肿大显著改善（病例图 45-3）。

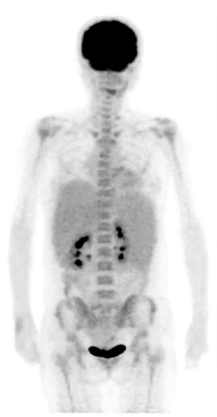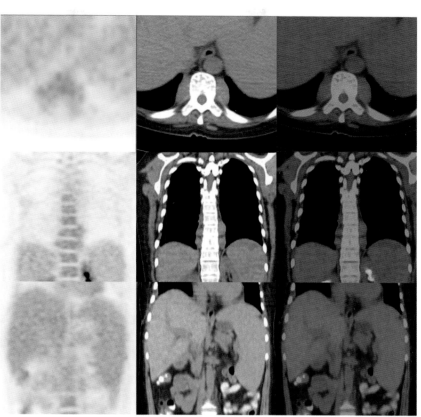

病例图 45-2　患者的 FDG PET/CT 影像

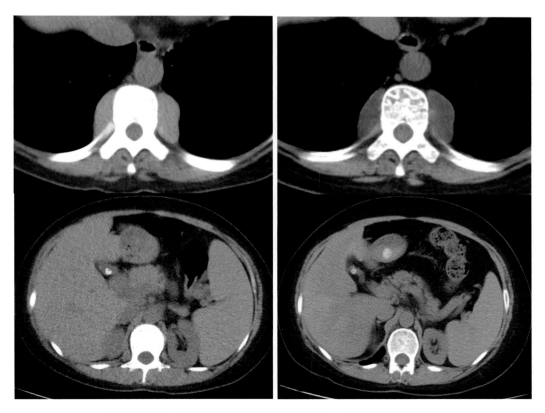

病例图 45-3　左图为白血病治疗前胸部 CT，右图为近期胸部 CT

病例相关知识及解析

髓外造血（extramedullary hematopoiesis，EMH）是指在骨髓以外的部位出现造血组织，它是骨髓的造血功能遭到破坏或不能满足机体需要时的一种生理代偿现象，多见于慢性贫血/溶血性疾病或原位造血功能障碍的患者。与之有关的原发病包括骨髓纤维化、骨髓增生异常综合征、急/慢性白血病、溶血性贫血、地中海贫血、淋巴瘤、免疫性血小板减少性紫癜、转移癌、浆细胞肿瘤、遗传性球形红细胞增多症、肝硬化病等，另有少数无明确相关疾病的特发性 EMH[1]。EMH 可发生于任何年龄，以 40 岁多见，无明显性别差异，病变部位以肝、脾和淋巴结多见，主要表现为肝、脾、淋巴结弥漫性肿大[2]，也可发生于脊柱旁、心脏、肺、胸腺、肾、肾上腺、前列腺、胸膜、皮肤、神经和脊髓等处，但均为罕见。患者通常无明显症状，常因其他疾病行检查时偶然发现，并易被误诊。

EMH 发生机制尚未完全明确，可能为：①胚胎时期具有造血功能的器官中的间叶细胞为补偿骨髓造血功能的不足重新恢复造血，属"返祖"现象；②循环于患者外周血中的造血细胞在特定条件下归巢于胚胎时期有过造血功能的器官建立新的造血灶；③骨髓造血组织功能不足时，处于休眠状态的造血干细胞同时被异常刺激反应性增生，产生髓外造血。EMH 病理大体观多为暗红色肿块，有包膜，似血块样，质软而脆，镜下观察病灶呈结节状，结节内以红细胞系、粒细胞系、巨核细胞系三系造血细胞弥漫增生为特征，类似于骨髓成分，无或可见极少量脂肪组织。EMH 本身为良性病变，一般无需干预，仅针对原发病进行治疗即可，随着原发病的好转，EMH 可消失或发生脂肪变性[3]。当出现严重并发症，如难治性胸腔积液、神经压迫时，则可考虑行手术切除、局部放疗或羟基脲口服等缓解症状。

CT 检查中，发生于脊柱旁的 EMH 常表现为脊柱旁多个软组织密度影，以下位胸椎旁（T7-T10）多见，病灶呈半圆形或分叶状，部分呈长梭形，边缘光滑，密度均匀，一般无囊变、坏死及钙化，增强扫描后呈均匀轻、中度强化，病变邻近的椎体、肋骨无骨质吸收、破坏等继发表现。PET/CT 检查中 EMH 病灶通常呈轻-中度 FDG 摄取，SUVmax 分布于 1.7～2.5[4]。此外，由于 99mTc-SC 可被骨髓单核巨噬细胞吞噬和清除，18F-FLT 作为胸腺嘧啶的类似物可反映骨髓间充质干细胞中 DNA 的合成速率，因此 99mTc-SC SPECT/CT 和 18F-FLT PET/CT 也可用于 EMH 的诊断，且更具特异性[5]。

本例患者同时患急性白血病和遗传性球形红细胞增多症两种与 EMH 相关的疾病，影像表现典型，且在行 FDG PET/CT 显像时已获得病理诊断，是临床提供给我们的一份非常好的学习病例。若无相关资料，本例需与神经源性肿瘤、白血病髓外浸润进行鉴别：①神经源性肿瘤，无前述 EMH 相关病史，几乎均为单侧发病，典型者呈哑铃状，易出现囊变、坏死、钙化，病灶邻近骨质多有压迫性骨质吸收、椎间孔增宽等继发改变，FDG 摄取程度差异较大；②白血病髓外复发，病变多累及淋巴结及软组织，以淋巴结肿大及软组织肿物为主要表现，FDG 摄取程度较高，病灶平均 SUVmax 为 6.4[6]。此外，本例患者肝、脾肿大亦考虑与髓外造血相关，虽未得到病理诊断，在随访过程中随着原发病的好转和椎旁髓外造血组织脂肪变性，肝脾肿大明显好转，可间接获得证实。

参考文献

［1］Fan N，Lavu S，Hanson CA，et al. Extramedullary hematopoiesis in the absence of myeloproliferative neoplasm：Mayo Clinic case series of 309 patients［J］. Blood Cancer J，2018，8（12）：119.

［2］Roberts AS，Shetty AS，Mellnick VM，et al. Extramedullary haematopoiesis：radiological imaging features［J］. Clin Radiol，2016，71（9）：807-814.

［3］Martin J，Palacio A，Petit J，et al. Fatty transformation of thoracic extramedullary hematopoiesis following splenectomy：CT features［J］. J Comput Assist Tomogr，1990，14（3）：477-478.

［4］Seo M，Kim H，Jo JC，et al. Mass-forming extramedullary hematopoiesis in multiple myeloma：18F-FDG PET/CT is useful in excluding extramedullary myeloma involvement. Tumori，2016，102（Suppl. 2）：116-118.

[5] Zade A，Purandare N，Rangarajan V，et al. Noninvasive approaches to diagnose intrathoracic extramedullary hematopoiesis：18F-FLT PET/CT and 99mTc-SC SPECT/CT scintigraphy［J］. Clin Nucl Med，2012，37（8）：788-789.

[6] 李河北，王茜，赵赟赟，等. 急性白血病髓外复发的 ^{18}F-FDG PET/CT 特点［J］. 中国医学影像技术，2017，33（12）：1859-1863.

（赵赟赟　王茜）

病例 46　异位脾的 FDG PET/CT 及 ^{99m}Tc- 硫胶体显像

病史及检查目的

患儿，女，11 岁，24 天前月经来潮时出现腹痛，不伴发热、吐泻，行腹部 B 超及盆腔 MRI 检查发现 "下腹部肿物"，考虑肿瘤性病变可能性大。既往无特殊病史。肿瘤标志物测定结果示：CA125 58.68 U/ml（参考值：0 ～ 35 U/ml），神经元特异性烯醇化酶（NSE）17.99 ng/ml（参考值：0 ～ 16.3 ng/ml），CA19-9、CA72-4、癌胚抗原（CEA）、甲胎蛋白（AFP）均正常。骨髓穿刺活检示：骨髓增生活跃。为进一步除外恶性病变行 ^{18}F-FDG PET/CT 检查（病例图 46-1）。

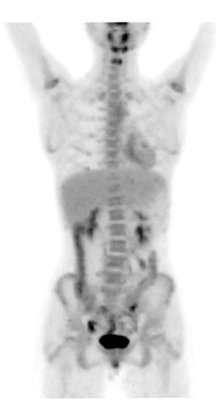
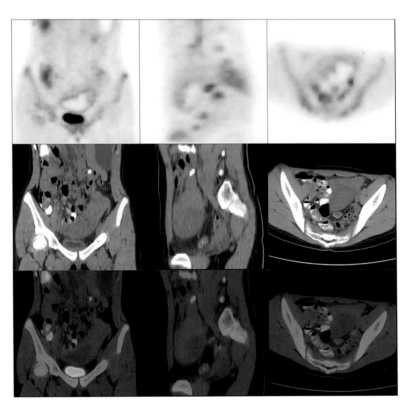

病例图 46-1　患者 FDG PET/CT 检查结果

FDG PET/CT 检查

影像所见：脾床位置未见脾脏显示，于盆腔左侧见一不规则肿物，边界清，边缘可见切迹，内部密度不均，片状低密度坏死区，该肿物见不均匀 FDG 摄取，SUV$_{max}$ 为 1.7；腹盆腔内各淋巴结区未见明显肿大淋巴结。扫描野内其他部位未见明显异常结构改变或 FDG 摄取。

检查意见：FDG PET/CT 显像未见明确恶性病变征象；盆腔肿物 FDG 摄取与脾脏相当，考虑为游走脾，同时伴脾梗死，建议进一步行 ^{99m}Tc- 硫胶体显像证实。

^{99m}Tc- 硫胶体显像

于 FDG PET/CT 检查后隔日在静脉注射 ^{99m}Tc- 硫胶体 30 min 后行前后位平面显像及盆腔局部 SPECT/CT。结果示，脾床位置未见脾影，盆腔左侧肿物呈示踪剂高摄取（病例图 46-2），说明盆腔肿物具有脾脏的吞噬胶体颗粒的功能，符合异位脾诊断。

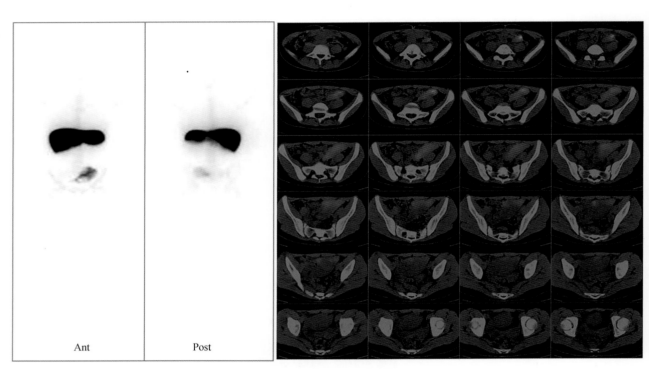

病例图 46-2 患者的 ^{99m}Tc- 硫胶体显像

最终临床诊断

患者随后行盆腔肿物切除，术后病理检查结果：符合腹腔异位脾并脾梗死。

病例相关知识及解析

脾脏不在左上腹的脾床位置而位于腹腔其他部位时称为异位脾，若异位脾可复位至脾床位置时，又称为游走脾。游走脾临床少见，发生率约为 0.2% ~ 0.5%，多为儿童和育龄期女性[1]。其病因有先天性和后天性两种因素，前者主要见于儿童，多见由胚胎时期背侧胃系膜发育不良所致，脾蒂或韧带先天性过长或松弛[2]；后者多发生于经产妇女，可能与腹壁松弛、多胎妊娠、激素紊乱等多因素所致脾周围韧带和血管蒂的延长有关[3]。由于脾蒂或韧带的过长或松弛，以及肿大的脾脏的重力牵引作用，脾脏可下移至脐下或盆腔内。

异位的脾脏通常无明显的自觉症状，少数可出现对邻近脏器的压迫或牵拉症状。然而，由于游走脾的系膜松弛冗长，大约 20% 的患者可发生脾扭转，发生扭转后又可并发脾梗死，临床上会出现腹胀、腹痛、恶心、呕吐、发热等症状[4]。对于游走脾发生蒂扭转者，应采用手术的方法将脾脏固定，但游走脾蒂扭转后一旦发生脾梗死，则需及时切除脾脏[5]。由此可见，诊断游走脾及判断有无梗死发生对临床治疗决策都很重要。

临床诊断中，部分游走脾患者可出现血白细胞、血细胞比容升高，血小板和血红蛋白降低，但这些实验室检查缺乏特异性。因此，影像检查对于游走脾的诊断仍起着重要的作用。影像检查技术中，超声是最常用的检查手段，若超声发现脾床探测不到脾脏回声，而于腹盆腔其他部位探测到与脾脏相似的声像图，并观察到脾门切迹，多普勒超声观察到脾脏的血供情况，便提示异位脾。但超声检查结果容易受肠气及操作者技术因素的影响。CT、MRI 检查可发现腹、盆腔实性肿块（异位脾脏）和脾门蒂血管的漩涡改变，容积重建和多平面重组可清晰显示脾脏的移位方向，口服对比剂能较好地显示脾和相邻胃、肠的解剖关系，静脉注射对比剂行增强扫描，则能显示脾脏和脾门蒂血管的血供情况，这对治疗方案的确定十分重要。

由于放射性核素标记的胶体颗粒或变性红细胞均可被脾脏的单核巨噬细胞所吞噬，从而使脾脏显影，因此 ^{99m}Tc- 硫胶体显像及 ^{99m}Tc- 变性红细胞显像不仅可显示脾脏的位置、大小、形态和功能，对于异位脾的识别也具有较高的准确性，故临床上常将其用于那些判断困难的异位脾组织。从另一方面讲，当前 FDG PET/CT 已被广泛用于肿瘤诊疗过程，检查中也可偶然发现异位脾，如何与腹盆肿瘤性病变相鉴别是值得注意的问题。通常在 FDG PET/CT 中异位脾表现为与脾脏相当的密度以及低于肝脏的生理性 FDG 摄取。若异位脾发生梗死，则梗死区域会显示出 FDG 摄取的减低和组织密度的减低。当遇到诊断困难的情况时，还可联合 ^{99m}Tc- 硫胶体显像加以证实。

游走脾是一种少见但需高度重视的疾病。本病例向大家展示了同一患者的 FDG PET/CT 及 ^{99m}Tc- 硫胶体显像资料，对照两种影像的显像结果可以看出，尽管两种显像剂的显像机制不同，却均能通过将 CT 所提供的解剖或结构改变信息与脾脏生理性示踪剂摄取状况结合从而得出正确的诊断。

参考文献

［1］Safioleas MC，Stamatakos MC，Diab AI，et al. Wandering spleen with torsion of the pedicle. Saudi Med J，2007，28：135-136.

［2］Abell I. Wandering spleen with torsion of the pedicle. Ann Surg，1933，98（4）：722-735.

［3］Robinson AP. Wandering spleen：case report and review. Mt Sinai J Med，1988，55（5）：428-434.

［4］Fiquet—Francois C，Belouadah M，Ludot H，et al. Wandering spleen in children：muhieenter retrospective study. J Pediatr Surg，2010，45（7）：1519-1524.

［5］Lips N，Deroose CM，Bielen D，et al. Wandering spleen on a ^{68}Ga-DOTATOC-PET/CT scan. Eur J Nucl Med Mol Imaging，2011，38（5）：982.

（高平　王茜）

第三部分

淋巴系统疾病

显像技术篇

淋巴显像（lymphatic imaging）是一项了解淋巴系统走向、淋巴结形态和淋巴回流功能的核素显像技术，在诊断恶性肿瘤淋巴结转移、疾病分期、决定手术范围、观察肢体淋巴水肿、检出乳糜瘘等多方面都有着重要的临床价值。

一、淋巴显像原理

淋巴系统由淋巴管、淋巴结和其他淋巴组织构成。毛细淋巴管是淋巴生成的初始部位，由单层内皮细胞构成，由于其基底膜不完整，许多大分子物质不能穿透毛细血管基底膜，只能通过淋巴系统的内皮细胞吞噬或经内皮间隙引流进入淋巴系统。淋巴显像就是利用这一原理，将放射性胶体颗粒或高分子物质注射到皮下或组织间隙，借助毛细淋巴管壁的通透性和内皮细胞的胞饮作用，使其迅速进入毛细淋巴管，并引流至淋巴结。在淋巴结内一部分显像剂被淋巴窦单核-巨噬细胞摄取或吞噬而滞留在该站淋巴结；另一部分随淋巴液继续转移至下一站淋巴结；还有一部分最后进入血循环被肝、脾单核-巨噬细胞吞噬清除。借助核医学成像设备可以显示显像剂的动态分布影像，观察引流途径上的淋巴结、淋巴链的分布以及淋巴回流状态。

二、显像方法

（一）显像剂

淋巴显像所用的显像剂分为三类：第一类是放射性胶体物质，如放射性胶体（^{99m}Tc-SC）、^{99m}Tc-硫化锑（^{99m}Tc-ASC）、^{99m}Tc-植酸钠（^{99m}Tc-PHY）等；第二类是蛋白质类，如 ^{99m}Tc-人血清白蛋白（^{99m}Tc-HSA）等；第三类是大分子聚合物类，如 ^{99m}Tc-右旋糖酐（^{99m}Tc-DX）等。显像剂颗粒的大小直接影响着显像质量，通常以 10～25 nm 为宜。颗粒过小易透过毛细血管壁进入血循环而分布到全身，颗粒过大则不易通过毛细淋巴管壁而滞留于注射部位，这两种情况都会影响对淋巴回流真实情况的观察。目前认为 ^{99m}Tc-硫化锑胶体为较理想的淋巴显像剂，其颗粒大小适宜，且体内分布稳定性好。

（二）给药方式

显像剂的注射部位应根据全身淋巴循环的解剖及生理规律，按照检查部位和范围的不同选择相应的淋巴回流起点的皮下、黏膜下及组织间隙，也就是说，注射点的选择要根据不同的临床情况做出决定。每一个注射点的注射剂量一般为 37～74 MBq（1～2 mCi），其注射液体体积应小于 0.5 ml。注射时通常两侧对称注射，注射前稍回抽，避免误入血管内。

（三）成像方法

注射后嘱患者多活动，注射后 30 min 可进行全身或局部显像，必要时加做延迟显像。局部显像预置计数为 100～150 千计数/帧，以探测野内欲观测的淋巴结显示清晰为度。用于较大范围观察时，尤其是下肢及腹淋巴部联合显像时，宜采用全身显像，一般于双侧对称部位注入显像剂后以 10～20 cm/min的速度自下而上进行扫描。

三、影像分析

（一）正常影像

正常人淋巴结的数量及分布变异较大，但两侧基本对称。淋巴结链影像及显像剂移行速度基本对称，淋巴回流连续无中断，淋巴结内放射性分布均匀，距离注射点越远，淋巴结浓聚的放射性越少。通常在双下肢淋巴回流显像中以腹股沟、盆腔及腋窝组群显示最为清晰（图3-1），在双上肢淋巴回流显像中以腋窝淋巴结组群显示最为明显（图3-2）。此外，当显像剂进入体循环后可见肝脏和脾脏显影。

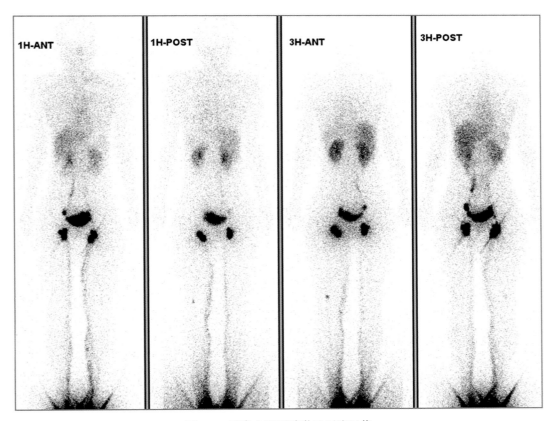

图 3-1　正常人双下肢淋巴回流显像

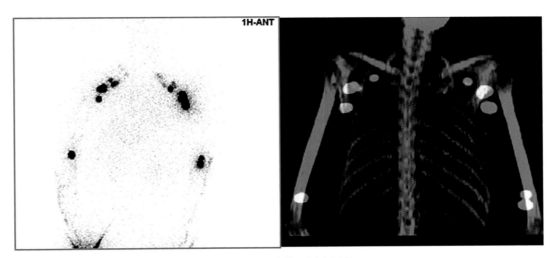

图 3-2　双上肢淋巴回流显像

（二）异常影像

（1）显像时间延迟：2～4 h 淋巴管或淋巴结无明显显影或显影浅淡。

（2）淋巴系统梗阻：淋巴链引流中断，局部显像剂滞留，或出现侧支影像，淋巴管迂曲扩张，显像剂外漏或出现皮肤回流征，提示淋巴系统梗阻。若 2～4 h 后肝脏不显影，则提示淋巴系统重度梗阻。

（3）淋巴结肿大：一处或多处淋巴结体积增大或伴形态异常，而显像剂摄取减低。

（4）淋巴结影像缺失或淋巴链明显中断。

（5）双侧淋巴结显影明显不对称，一侧淋巴管扩张，淋巴结增大或缺损。

四、临床应用

（1）前哨淋巴结探测。

（2）淋巴水肿的诊断。

（3）乳糜外溢的定位诊断。

（4）淋巴瘤的辅助诊断。

（5）恶性肿瘤淋巴结转移的诊断。

（王茜）

病例 47　下肢继发性淋巴水肿淋巴显像

病史及检查目的

患者女性，64 岁，主因"子宫内膜癌术后 6 年，右下肢肿胀 5 年余"入院。患者 6 年前因子宫内膜癌行肿瘤根治术＋盆腔淋巴结清扫术，术后未行放、化疗；术后半年开始出现右下肢肿胀并逐渐加重，以午后及久站后加重；无丹毒发作。查体见：右下肢肿胀（＋＋＋），为可凹性，肤色正常。实验室检查无明显异常发现；下肢血管超声未见明确异常；妇科相关检查未见肿瘤复发转移表现。临床考虑手术继发淋巴水肿可能，为明确下肢淋巴引流情况行淋巴显像。

双下肢淋巴显像

检查方法： 于患者双足第一、二及第四、五趾间皮下对称性注射显像剂 ^{99m}Tc-DX（5 mCi×2），每点注射 2.5 mCi/0.1 ～ 0.15 ml，嘱患者多活动。分别于注射后 10 min、1 h、3 h 和 6 h 行全身前、后位平面显像（病例图 47-1）。

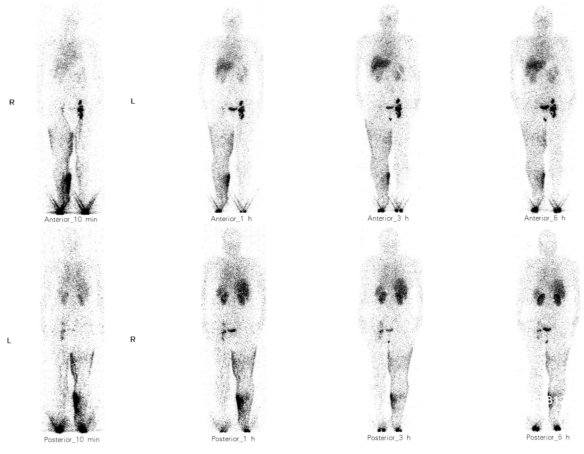

病例图 47-1　^{99m}Tc-DX 全身前、后位淋巴显像

影像所见：右下肢增粗，下肢淋巴管未显影，右腹股沟淋巴结显影细小，数量少，右侧髂、腰淋巴管及淋巴结均未显影，显像剂在下肢皮下弥散分布，以小腿为著。左下肢淋巴管显影淡，显像剂回流通畅，左腹股沟、髂淋巴结显影清晰，腰淋巴结未见显影；左静脉角未显影，肝、脾显影清晰。

检查意见：双下肢淋巴显像可见右下肢继发性淋巴水肿表现。

最终诊断及随访

患者行下肢血管超声检查，排除了下肢血管病变所致水肿；常规妇科复查，未见明确肿瘤复发或转移；并排除心、肾功能不良或低蛋白血症者。最终临床诊断右下肢继发性淋巴水肿。

病例相关知识及解析

淋巴水肿（lymphoedema）是由于淋巴管阻塞后淋巴回流障碍，过多的富含蛋白质的液体积聚于组织间隙引起的水肿，分为原发性和继发性两大类。原发性淋巴水肿是由于淋巴系统先天发育有缺陷导致的。继发性淋巴水肿是有明确发病原因的淋巴水肿，常见病因包括外科手术、放疗、创伤、反复感染、肿瘤浸润转移、丝虫病及某些全身疾病等。盆腔恶性肿瘤手术和放疗均会导致盆腔、腹腔或腹股沟区淋巴系统损伤，其淋巴水肿的发生率从 1% 到 47% 不等[1]。盆腔淋巴结切除术不仅直接破坏了手术区域淋巴系统的完整性，术后瘢痕形成也会阻碍淋巴回流，这些是造成淋巴系统损伤的首要原因。放疗也可造成受照射区域的淋巴管直接损伤，而照射后淋巴管周围组织纤维化可加重淋巴回流障碍，此外，淋巴管术后再生修复也可因放疗而受到抑制。

国际淋巴学会根据临床表现将淋巴水肿分期如下：0/ⅠA 期，亚临床期，淋巴系统受损，但水肿不明显；Ⅰ期，凹陷性水肿，肢体抬高后水肿可消退；Ⅱ期，多为凹陷性水肿，Ⅱ期晚期纤维化形成后呈非凹陷性水肿，肢体抬高难以使水肿消退；Ⅲ期，象皮肿，非凹陷性水肿，伴皮肤营养状态改变，如棘皮症、脂肪堆积、疣状增生。其中，非凹陷性水肿为水肿晚期表现，提示扩张淋巴管管壁纤维化、管腔闭塞，皮肤和皮下组织也发生了纤维化、增厚、色素沉着，此时保守治疗或手术治疗都不能获得满意效果，发生局部感染（如丹毒等）的风险也明显增大[2]。

核素淋巴显像是诊断淋巴水肿的主要手段，正常下肢淋巴显像可见下肢、腹股沟、髂、腰淋巴管显影清晰完整，淋巴结分布均匀，双侧基本对称。妇科肿瘤治疗后患者的淋巴显像具有特殊表现，即盆腔、腹腔淋巴管多不完整，而腹股沟远端的下肢淋巴管多基本完整，皮下淋巴反流也多呈局限性。而下肢原发性淋巴水肿，从下肢到盆腔、腹腔淋巴系统的异常具有一致性，部分下肢的异常表现比盆腔、腹腔部分更为明显。但当淋巴水肿发展至后期，两者的影像表现可能趋于相似。同样为继发性淋巴水肿，妇科肿瘤治疗所致下肢淋巴水肿与乳腺癌治疗所致上肢淋巴水肿的影像表现也不尽相同。

目前临床上根据淋巴显像可将下肢淋巴系统损伤分为 4 级：0 级——下肢、髂、腰淋巴管及淋巴结链显影基本完整；1 级——自足至腹股沟淋巴管显影清晰，腹股沟以上淋巴管显影不完整或不显影，但不伴有显像剂在皮下弥散；2 级——腹股沟以下淋巴管显影清晰，腹股沟以上淋巴管不显影或不完整，伴有显像剂皮下弥散分布；3 级——下肢无淋巴管显影，或显影的淋巴管不能达腹股沟水平，或仅有侧支淋巴管显影。损伤程度 1 级时下肢淋巴液主要通过同侧髂、腰区域残余淋巴管网代偿修复，沿原有路径上的重建淋巴管回流；临床表现为患肢抬高或休息后水肿可完全消失，为淋巴水肿早期。损伤程度 2 级时损伤的下肢淋巴管仍维持一定的回流功能，但下肢淋巴负荷超出淋巴管运输能力，淋巴管因管内压力增高而破损，淋巴液自破损处漏出并在皮下淤积，部分可在局部形成淋巴囊肿；临床表现为休息或抬高患肢可使肿胀减轻，但不能完全消失，水肿多为可凹性，此时为淋巴水肿中期。3 级损伤是在 2 级损伤基础上，腹股沟以下的下肢淋巴管进一步受到破坏，不再有回流功能，淋巴液主要通过皮肤和皮下淋巴管网回流甚至不回流；临床可表现为休息或抬高患肢不能使肿胀减轻，随病情迁延，由于皮下组织纤维化逐渐出现不可凹性水肿，并开始出现皮肤增厚、颜色变深等改变。

淋巴显像作为一种安全、方便、准确的检查方法，是诊断淋巴水肿的"金标准"，可以帮助临床确立术后水肿的原因。在淋巴水肿早期，下肢的淋巴回流功能尚能够代偿，及时采取干预措施可取得良好治疗效果。一旦淋巴水肿发展至中晚期，淋巴管损伤严重甚至破坏，皮肤和皮下组织纤维化和脂肪沉积，水肿不再可逆，治疗就十分困难。因此，应在诊断流程中尽早使用淋巴显像，甚至在发生淋巴水肿之前就对淋巴系统损伤程度进行评估，达到早发现、早诊断、早干预的目的，帮助患者获得更好的治疗效果。

参考文献

［1］靳松，孙自强，金星，等．继发性淋巴水肿的诊治进展．中国血管外科杂志（电子版），2017，9（4）：316-320.

［2］童冠圣，沈文彬，耿万德，等．淋巴显像评估妇科肿瘤治疗后下肢淋巴系统损伤．中华核医学杂志，2011，31（1）：19-24.

（郑朋腾　童冠圣）

病例 48　上肢继发性淋巴水肿淋巴显像

病史及检查目的

患者女性，64 岁。主因"乳腺癌术左上肢肿胀 9 年"就诊。9 年前因左侧乳腺癌行根治术＋腋窝淋巴结清扫，术后病理示：浸润性导管癌，淋巴结清扫未发现转移（2/12）。术后行局部放疗 25 次，化疗 3 疗程。术后左上肢轻肿，多次发丹毒作，发作后肿胀加重。现肿胀处疼痛，局部麻木，左上肢可凹性水肿（＋＋），肤色正常。为进一步评估淋巴回流情况，行双上肢淋巴回流显像。

双上肢淋巴显像

检查方法：于患者双手第一、二及第四、五指间皮下缓慢注射显像剂 ^{99m}Tc-DX，每点注射 111 MBq/0.1～0.15 ml，要求同一患者双手注射剂量 / 体积相同，先后间隔不超过 1 min。5 min 后嘱患者按摩注射点。分别于注射后 10 min、1 h、3 h 及 6 h 行包括双上肢在内的局部前后位平面图像采集（病例图 48-1）。

影像所见：左上肢明显增粗，淋巴管未显影，左侧前臂、上臂皮下显像剂滞留；左侧腋窝淋巴结未见显影，锁骨下区淋巴结稀少。右上肢淋巴管显影清晰，显像剂回流缓慢，右腋窝、锁骨下淋巴结显影清晰；肝脾浅淡显影。

检查意见：左上肢继发性淋巴水肿；右上肢淋巴回流缓慢。

相关知识及病例解析

乳腺癌术后相关水肿（breast cancer-related lymphedema，BCRL）是乳腺癌根治术后最常见的慢性并发症。由于治疗方式、随访时间以及患者体质的不同，其发生率有所差异，报道为 10%～

病例图 48-1　患者双上肢前、后位淋巴回流显像

60%。腋窝淋巴结清扫和区域放射治疗是 BCRL 的主要诱发因素，其他如营养不良、肥胖、切口延迟愈合、术后感染和化疗等也是 BCRL 的危险因素。腋窝淋巴结清扫术，破坏了上肢淋巴回流通路的完整性，导致淋巴回流障碍，以致组织间隙中聚集了大量富含蛋白质的淋巴液；而术后的区域放疗可进一步破坏残余的淋巴管结构并抑制淋巴管的再生修复。形成淋巴水肿的早期集合淋巴管和网状淋巴管扩张，富含蛋白质的组织液在皮下蓄积，此时肢体水肿为"可凹性"；随着病程的进展，扩张淋巴管管壁纤维化、管腔闭塞，皮肤和皮下组织也发生纤维化、增厚、色素沉着，此时水肿呈"不可凹性"[1]。BCRL 不仅造成患侧肢体肿胀、疼痛、麻木不适以及沉重的精神负担，还可能导致患肢功能障碍、肢体变形，严重影响患者的生活质量。因此，BCRL 的术后监测和防治值得临床重视。

上肢淋巴显像可用于 BCRL 的监测与评估。正常情况下双上肢淋巴回流如病例图 48-2 所示，而 BCRL 患者在上肢淋巴回流显像中可出现下列异常表现：①患侧腋窝和锁骨上淋巴结不显示或显示数量少。这是由于腋窝淋巴结清除和放射治疗所致，故据此可了解相关治疗对腋窝和锁骨上淋巴结的破坏程度。然而，由于正常腋窝和锁骨上淋巴结显示数量并不恒定，且淋巴回流受阻会导致显像剂不能引流至淋巴结，因此，淋巴结显示数量对 BCRL 的诊断价值有限。②上肢淋巴管多显示不完整或不显示。淋巴管的显示状况有助于评估乳腺癌治疗对上肢淋巴引流通路的损伤程度，以及患侧上肢残余淋巴管或经修复再生淋巴管的回流功能。这不仅对 BCRL 的诊断有重要价值，而且对判断 BCRL 预后和选择水肿治疗方法有重要意义。③显像剂在水肿区域皮下反流是淋巴回流障碍的直接后果，显像所见放射性异常分布区域常与水肿区域一致，是诊断 BCRL 的可靠依据。少数 BCRL 患者虽无皮下显像剂反流，但可

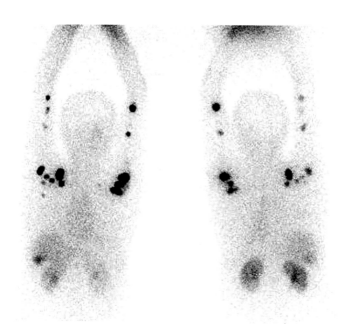

病例图 **48-2** 正常人双上肢淋巴回流显像

参考注射点显像剂滞留情况进行判断[2]。

　　淋巴显像是一项安全、准确、简便、可重复的检查手段，被认为是评估 BCRL 的 "金标准"。淋巴结和淋巴管显影情况可反映淋巴引流系统解剖结构上的改变，显像剂反流情况可显示淋巴引流功能是否存在异常。淋巴显像所得到的淋巴系统影像学资料为 BCRL 提供了可靠的诊断手段，同时，也为临床鉴别上肢血管栓塞或肿瘤复发所导致的水肿提供准确的依据。

参考文献

［1］Lawenda BD，Mondry TE，Johnstone PA. Lymphedema：A primer on the identification and management of a chronic condition in oncologic treatment.CA Cancer J Clin，2009，59：8-24.

［2］童冠圣，沈文彬，耿万德，等 .99Tcm- 右旋糖酐淋巴显像评估乳腺癌相关性淋巴水肿 . 中华核医学杂志，2010，30（5）：324-328

（张丽　童冠圣）

病例 49　原发性淋巴水肿淋巴显像

病史及检查目的

　　患者，男，20 岁，主因 "右下肢肿胀 10 余年，加重 2 年"。10 余年前无明显诱因发现右下肢大腿肿胀增粗，并于长期站立及行走后加重，平卧休息并抬高患肢后可轻度缓解，无疼痛、破溃，未予重视及治疗；2 年前右下肢肿胀加重，发展至小腿及足踝，为可凹性水肿，休息抬高肿胀稍缓解；2 个月前出现右下肢皮肤颜色发红、皮温升高，同时伴发热（体温最高为 39℃）。为明确全身淋巴回流情况行淋巴显像（病例图 49-1）。

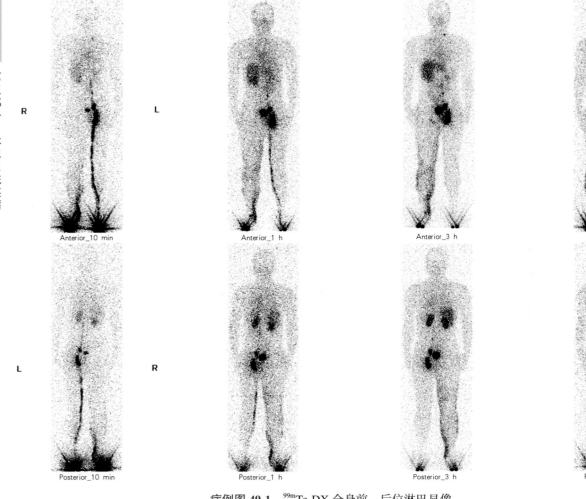

病例图 49-1　^{99m}Tc-DX 全身前、后位淋巴显像

淋巴显像

检查方法： 双足第一、二及第四、五趾间皮下注射显像剂（^{99m}Tc-DX，5 mCi×2），嘱患者活动；于注射后 10 min、1 h、3 h 和 6 h 分别行全身前、后位平面显像。

影像所见： 左下肢淋巴管显影清晰，显像剂回流通畅，左侧腹股沟淋巴结显影清晰，左侧髂腰淋巴结显影，数量少；右下肢明显增粗，淋巴管未见显影，显像剂自足部沿皮下组织弥漫上行；右侧腹股沟、髂腰淋巴管淋巴结未见显影，左静脉角于 3 h 显影，肝、脾显影清晰。

检查意见： 原发性淋巴发育异常：右下肢淋巴肿。

最终诊断及随访

入院行胸导管探查术，探查静脉角，在颈内静脉后方游离见到胸导管主干出胸锁关节后汇入左锁骨上淋巴结，输出端分为 2 支汇合后与左颈干及锁骨下干汇合后共同形成壶腹汇入颈静脉角。胸导管管壁薄，胸导管末段及各淋巴干管壁被较厚纤维组织及颈内静脉血管鞘包裹压迫，胸导管内可见乳糜液充盈，颈干及锁骨下干内可见乳糜反流，淋巴液入血欠通畅，最终临床诊断原发性右下肢淋巴水肿。术后随访，患者恢复良好。

病例相关知识及解析

原发性淋巴水肿（primary lymphedema）是由于淋巴系统发育缺陷所致，占肢体淋巴水肿的10%（90%属于继发性）。该病的确切病因尚不明确，认为多由于先天性的淋巴系统发育不良所致，可分为遗传性和散发性。有些原发性淋巴水肿可能属于某些遗传性综合征诸多症候群的一个表现，患者有家族遗传病史和遗传学证据，如Turner综合征、Noonan综合征、双行睫-淋巴水肿综合征、黄甲综合征等，但临床所见原发性淋巴水肿多为散发病例。

原发性淋巴水肿的病理改变为，肢体浅表淋巴管发育过程中形成闭锁、中断、数目增加、扩张、变形，并伴有管壁和淋巴结的病理性改变，导致淋巴回流障碍，使毛细淋巴管扩张，管内压力增加，使得大量小口径的旁路淋巴管开放，压力波动幅度增加，并在受阻段出现节律性反流[1]。临床上常根据发病年龄进一步将原发性淋巴水肿分为：先天性肢体淋巴水肿，早发性肢体淋巴水肿，迟发性肢体淋巴水肿。其中先天性肢体淋巴水肿又包括：①先天性遗传性肢体淋巴水肿，又称Milroy病，为一种十分罕见的单纯常染色体显性遗传病，对疑似先天性淋巴水肿患者应详细询问病史及家族史，必要时行基因检测；②先天性非遗传性肢体淋巴水肿，水肿一般发展缓慢，随生长发育有所加重。

核素淋巴显像对淋巴系统疾病的诊断有较大优势，与MRI和超声相比，其优点为可显示病变淋巴管及淋巴回流的通畅性，显示淋巴的分布与走向，从而了解淋巴管功能。淋巴显像操作简便，安全无创，无不良反应和并发症发生，可以反复检查，在鉴别淋巴水肿、选择外科手术病例及疗效监测上具有较好的价值。其显像范围几乎可含盖全身所有部位，因而已受到临床医师的普遍欢迎与重视[2]。原发性淋巴水肿可累及双侧肢体，也可能只累及单个肢体。先天性淋巴水肿往往累及单侧肢体，甚至颜面和肩背部。在淋巴显像中患肢可表现为完全没有显像剂回流，显像剂滞留在注射点或仅有少量显像剂沿着局部皮下弥散；也可表现为淋巴管显示纤细，淋巴回流缓慢，淋巴结细小等特征表现。根据淋巴显像可评估病变累及范围及水肿的严重程度。

在淋巴显像用于诊断原发性淋巴水肿过程中，还应注意与系统性红斑狼疮（systemic lupus erythematosus，SLE）相鉴别。SLE可伴有低蛋白血症和多浆膜腔积液，但是SLE是一种累及多脏器的自身免疫性炎症性结缔组织病，血清学检查可见抗核抗体（ANA）、抗双链脱氧核糖核酸（抗dsDNA抗体）抗体、抗可溶性抗原抗体（抗ENA抗体）等自身抗体阳性。

参考文献

[1] 孙沣，张涤生.原发性肢体淋巴水肿发病机制研究进展（文献综述）.国外医学（外科学分册），2003，30（2）：104-106.

[2] 陈维安，金华伟，余振华，等.淋巴显像检测对四肢淋巴水肿诊断的应用价值.中华显微外科杂志，2008，31（5）：384-386.

（郑朋腾　童冠圣）

病例 50　淋巴显像诊断乳糜性浆膜腔积液

病史及检查目的

患儿男，12岁，7年前曾因"腹胀、腹水"于我院就诊，抽腹水呈乳糜样，行保守治疗。近期腹水增多，不能平卧，再次来院就诊。既往史：2岁时曾行双侧腹股沟疝手术。专科检查：患儿发育不良，腹膨隆，呈蛙状腹，腹围经脐 83 cm，最大径 92 cm，双下肢未见明显水肿。血生化：白蛋白 35.9 g/L；腹水常规检查：外观呈粉红色乳糜，瑞氏反应（+）；比重：1.044。腹水生化：总胆固醇 2.89 mmol/L；甘油三酯 19.97 mmol/L；白蛋白 38.9 g/L。腹部 CT 示腹腔内大量积液影，肠管向中心聚集，肠系膜肿胀，肝、胆、胰、脾、双肾及双侧肾上腺未见异常（病例图 50-1）。为进一步了解腹水性质及淋巴引流情况行淋巴显像。

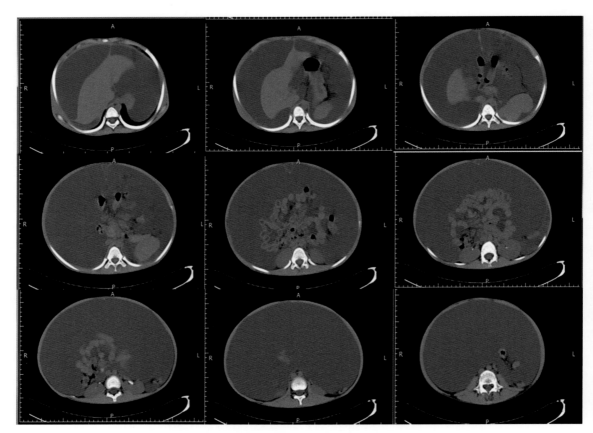

病例图 50-1　患者的腹部 CT

淋巴显像

检查方法：于患者双足第一、二及第四、五趾间皮下对称性注射显像剂 ^{99m}Tc-DX（5 mCi×2），每点注射 2.5 mCi/0.1 ～ 0.15 ml，嘱患者多活动。分别于注射后 10 min、1 h、3 h 和 6 h 行全身前、后位平面显像（病例图 50-2）。

影像所见：双下肢淋巴管显影清晰，双小腿可见侧支淋巴管显影，未见皮肤回流征象；双侧腘窝、腹股沟、髂、腰淋巴结显影清晰，肝脏显影，但肝影位置明显上移，左静脉角未见显影；腹腔内可见弥漫性放射性分布，且随时间延长逐渐增浓。

检查意见：双下肢淋巴侧支循环建立，但未见明显淋巴回流障碍；腹腔内异常放射性分布，考虑乳糜腹水，胸导管上段梗阻所致可能，建议进一步检查。

最终诊断及随访结果

患者随后行直接淋巴管造影，结果示乳糜池增宽，造影剂上行至 L1 水平后未再继续上行，考虑胸导管胸段梗阻。临床诊断：胸导管梗阻，行胸导管探查＋梗阻松解术，术后随访 3 个月，患者腹水较前减少。

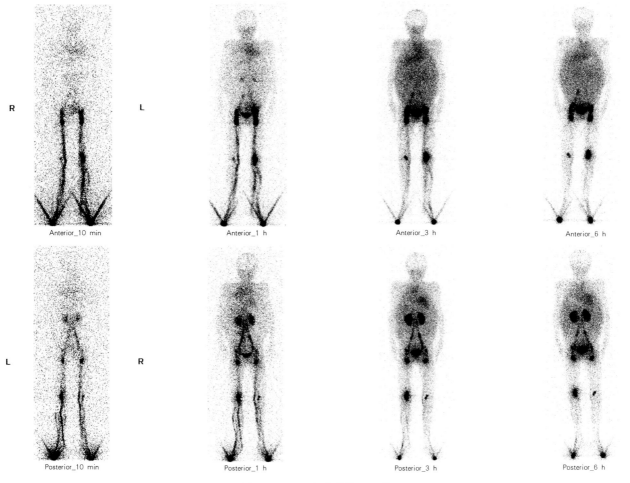

病例图 50-2　患者的淋巴显像

病例相关知识及解析

腹水是一种临床常见症状，按照其来源分为渗出液和漏出液。乳糜是由肠道吸收食物中的脂质成分形成的，正常经过肠道淋巴管引流汇集到肠干，然后进入乳糜池，最终经胸导管引流入静脉。腹腔内广泛分布着淋巴管网，这些部位淋巴管发生破裂可导致富含脂质的乳糜液在腹腔中聚积，形成乳糜腹水（chylous ascites）[1]。乳糜腹水是一种漏出液，临床表现与腹水量有关，少量腹水可能无任何症状，腹水较多时可出现腹胀、腹围增大。乳糜腹水患者可能合并乳糜胸腔积液、乳糜心包积液、乳糜漏等而出现相应的临床症状。乳糜腹水治疗比较困难，常迁延不愈，而腹腔引流不但不能持久减少腹水量，还可能导致营养不良的发生。

目前，乳糜腹水临床发生率尚无准确统计。国外临床观察显示其在住院患者中约占 1/20 000。而国内北京协和医院曾报道约占 1923—1994 年住院患者的 6/100 000。但近年来随着认识和诊治水平的提高，临床报道逐渐增多[2]。乳糜腹水的病因可分为原发性和继发性，原发性乳糜腹水在 15 岁以下儿童中最为多见，主要原因有近侧淋巴管某处的闭锁或狭窄、肠系膜淋巴干或乳糜池的裂隙、肠淋巴管扩张等。继发性乳糜腹水在成人中最常见，主要原因有恶性肿瘤、肝硬化、结核、手术及外伤等[1]。但无论何种原因，淋巴管引流障碍和淋巴管破裂是乳糜胸腔积液、腹水形成的关键环节。

以上所述乳糜腹水可称为真性乳糜腹水。临床上还存在一种乳糜样腹水，或称假性乳糜腹水。二者在形成机制上不同，假性乳糜腹水本质上是一种呈现乳糜样外观的渗出液，可见于某些慢性感染或肿瘤疾病，这与真性乳糜腹水不同[3]。病例表 50-1 显示真性与假性乳糜液的鉴别要点。

项目	真性乳糜液	假性乳糜液
外观	浑浊、乳白或肉色、不透明	浑浊、乳白
比重	1.012 ~ 1.021	> 1.012
乙醚试验	+	−
脂肪染色	+	−
镜下脂肪球	+	−
乳糜液总蛋白量（g/L）	> 30	< 30
化学成分	主要为甘油三酯，少量胆固醇和磷脂	主要为胆固醇
脂肪含量（g/L）	4 ~ 40	< 20
脂蛋白电泳	起点处可见到乳糜微粒带	可见到 β 脂蛋白

乳糜腹水常为意外发现，腹腔穿刺及腹水检查是诊断乳糜腹水的重要检查手段，但明确其病因有时较困难。放射性核素淋巴显像和直接淋巴管造影是目前用于诊断乳糜腹水、定位乳糜漏出部位以及评价双下肢淋巴引流状况的主要方法，对治疗有重要的指导意义。直接淋巴管造影可清晰显示淋巴管及淋巴结的结构、形态以及引流状况，部分患者可显示乳糜漏出或淋巴管梗阻部位，为指导手术治疗提供依据，但直接淋巴管造影是一种有创检查，而且对于合并淋巴回流障碍的患者相对禁忌。

放射性核素淋巴显像的原理是利用核素标记的大分子物质如 ^{99m}Tc-DX、^{99m}Tc- 硫化锑等显像剂能够透过毛细淋巴管而不透过毛细血管壁的特点，使用单光子显像设备获得显像剂在淋巴系统内的动态影像[4]，以此获得以下几方面的信息：①了解双下肢淋巴管引流情况，为直接淋巴管造影提供必备的术前评估，这也是淋巴显像应用的主要临床目的；②判断是否存在下肢淋巴水肿；③辅助鉴别真性乳糜腹水及假性乳糜腹水，一般真性乳糜腹水在淋巴显像中呈弥漫性示踪剂高摄取，而假性乳糜腹水则表现为放射性稀疏区；④初步定位显像剂漏出部位；⑤评估治疗后效果[5]。

本例患者为儿童，无明显诱因出现乳糜腹水，考虑为原发性淋巴管发育异常。双下肢淋巴显像中，腹腔内可见大量显像剂弥散分布，提示存在乳糜从淋巴管漏出至腹腔。双下肢淋巴管显影清晰，显像剂上升至腰干水平，左侧静脉角未显影，提示梗阻部位位于胸导管胸段或以上水平。而后行直接淋巴管造影，亦提示造影剂上行至 L1 水平，乳糜池增宽显影，后未再继续上行，证实淋巴管梗阻位于胸段水平。本病例提示：核素淋巴显像是一种无创、简便、安全、可重复的淋巴系统评估方法。正确使用淋巴显像需要核医学医师熟悉下肢淋巴系统解剖及生理，掌握淋巴显像原理及方法。淋巴显像不仅可用于鉴别乳糜胸腹水，而且可用于评估淋巴系统引流情况，为临床进一步诊治提供依据。

参考文献

［1］Bhardwaj R，Vaziri H，Gautam A，et al. Chylous ascites：a review of pathogenesis，diagnosis and treatment. J Clin Transl Hepatol，2018，6（1）：105-113.

［2］王秀茹．乳糜性腹水 247 例国内文献分析．临床荟萃，2009，24（6）：513-515.

［3］杜锡林，马庆久，高德明．乳糜腹水．中国普通外科杂志，2004，13（6）：457-459.

［4］励楚刚，傅宏亮，许德棣，等．核素淋巴显像在诊断儿童乳糜胸腹水中的价值．实用儿科临床杂志，2006，21（12）：795-796.

［5］陈黎波，李方，张少华，等．核素淋巴显像诊断乳糜胸腹水．中国医学影像学杂志，2002，（02）：85-87.

（郑朋腾　张丽　童冠圣）

病例 51　淋巴显像诊断乳糜反流性淋巴水肿

病史及检查目的

患者男性，33 岁，因"左下肢肿胀 15 年"就诊。患者 15 年前无明显诱因出现左下肢肿胀，由足背向上发展，初为可凹性，逐渐发展为囊性，肿胀于活动后加重，休息可稍缓解，并出现阴囊肿胀，9 年前左下肢阴囊开始出现乳白色囊泡，并有破溃伴渗出乳白色液体，5 年前开始出现左下肢丹毒，1 个月前左下肢丹毒复发。临床怀疑左下肢乳糜反流性淋巴水肿，为明确是否存在乳糜反流，分别行双下肢和右下肢淋巴显像。

双下肢淋巴显像

显像方法：自双足第一、二及第四、五趾间皮下注射显像剂 ^{99m}Tc-DX（5 mCi×2），于注射后 10 min、1 h、3 h 和 6 h 分别行全身前、后位平面显像（病例图 51-1）。

影像所见：右下肢淋巴管显影清晰，显像剂回流缓慢；左下肢增粗，左小腿多条浅淋巴管显影，大腿淋巴管未见显影。1 h 双侧腰部淋巴结显影，3～6 h 左侧腹股沟区及髂淋巴结显影，左下肢皮下可见

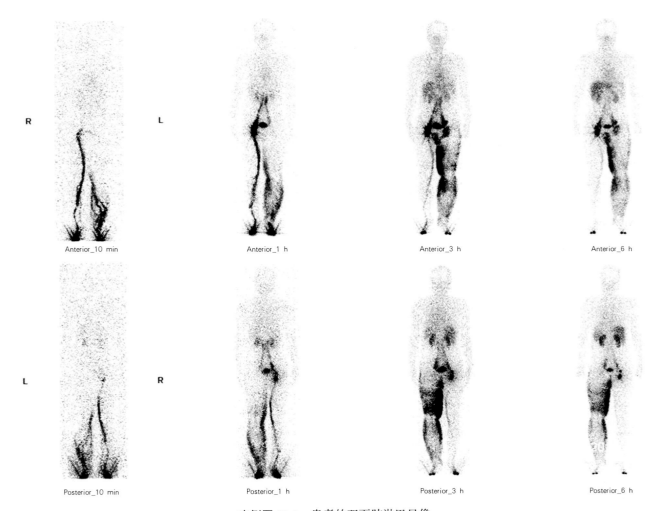

| Anterior_10 min | Anterior_1 h | Anterior_3 h | Anterior_6 h |

| Posterior_10 min | Posterior_1 h | Posterior_3 h | Posterior_6 h |

病例图 **51-1**　患者的双下肢淋巴显像

显像剂弥漫性滞留，以内侧为著，左侧静脉角未显影，肝、脾显影清晰。

检查意见：左下肢原发性淋巴水肿；右下肢淋巴回流缓慢。

右下肢淋巴显像

显像方法：自右足第一、二及第四、五趾间皮下注射显像剂 ^{99m}Tc-DX 5 mCi，于注射后 10 min、1 h、3 h 和 6 h 分别行全身前、后位平面显像（病例图 51-2）。

影像所见：右下肢淋巴管显影增宽，显像剂回流缓慢，右腹股沟、髂、腰淋巴结显影清晰；1 h 可见左腰、髂淋巴管清晰显影，左下肢及会阴皮下可见显像剂弥漫分布，随时间延迟，逐渐增浓；左静脉角于 1 h 显影，肝脾显影清晰。

检查意见：左腰、髂淋巴管以及左下肢和会阴皮下显影，考虑右→左下肢乳糜反流性淋巴肿。

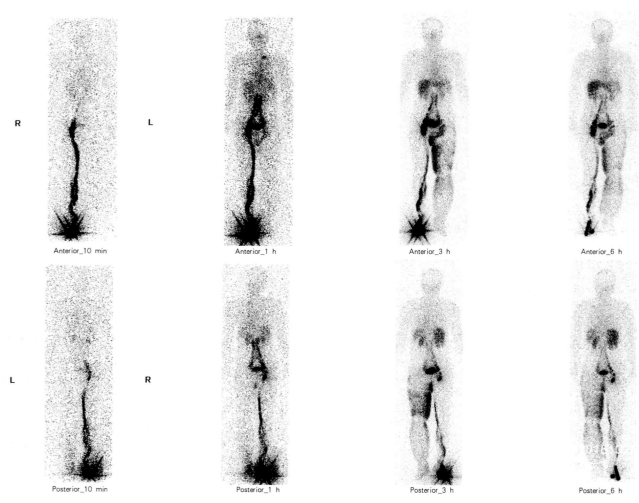

病例图 51-2　患者的右下肢淋巴显像

最终诊断及随访

患者后行直接淋巴管造影，结果示：右下肢、右髂、双侧腰干顺序显影，右髂、右腰干淋巴管走行迂曲、紊乱，部分管径扩张，L5 水平起可见造影剂自右腰干向左侧反流，左侧腰干部分淋巴管扩张呈大囊样，向上胸导管造影剂充盈差，5 min 后继续观察，可见腹膜后显影扩张淋巴管增多，造影剂反流至左髂淋巴管。结合患者临床表现、影像学检查结果，临床诊断为胸导管结构异常所致右→左下肢乳糜反流性淋巴水肿。患者随后行胸导管末端粘连松解术，术后症状有所减轻。

病例相关知识及解析

乳糜液主要源于肠道，肠道淋巴液中所含的大分子脂肪和蛋白质使乳糜具有典型的"牛奶样"性状。乳糜液由肠淋巴管吸收后经集合淋巴管汇合成肠干，经乳糜池、胸导管，汇入左侧颈静脉角，进入静脉回流。乳糜液的流动呈向心性，一旦发生回流障碍，乳糜液倒流或外漏至浆膜腔、外生殖器及下肢等部位，便形成乳糜反流性疾病。乳糜反流性淋巴水肿可分为原发性和继发性。原发性乳糜反流性淋巴水肿约占90%，多见于初生婴儿、儿童、青年患者，多为以乳糜池为中心、腹膜后淋巴系统为主的多部位淋巴系统发育缺陷所致。继发性乳糜反流性淋巴水肿则多为肿瘤、结核、肝硬化、外伤等因素所致。通常淋巴结功能对乳糜反流去向起重要作用，如反流突破腹股沟淋巴结则形成下肢乳糜反流性淋巴水肿。这些渗漏的乳糜液在软组织内聚集，不断刺激皮下纤维结缔组织增生、脂肪硬化，患者皮肤逐渐增厚、粗糙、坚硬，皮肤表面可出现白色的囊泡，部分患肢皮肤破溃后可见乳白色液体流出。

核素淋巴显像可较好地反映四肢淋巴系统的引流途径及功能。在图像采集过程中，根据显像剂的全身分布情况可适当调节不同时段的图像采集速度。如注射后早期经足部上升到体内的显像剂较少，放慢采集速度可使下肢淋巴管引流情况显示得更加清晰。而随着时间的延长，显像剂的全身分布情况成为主要观察内容，此时适当提高采集速度并不会影诊断结果，并且可以缩短整体图像采集占机时间。据此本病例患者采取了注射后10 min、1、3、6 h分别以14、16、18、20 cm/min的床速进行全身图像采集的方法。

患者行双下肢淋巴显像的目的是判断双下肢是否存在淋巴水肿，其影像观察包括：①双下肢淋巴管发育及显像剂引流情况；②腹股沟、髂、腰部淋巴结是否显影及显影数量；③胸导管及静脉角显影情况；④显像初期（10 min至1 h）患肢近端皮下是否有显像剂出现。正常影像表现为：经皮下注射的显像剂经淋巴系统吸收后可见显像剂沿淋巴管走行最后注入左静脉角，且双侧淋巴管、淋巴结显影清晰，双侧基本对称。异常影像包括：①淋巴管显影不良、皮下组织见到显像剂滞留，此为诊断淋巴水肿的重要依据，且皮下组织显像剂滞留量的多少与淋巴水肿的程度呈正比；如果皮下未见到显像剂的出现，而6 h淋巴管内仍见显像剂存在，则诊断为淋巴回流缓慢。②淋巴结显影数量的减少或不显影可进一步提示存在淋巴系统结构异常。③正常人胸导管及左静脉角可有一过性显影（一般于显像1 h可见），如胸导管及左静脉角显影增宽、持续显影或显像剂向锁骨下干、左颈干反流，则提示胸导管出口梗阻可能，可根据此征象初步判定梗阻部位为左静脉角。如果左静脉角未见显影而右静脉角显影或双静脉角同时显影，则提示可能存在胸导管的发育畸形伴出口梗阻[1]。

淋巴显像中加做单侧肢体显像是为了明确是否存在反流性淋巴水肿。经健侧下肢注入显像剂观察对侧腰、髂、腹股沟及下肢淋巴管、淋巴结及皮下是否有显像剂出现，合并会阴水肿的患者需同时观察局部显影情况。如果在未注射显像剂肢体侧的淋巴管和（或）皮下组织内见到显像剂出现，则证实乳糜反流的存在。同时还可根据上述区域内显像剂的多少评估反流程度，但目前尚缺乏客观的定量标准。通常患肢局部或会阴部有白色囊泡形成、出现过囊泡破溃流白色液体的患者，单侧肢体淋巴显像时患处往往有大量的显像剂滞留，表明反流的程度较为严重。

乳糜反流性淋巴水肿的诊断及治疗在临床上存在一定的困难，尤其是有其他合并症的患者，病情尤为复杂，生存质量低下，且病程越长病变越重，累及的部位越广泛，及早发现乳糜反流的存在，早期干预，可阻止病情进一步恶化，从而提升患者的生存质量。双侧＋单侧下肢淋巴显像可直接、无创且动态显示乳糜反流，为临床提供客观的诊断依据。

参考文献

[1] 张春燕，王仁贵，沈丽辉，等.综合影像学诊断下肢乳糜反流性淋巴水肿.中国医学影像技术，2013，29（3）：437-440.

（郑朋腾　童冠圣）

病例 52　淋巴管肌瘤病淋巴显像

病史及检查目的

患者女性，37 岁，主因"呼吸困难 10 余年，左大腿肿胀 6 年"就诊。患者 10 余年前孕后间断出现呼吸困难，运动后为著，未予进一步诊治；6 年前发现左侧腹股沟区囊性包块，行手术切除，病理学检查结果示淋巴管肌瘤；术后出现左下肢肿胀，并逐渐加重。近期胸部 CT 检查示双肺弥漫分布囊性病变；MRI 检查见双侧静脉角区 T2WI 像可见簇样囊状高信号，左侧为著（红色细箭头所指）；另左侧腹股沟区 T2WI 像亦可见囊状高信号（红色燕尾形箭头所指）（病例图 52-1）。为进一步评估全身淋巴回流情况行淋巴显像。

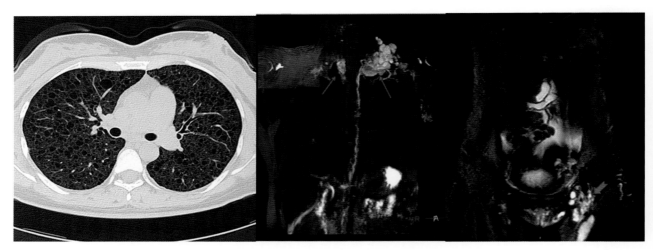

病例图 52-1　患者的胸 CT 及胸腹部 MRI 检查

淋巴显像

检查方法：于双足第一、二及第四、五趾间皮下对称性注射显像剂 ^{99m}Tc-DX（5 mCi×2），每点注射 2.5 mCi/0.1 ~ 0.15 ml，嘱患者多活动。分别于注射后 10 min、1 h、3 h 和 6 h 行全身前、后位平面显像（病例图 52-2）。

影像所见：双下肢淋巴管显影清晰，显像剂回流缓慢，显像剂于左下肢及外阴部皮下组织弥漫分布，以左大腿内侧为著；1 h 左腹股沟区可见放射性浓聚影，随时间延长逐渐增浓（红色燕尾形箭头所指）；左侧腹股沟淋巴结显影，髂、腰淋巴管及淋巴结均未显影；右侧腹股沟、髂、腰淋巴结显影清晰。此外，左侧静脉角持续增宽显影（红色箭头所指），肝、脾显影浅淡；1 h 显像可见双侧胸腔放射性摄取弥漫轻度增高，随时间延长逐渐增浓。

检查意见：左下肢及外阴部淋巴水肿；双侧胸腔放射性摄取增高，左腹股沟区放射性浓聚影，结合

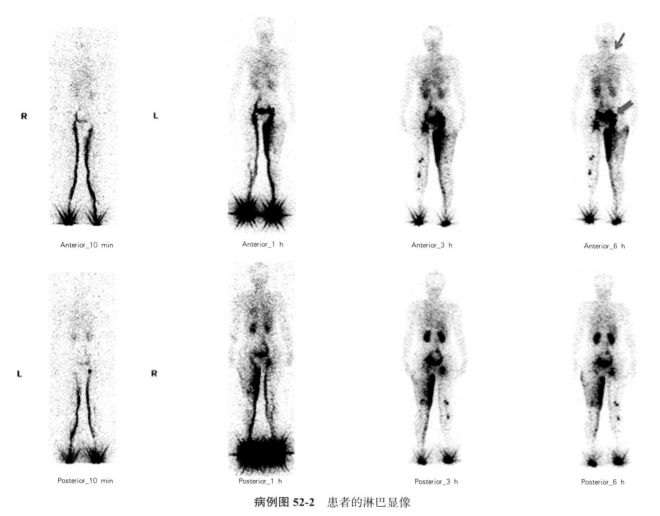

病例图 52-2　患者的淋巴显像

CT 及 MRI，可符合淋巴管肌瘤病表现；左侧静脉角持续增宽显影，提示胸导管出口梗阻可能。

最终临床诊断

结合患者左侧腹股沟囊性包块病理、胸部 CT 及淋巴显像结果，临床最终诊断为淋巴管肌瘤病。

病例相关知识及解析

淋巴管肌瘤病（lymphangioleiomyomatosis，LAM），是一种非常罕见的以淋巴管管壁新生、血管平滑肌细胞弥漫性非典型增生为特征的淋巴管瘤样淋巴管疾病，因其最常发生在双肺，所以又常称作肺淋巴管肌瘤病。LAM 的发病率约为 5/100 万，几乎均发生在成年女性，特别是绝经前女性（但成年男性及儿童亦有报道），并且部分患者因妊娠、分娩或服用避孕药会使病情加重，故推测病因可能与体内雌性激素变化有关[1]。此外，LAM 可伴发结节性硬化症。LAM 患者以呼吸困难、咯血、胸痛、反复气胸、乳糜胸等为主要临床表现，其中气胸和乳糜胸常为首发症状。LAM 呈慢性进展性病程，预后较差，据报道患者常于出现症状后 10 年内死于肺功能衰竭。

LAM 的发病机制尚不明确，传统观点认为肺间质的平滑肌不典型增生（形成 LAM 细胞）导致淋巴管管腔狭窄或阻塞，引起乳糜回流障碍，从而导致乳糜胸及乳糜性腹水；也有新观点认为 LAM 是血管周上皮细胞围绕淋巴管、血管、支气管"错构性增生所致"，被认为具有肿瘤细胞类似的侵袭性。LAM 最常累及双肺，引起肺功能减低，大多数表现为阻塞性通气障碍及弥散障碍引起的低氧血症，少数可表现为限制性或混合性通气障碍。肺 LAM 胸部高分辨 CT 典型表现为多发薄壁囊性改变、小叶间隔增厚或肺结构变形扭曲，少见肺内结节影；患者早期即可出现特征性影像改变，主要表现为均匀分布的小囊状改变，随着病情的进展，囊腔逐渐扩大，可从几毫米扩大到几厘米。有研究认为肺内囊性变为全身淋巴回流障碍所引起的[2]，淋巴显像病变区域表现为放射性摄取轻度增高。值得注意的是，肺 LAM 需要与其他形成肺内弥漫性囊变的疾病加以鉴别，如朗格汉斯细胞组织细胞增生症、小叶中心型肺气肿、肺间质纤维化等。血清血管内皮生长因子 -D（vascular endothelial growth factor D，VEGF-D）为近年来新发现的肺 LAM 的特异性较高的血清标志物，可用来鉴别其他肺囊性病变，并且 VEGF-D 水平越高，肺部囊性病变越重，越容易出现乳糜性胸腔积液、腹水及淋巴管受累。LAM 除了累及肺部外，还可累及肾脏、肝脏、腹膜后、输尿管、胰腺等，其中以表现为肾脏血管平滑肌脂肪瘤、淋巴管瘤、淋巴管肌瘤和乳糜腹最为常见，通常为多种病变同时发生。当 LAM 累及全身淋巴管系统时，常常伴有胸导管的梗阻及扩张。

2016 年美国胸科协会联合日本呼吸学会制定了 LAM 诊断和管理临床指南，提出 LAM 的诊断标准为：患者肺高分辨 CT 具有 LAM 特征性的表现，同时血清 VEGF-D 浓度 ≥ 800 pg/ml 或肾血管平滑肌脂肪瘤或乳糜积液或淋巴管平滑肌瘤或结节性硬化症；或者患者肺高分辨 CT 具有 LAM 的特征性表现或可符合性表现，且肺活检病理符合 LAM[3]。本例患者肺高分辨 CT 具有 LAM 特征性表现，并且左腹股沟肿物病理提示为淋巴管肌瘤，满足 LAM 诊断标准，但其并不具备反复性气胸及乳糜胸等典型临床表现；淋巴显像发现了左侧腹股沟区及双侧胸腔放射性异常增高，提示病变除累及双肺外还累及外周淋巴管区域；静脉角增宽显影提示胸导管出口端异常；上述异常所见不但为 LAM 的诊断提供了直接的影像依据，也为临床进一步处理提供了决策依据[4]。

参考文献

［1］Radzikowska E. Lymphangioleiomyomatosis：new treatment perspectives. LUNG，2015，193：467-75.

［2］张奇瑾，张春燕，陈孝柏，等 . CT 淋巴管造影对淋巴管肌瘤病淋巴回流障碍的诊断价值 . 中华放射学杂志，2013，47：801-04.

［3］McCormack FX，Gupta N，Finlay GR，et al. Official American Thoracic Society/Japanese Respiratory Society Clinical Practice Guidelines：Lymphangioleiomyomatosis Diagnosis and Management. Am J Respir Crit Care Med，2016，194：748-761.

［4］张奇瑾，沈文彬，童冠圣，等 . 影像学检查在胸导管末端探查术治疗淋巴管肌瘤病合并乳糜胸术式选择中的价值 . 中国医学影像技术，2017，33：1517-1520.

（郑朋腾 童冠圣）

病例 53　淋巴显像协助诊断 Gorham-Stout 综合征

病史及检查目的

患儿男性，10 岁。1 年前无明显诱因出现间断下腹痛，3 个月前爬山后出现右大腿、右侧阴囊肿胀，呈不可凹性，并于右大腿内侧可触及一软组织包块，行下肢软组织超声检查示右侧髂外血管周围高回声包块。随后行右大腿内侧软组织包块穿刺活检，病理检查结果示符合淋巴管瘤。临床考虑 Gorham-Stout 综合征可能，为进一步协助评估全身淋巴引流情况行淋巴显像（病例图 53-1）。

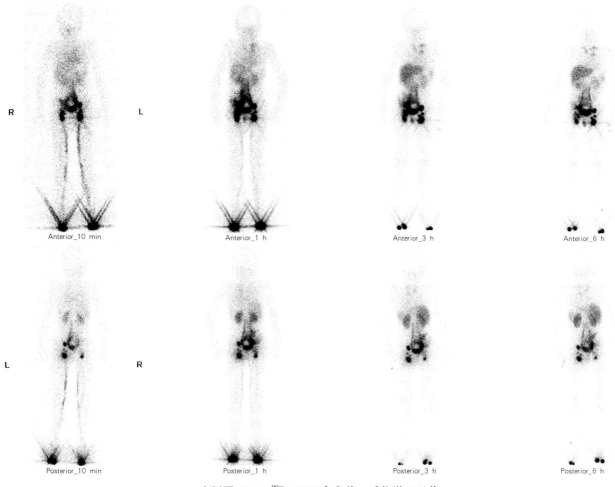

病例图 53-1　^{99m}Tc-DX 全身前、后位淋巴显像

淋巴显像

检查方法：自双足第一、二及第四、五趾间皮下对称性注射显像剂 ^{99m}Tc-DX（5 mCi×2），分别于注射后 10 min、1 h、3 h 和 6 h 行全身前、后位平面显像。

影像所见：双下肢淋巴管显影清晰，显像剂回流通畅，腹股沟、髂、腰淋巴结显影尚清；盆腔右侧及上腹部可见片状放射性增高影，双侧静脉角持续增宽显影，肝、脾显影清晰。

检查意见：双下肢淋巴回流基本通畅；盆腔右侧及上腹部片状放射性浓聚提示淋巴管扩张或淋巴囊肿可能；双侧静脉角显影提示胸导管畸形，双侧静脉角引流伴出口梗阻。

最终临床诊断

患者行直接淋巴管造影术，见左髂淋巴管、双侧腰干顺序显影，走行紊乱，于 L1 上缘形成胸导管主干，向上胸导管持续显影，管径增粗，至锁骨下缘处胸导管主干末端可见大量纤细淋巴管显影，走行迂曲，形成团状，平静呼吸偶见极少量造影剂于左静脉角处入血征象。腹膜后可见大量扩张淋巴管团，可见造影剂向左支气管纵隔干及右髂淋巴管反流，未见造影剂向肠干、双肾区、双侧肺门、右淋巴导管、右颈干反流，未见胸腔、腹腔、心包造影剂漏出，左-右反流至右大腿中段。造影后 CT 可见双肾区内反流及阴囊反流，并可见造影剂进入右侧髂骨及骶骨骨质破坏区（病例图 53-2）。结合患者临床表现、影像学及病理检查结果，诊断 Gorham-Stout 综合征合并原发性淋巴管发育异常。

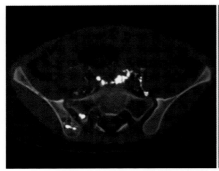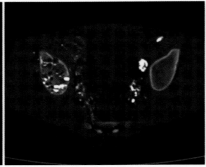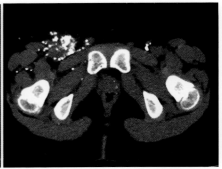

病例图 53-2 直接淋巴管造影后 CT 见右侧髂骨、骶骨多发骨质破坏，右侧腹股沟区囊状密度病灶

病例相关知识及解析

Gorham-Stout 综合征（Gorham-Stout syndrome，GSS）又称大块骨质溶解症，是一种以大块骨质溶解为特征的类肿瘤样骨损害。1838 年 Jackson 首次报道 1 例发病部位于肱骨的患者。Gorham 和 Stout 于 1955 年系统报道了 24 例该病患者，迄今为止国内外文献共报道 200 余例。GSS 临床病例罕见，其发病机制目前尚不完全清楚。病理学特点为早期见骨内蔓延的淋巴管或淋巴管与毛细血管复合增殖，导致骨质溶解，后期可由纤维成分替代，即主要表现为累及骨的淋巴管瘤和淋巴管血管瘤[1]。GSS 多见于儿童及青壮年，高龄患者少见，无明显遗传及性别倾向[2]。

GSS 综合征一般无全身症状，临床表现与侵及的部位密切相关。局部表现为疼痛、肿胀、畸形和软组织挛缩进行性加重。早期病变局限于一块骨，常以局部疼痛、肿胀、患肢无力、运动受限或病理性骨折为首发症状。常见的发病部位为肩和骨盆，而其他部位如肱骨、锁骨、肋骨、胸骨、股骨、颌骨、脊椎和手均可累及。GSS 综合征患者的实验室检查中除血清碱性磷酸酶可稍有升高外，其他多无异常发现。常规影像学检查多表现为进行性骨质溶解、破坏，无骨质增生、硬化及骨膜反应。在核素全身骨显像中早期病变多呈放射性浓聚灶或者放射性分布不均，后期多为放射性稀疏缺损区。

由于全身淋巴系统是一个复杂的循环体系，为体液循环的重要通路之一；当任意环节存在受阻、反流等障碍时，均可能导致系统整体异常，致多个器官受累。因此，GSS 的骨骼病变极少独立存在，往往只是全身淋巴循环异常的表现之一[3]。有研究发现，GSS 骨质破坏出现的范围与淋巴循环异常部位有关，如骶尾椎及双髂骨、双股骨、足部病变的患者多可见盆腔-下肢淋巴回流异常；以颈、胸、肋骨及锁骨、肩胛骨、肱骨等上肢病变为主的患者多合并胸导管梗阻，可继发乳糜胸。因此，诊断 GSS 时需全面评估疾病累及范围。

核素淋巴系统显像以及直接淋巴管造影均可较直观地了解淋巴系统全貌及淋巴管发育异常的总体情况，可以提示胸导管出口梗阻、乳糜反流、腹膜后淋巴管扩张等淋巴管发育异常，对疾病诊断意义重大。核素淋巴显像更为安全、方便，平面显像可直观反映全身淋巴引流情况，若加做 SPECT/CT 断层显像不仅能提供解剖信息，当发现骨质破坏区伴有放射性浓聚时，还可帮助疾病诊断。直接淋巴管造影术后及时的 CT 检查也可以明确病变范围部位，观察骨质破坏程度，同时可明确显示直接淋巴管造影中对比剂的分布情况，病变骨组织内有对比剂进入时即可明确 GSS 诊断。此外还可以发现其他合并症，如胸、腹、盆腔实质性脏器受累，判断有无心包积液或胸、腹、盆腔积液。

少部分患者的骨破坏呈自限性，大多数患者的病情呈进展性。文献报道，合并胸腔积液、脊柱病变以及合并周围软组织、脏器损害的患者预后差。目前，GSS 尚无理想的治疗方法，一般采用手术、放射治疗、磷酸盐和干扰素进行治疗。GSS 是临床罕见疾病，往往合并全身淋巴系统多发异常，需综合临床、影像学以及病理组织学多方面信息全面分析进行诊断评估。

参考文献

[1] 霍萌，王仁贵，陈孝柏，等 . 原发性淋巴管发育异常合并 Gorham-Stout 综合征的影像学表现 . 中国医学影像技术，2012，（02）：201-205.

[2] 刘书中，周熹，宋桉，等 . Gorham-Stout 综合征临床特征分析 . 中国实验诊断学，2016，08：1346-1348.

[3] Hou G，Jiang Y，Jing H，et al. Usefulness of 99mTc-ASC lymphoscintigraphy and SPECT/CT in the evaluation of rare lymphatic disorders：Gorham-Stout disease，lymphangioma，and lymphangioleiomyomatosis [J]. Medicine，2020，99（39）：e22414.

（郑朋腾　童冠圣）

病例 54　Parkes-Weber 综合征淋巴显像

病史及检查目的

患者男性，20 岁，主因"左下肢肿胀 20 年"入院。患者出生后即发现左下肢肿胀，为可凹性，皮肤颜色红、皮温高，呈葡萄酒色斑样改变，1 岁后开始行间断性弹力绷带治疗，但病情仍缓慢进展，6 岁时行左下肢皮下注射平阳霉素及"高频电极"治疗，左下肢肿胀无明显改善；近十余年来，间断出现左下肢皮肤破溃、流液，为"乳浊样"液体，常发生于长时间站立及活动后。左下肢血管超声示左下肢动静脉畸形；磁共振下肢血管成像示左下肢动-静脉间广泛吻合侧支（病例图 54-1）。查体：左下肢较对侧肢体略长并可凹性肿胀，左趾根背侧皮肤可见囊泡，足背皮肤色素沉着，皮温正常，皮肤增厚，质韧，弹性减低。为评估双下肢淋巴回流情况行淋巴显像。

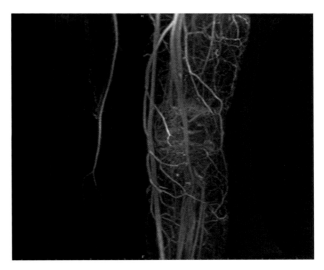

病例图 54-1　患者的磁共振下肢血管成像

淋巴显像

方法及影像所见： 于双足第一、二及第四、五趾间皮下对称性注射显像剂 ^{99m}Tc-DX（5 mCi×2），分别于注射后 10 min、1 h、3 h 和 6 h 行全身前、后位平面显像（病例图 54-2）。结果示：左下肢明显增粗，淋巴管未显影，大量显像剂聚集于左下肢，左侧腰、臀部皮下，呈不均匀分布。左腹股沟、髂、腰可见少量淋巴结显影；右下肢淋巴管显影清晰，显像剂回流基本通畅，右腹股沟、髂、腰淋巴结显影清晰。左静脉角于 3 h 增宽显影，并向锁骨下干引流（红色箭头所示）。

3 日后于右足第一、二及第四、五趾间皮下再次注射显像剂（^{99m}Tc-DX，5 mCi），按相同成像方法行单侧下肢淋巴显像，结果见：右下肢淋巴管显影清晰，1 h 左髂、腰淋巴管显影（蓝色箭头所示）；3 h 及 6 h，左腰臀部、下肢皮下可见大量显像剂弥漫分布（病例图 54-3）。

检查意见： 原发性淋巴发育异常，右→左下肢乳糜反流性淋巴水肿；左静脉角显影增宽，向锁骨下干引流，提示胸导管出口梗阻可能。结合病史及其他影像学检查，考虑为 Parkes-Weber 综合征。

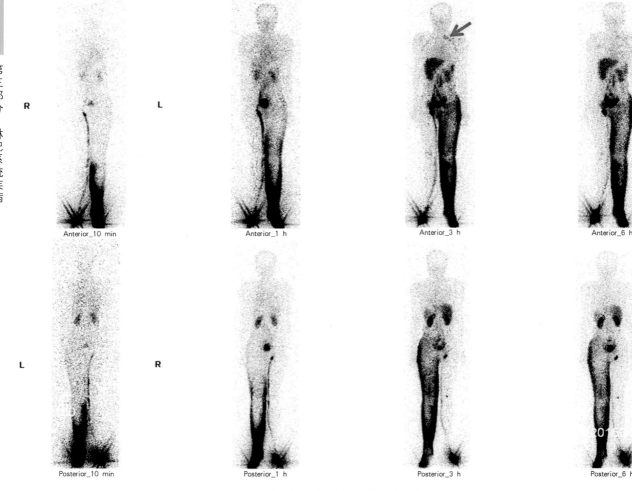

病例图 54-2 患者双下肢淋巴显像

最终临床诊断

患者之后行直接淋巴管造影：见右髂及腹膜后淋巴管扩张，走行迂曲，结构紊乱，同时可见腹膜后椎体两侧淋巴管相互交通并散在类圆形造影剂浓聚影。胸导管胸段扩张，锁骨上可见一圆形造影剂浓聚影，左侧颈干及锁骨下干内可见乳糜反流，未见造影剂入血征象。造影剂于腰 5 下缘水平向左髂及左侧盆腔反流，造影剂向下一直反流至左侧内踝。根据患者临床症状及影像学检查表现，临床最终诊断为 Parkes-Weber 综合征，左下肢乳糜反流性淋巴水肿。

病例相关知识及解析

Parkes-Weber 综合征（Parkes-Weber syndrome，PWS）是一种复杂的先天性血管畸形综合征。根据国际脉管性疾病研究学会（International Society for the Study of Vascular Anomalies，ISSVA）的分类标准将其定义为一组包含毛细血管畸形、快血流型动静脉瘘和肢体过度生长的综合征，可累及上肢或下肢，其中下肢尤其是盆腔血管受累较为常见。该病由 Weber 于 1907 年首次报道，临床罕见。PWS 的临床症状与 Klippel-Trenaunay 综合征（KTS）十分相似，临床常常混淆。KTS 主要临床症状包括毛细血管畸形（葡萄酒色斑）、深静脉畸形或浅静脉曲张及肢体过度生长（称为 KTS 三联征），伴或不伴淋巴管畸形，而 PWS 典型的临床表现为 KTS 三联征同时伴有动静脉瘘。起初认为 PWS 属于 KTS 的一种特殊类型，但随着对疾病的认识，发现两者在血流动力学、病理生理学、临床表现、治疗及预后方面都有明显

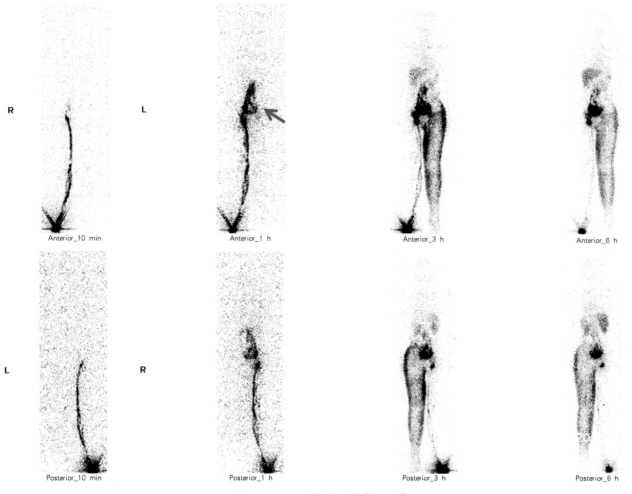

病例图 54-3　患者右下肢淋巴显像

不同，最终将 KTS 和 PWS 归属于两种不同性质的病变范畴[1]。

　　PWS 的病因尚不明确，一般认为与胎儿期胚层发育异常有关，主要是胚胎网状期的发育停滞所致，扩张的血管沟通、聚集并趋于融合成微小动静脉瘘；在血管基干形成期的发育异常使异常血管腔道持续存在，形成较大的动静脉瘘。近来有学者发现部分 PWS 患者有染色体异常，并有遗传倾向。目前诊断 PWS 主要依靠其特征性临床表现。PWS 出现明显临床症状时的年龄为 4 ～ 12 岁，典型的临床表现为：①皮温增高，即患肢的皮温高于健侧；②患肢增长肿胀，通常出生后即发生，并逐渐加重，这是由于动脉血流加快刺激骨质过度增生，患肢肌肉及软组织肥大；③静脉曲张，静脉曲张程度与瘘口的范围、大小及病程有明显关系，部位常偏于下肢内侧或广泛分布，到后期由于下肢明显淤血可引起下肢色素沉着及淤血性溃疡；④皮肤改变，患肢大片葡萄酒色斑，常偏于肢体一侧，也可分布于躯干两侧；⑤先天性动静脉瘘。

　　淋巴管畸形及淋巴水肿是 PWS（和 KTS）患者除了上述 KTS 三联征之外最常见的临床症状，明确诊断是否伴有淋巴水肿对疾病治疗及预后评估具有重要临床价值。核素淋巴显像可显示肢体淋巴管及引流淋巴结的影像，观察淋巴回流的连续性，评价淋巴回流速度、有无侧支淋巴管及淋巴液的皮下反流情况，从而准确诊断淋巴水肿。此外，淋巴显像还可通过左或右侧静脉角区显像剂的异常分布提示可能存在的胸导管出口淋巴液梗阻，从而为临床诊断 PWS（和 KTS）及治疗提供影像学依据[2]。本病例根据患者的临床症状及影像学检查表现，诊断 PWS 并不困难，但通过行淋巴显像进一步明确了患者右-左下肢乳糜反流性淋巴水肿，同时还发现了胸导管出口梗阻，为患者后期的直接淋巴管造影以及胸导管出口松解术做了必要的准备。

由于 PWS 的瘘口微小而又分布广泛，难以彻底治疗。目前一般以对症治疗为主，既要解除深静脉回流障碍，又要去除动静脉瘘。在骨骺尚未闭合时，为防止骨骼继续增长造成下肢跛行，可考虑行骨骺抑制术。如骨骺已闭合，患肢以胀痛为主要症状，可用弹性绷带或弹性长袜，以减轻症状。对于下肢溃疡的患者，可做溃疡周围曲张静脉剥脱和深筋膜下交通静脉结扎，以改善局部血液循环，促使溃疡愈合。对于范围较局限的成年患者，可做分期分段动脉小分支结扎术，亦可插管在瘘口的主要供血分支中注射栓塞剂，以改善其临床症状。

参考文献

［1］ Chagas C，Pires L，Babinski M A，et al. Klippel-Trenaunay and Parkes-Weber syndromes：two case reports. J Vasc Bras，2017，16（4）：320-324.

［2］ 文哲，童冠圣，刘勇，等．(99)Tcm-右旋糖酐淋巴显像评价 Klippel-Trenaunay 综合征淋巴管畸形及淋巴水肿．中国医学影像技术，2018，（11）：1690-1693.

（郑朋腾　童冠圣）

病例 55　小肠淋巴管扩张症的肠蛋白丢失显像及淋巴显像

病史及检查目的

患儿男，5 岁，主诉"白蛋白减少 5 个月，全身水肿 3 个月"。患儿于 5 个月前曾因感冒在当地医院检查，发现血白蛋白偏低（17 g/L），无发热、恶心、呕吐、腹痛、腹泻等，予以补充白蛋白，症状好转后出院。3 个月前发现患儿双下肢、阴囊、眼睑水肿，给予保肝、利尿、补充白蛋白治疗，症状未见明显好转。临床为排除肠蛋白丢失症及明确全身淋巴回流情况，要求分别行肠蛋白丢失显像和淋巴显像。

肠蛋白丢失显像

检查方法： 静脉注射 ^{99m}Tc-HAS 后，分别于 10 min、1 h、2 h、3 h、6 h 和 24 h 采集腹部前、后位静态平面像（病例图 55-1）。

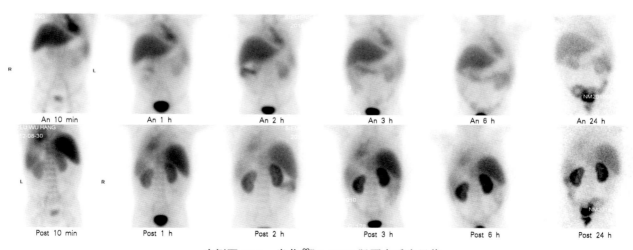

病例图 55-1　患儿 ^{99m}Tc-HAS 肠蛋白丢失显像

影像所见：10 min 可见大血管、心血池、肝脏、双肾显影，腹部未见明显异常放射性出现；1 h、2 h 图像见右上腹片状放射性浓聚影；3 h 和 6 h 影像中可见肠管内放射性浓聚影；延迟至 24 h，横、降结肠及乙状结肠显影。

检查意见：腹腔内显像剂异常浓聚提示肠蛋白丢失，可能漏出部位位于空肠。

淋巴显像

方法及影像所见：双足第一、二及第四、五趾间皮下注射显像剂（^{99m}Tc-DX，5 mCi×2），分别于注射后 10 min、1 h、3 h 和 6 h 行全身前、后位平面显像。结果示：双下肢淋巴管显影清晰，显像剂回流通畅，双腹股沟、髂、腰淋巴结显影清晰；左静脉角于 1 h 隐约显影，肝、脾显影清晰。3 h、6 h 腹腔内可见肠管显影（病例图 55-2）。

检查意见：双下肢淋巴回流基本通畅；腹腔内显像剂异常浓聚，考虑与小肠淋巴管扩张相关。

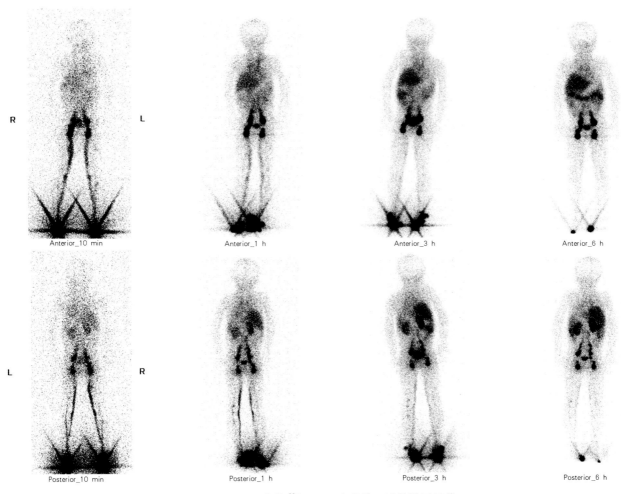

病例图 55-2　患儿 ^{99m}Tc-DX 全身前、后位淋巴显像

最终临床诊断

患儿随后行直接淋巴管造影术，术中于左腹股沟淋巴结内注入碘化油约 2 ml 后见左髂、腰干及胸导管顺序显影，左髂及腹膜后淋巴管扩张，走行迂曲，结构紊乱，并可见造影剂向右盆腔反流，造影剂沿胸导管上行，胸导管极度扩张、迂曲，出胸锁关节后结构紊乱，造影剂于左颈部浓聚，未见造影剂入血征象。

病例相关知识及解析

肠淋巴管扩张症（intestinal lymphangiectasia，IL）是指由原发或继发因素导致的肠道淋巴回流受阻和淋巴管内压力升高，引起淋巴液从小肠黏膜或淋巴管渗漏，造成低蛋白血症、乳糜泻、乳糜性腹水、外周淋巴细胞减少的一组临床综合征，也是蛋白丢失性肠病的最常见病因，由 Waldmann 等于 1961 年首次报道。弥散或局限的小肠黏膜层、黏膜下层甚至浆膜层淋巴管扩张为 IL 的主要病理改变，而淋巴管的阻塞以及小肠淋巴管压力升高又可导致淋巴液漏出至肠腔或腹腔，引起蛋白丢失性肠病。根据病因的不同 IL 可分为原发性和继发性。原发性 IL 发病年龄多小于 3 岁，其发病机制尚不十分清楚，认为主要是淋巴管先天畸形或发育不良造成了淋巴回流受阻，淋巴管内压力升高，肠淋巴管扩张，而基因及免疫的异常可能与淋巴发育相关。继发性 IL 则与自身免疫性疾病、肿瘤、感染（结核、丝虫病等）、肝硬化、门静脉高压、缩窄性心包炎、Whipple 病、腹部外伤或手术损伤等因素有关，由于淋巴管及周围组织的炎症和狭窄使淋巴循环受压或回流不畅导致淋巴回流受阻。

IL 常隐匿发病，临床常表现为不明原因的低蛋白血症、水肿、间断腹泻、腹痛、淋巴细胞计数减少、低脂血症、腔膜积液等。临床诊断小肠淋巴管扩张症主要依据下列证据：①典型的临床表现；②外周血淋巴细胞绝对计数减少；③血浆白蛋白和 IgG 同时降低；④内镜活检或手术病理证实有小肠淋巴管扩张症；⑤辅助检查证明有肠道丢失蛋白质增多（如粪便 $\alpha 1$ 抗胰蛋白酶测定证实有肠道蛋白丢失）。具备前 3 条者可疑诊 IL，具备后 2 条者可确诊 IL。对于 IL 患者，若能排除继发性因素，则应考虑为原发性 IL[1]。目前临床上对疑诊原发性 IL 的患者往往首选选择胃肠镜及其病理检查。内镜直视下可见病变肠黏膜水肿、肥厚，表面附着奶黄色或雪片状突起（多发白色假性息肉），甚至肠狭窄；病理检查光镜下可见黏膜、黏膜下、浆膜层淋巴管扩张，肠绒毛末端膨大呈杵状，顶端出现破裂，但肠绒毛无萎缩表现。由于 IL 病变可弥漫或局限分布，累及肠管不连续，为保证病理结果准确性，往往多部位取材，这对于无法行胶囊内镜及肠镜检查的婴幼儿或病变位于内镜不能到达的肠管部位的患者，临床诊断存在困难。当临床诊断困难时，可进一步结合核素显像的结果综合判断。

^{99m}Tc 标记人血清白蛋白（human serum albumin，HSA）可作为肠蛋白丢失显像的显像剂，这是因为肠黏膜通透性增加或者淋巴回流障碍时会使肠黏膜血管中的血浆蛋白或淋巴管的乳糜液漏出到肠腔内，而白蛋白的类似物 ^{99m}Tc-HSA，也会漏出到有病变的肠腔内，表现为异常放射性浓聚，因此，^{99m}Tc-HSA 显像可用于探测肠蛋白丢失，且具有较高的灵敏度。但 ^{99m}Tc-HSA 显像仅可判断肠道有无蛋白丢失，并不能对淋巴管发育情况做出判断。^{99m}Tc-DX 淋巴显像诊断 IL 特异性和阳性预测值均较高，对于临床疑诊 IL 的病例有助于 IL 的明确诊断。然而，^{99m}Tc-DX 淋巴显像对 IL 的检出灵敏度与下列因素有关：①肠淋巴管扩张分布的部位，若淋巴管扩张位于肠壁的黏膜面，通常漏出到肠腔，若位于浆膜面则可能漏出到腹腔；②淋巴液漏出量，病变累及范围小、淋巴管扩张程度轻，漏出量少，可能会出现假阴性结果[2]。若将以上两种检查联合应用，既能确定肠蛋白丢失，也能确定是否经肠淋巴管丢失，可提高诊断的准确性[2]。值得注意的是，由于漏出液在肠道内的移动、患者体位和机体状态等的变化，有时两种显像所提示病变部位并不一致。

对于 IL 的治疗，继发性 IL 应以去除病因为主，而对于原发性 IL，饮食治疗则是最重要的治疗手段。原发性 IL 患者需给予低脂饮食，并补充中链三酰甘油（MCT），饮食治疗一般需要终身进行，且长期的监测随访非常必要。在饮食管理的基础上使用奥曲肽（Octreotide）可改善原发性 IL 的临床症状、生化指标及组织学病变。对于肠道的病变呈节段性或局灶分布的部分患者，在内科保守治疗无效后，还可考虑通过外科手术切除局灶性病变及进行淋巴管静脉分流术。

参考文献

[1] 厉有名，张冰凌. 小肠淋巴管扩张症的研究现状. 诊断学理论与实践，2008，7（1）：9-11.
[2] 文哲，童冠圣，刘勇，等. 淋巴显像诊断小肠淋巴管扩张症的腹部影像分型及价值. 中华核医学与分子影像杂志，2014，34（2）：116-120.

（郑朋腾　童冠圣）

病例 56　乳腺癌前哨淋巴结显像

病史及检查目的

患者，女，58岁，主因"发现左乳结节1周"就诊。患者1周前无意中发现左乳肿物，局部伴有压痛，行乳腺超声检查发现左乳头外上方结节。乳腺钼靶示左侧乳腺大量纠集影伴砂砾样钙化（BI-RADS Ⅳ级），临床考虑为乳腺癌，并建议行手术治疗。术前为探查前哨淋巴结行前哨淋巴结显像（病例图 56-1）。

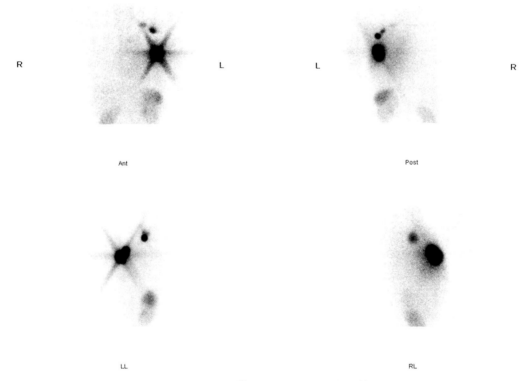

病例图 56-1　^{99m}Tc-DX 前哨淋巴结显像

前哨淋巴结显像

检查方法：在左乳肿物周围采取多点皮下注射的方法，注入显像剂 ^{99m}Tc-DX 2 mCi，30 min 后采集包括乳腺及腋窝在内的前位、后位、左侧位及右侧位局部平面像。

影像所见：除左乳肿物处见明显示踪剂聚集外，其外上方前哨淋巴结清晰显影。此外，于前哨淋巴结外上方还可见次级淋巴结显影。

临床随访

患者随后即行左乳根治性全切术＋前哨淋巴结活检术。术中以探测仪探测前哨淋巴结热点，并取出淋巴结送冰冻切片，病理结果回报未见肿瘤转移。术后病理结果回报：乳腺浸润性导管癌2.3 cm×2.0 cm，周围可见高级别导管内癌，ER（90%＋＋＋），PR（70%＋＋＋），HER-2（＋＋），Ki-67（20%＋）。淋巴结转移（0/2）。

病例相关知识及解析

前哨淋巴结（sentinel lymph node，SLN）是原发肿瘤引流区域淋巴结中的特殊淋巴结，是原发肿瘤发生淋巴结转移所必经的第一批淋巴结。随着医疗技术水平不断提高，SLN活检术已被广泛应用于早期乳腺癌的治疗中，直接关系着手术方案的制订。理论上前哨淋巴结若无肿瘤转移，腋窝淋巴结也不会发生转移。前哨淋巴结显像通常在手术开始前进行，主要目的是帮助术中进行SLN活检。通过淋巴显像可事先显示出前哨淋巴结位置，而在术中又可使用放射性探测仪进一步探测前哨淋巴结所在，并通过SLN摘除后的冰冻切片病理确认是否发生肿瘤转移，若SLN未发现恶性肿瘤细胞，则与原发病灶相关的其他淋巴结发生转移的可能性很小。因此，SLN活检阴性的患者可不予腋窝淋巴结清扫，这样不仅可缩小手术范围，减少手术创伤，还可避免因腋窝淋巴结清扫所引起的术后淋巴回流障碍并发症的发生，以提高患者生活质量。

在乳腺癌的SLN显像中，显像剂包括胶体、蛋白质和高分子聚合物三大类，目前国内使用最多的仍是^{99m}Tc-SC显像。一些受体和配体的特异性显像也可用于SLN显像，如单克隆抗体显像、甘露糖受体显像等。此外，有人提倡将使用染料和放射性核素结合为一体的显像剂，达到一次注射可同时实现肉眼观察和γ探测[1]。有关SLN显像的注射部位，可为浅表注射（皮下、乳晕周边或乳晕下），也可为深层注射（肿瘤病灶周围）。浅表注射虽然较深层注射更易实施，但可能无法客观提供肿瘤引流的全部信息，特别是为定位腋窝以外的内乳SLN，注射点应包括肿瘤周围。然而，比较浅表注射，肿瘤周围注射时需要事先了解肿瘤的大小及确切的解剖部位等信息[2]。有关图像采集，尽管平面显像操作过程简单方便，但受图像分辨率的影响，容易导致漏诊和误诊，因此SLN显像中推荐使用SPECT/CT的三维断层技术，其优点为：①可在术前为外科医师提供准确的腋窝SLN、内乳SLN的数目和三维立体位置，识别因注射点或皮肤污染等原因导致的假阳性结果，或放射性散射效应遮盖SLN的假阴性结果，避免了术中的盲目探查；②可作为示踪剂注射技术及药物制备质量控制的依据[1]。

乳腺癌SLN活检技术已日趋成熟，随着更精细仪器的应用以及显像技术的不断优化，核素SLN显像在乳腺癌分期和治疗方案的制订及手术过程中将处于不可或缺的地位，并有望在其他恶性肿瘤，如口腔实体肿瘤、宫颈癌、甲状腺癌等的临床手术中推广应用。然而，对于发生于不同部位肿瘤的SLN显像，其注射部位、注射深度及显像时间等操作方法有多种，目前尚未达到统一认识，有待提出一种适用于临床的规范化操作指南。

参考文献

［1］马乐，张万春，李晓敏. 乳腺癌前哨淋巴结核素显像新进展. 国际放射医学核医学杂志，2016，40（2）：145-148，158.

［2］Moncayo Valeria M.，Aarsvold John N.，Alazraki Naomi P.，等. 淋巴显像和前哨淋巴结. 中华核医学与分子影像杂志，2017，37（12）：819-825.

（郑朋腾　童冠圣）